Projekt Körper

Waltraud Posch, Jahrgang 1972, studierte Soziologie, Erziehungswissenschaften und Medienkunde. Sie forscht zu Körpersoziologie und Schönheitsideal und ist Lehrbeauftragte mehrerer Universitäten in Österreich. Hauptberuflich arbeitet sie in Graz in der Gesundheitsförderung. Ihr 1999 bei Campus erschienenes Buch *Körper machen Leute – Der Kult um die Schönheit* wurde in mehrere Sprachen übersetzt und mit einem Preis der Dr. Maria Schaumayer-Stiftung ausgezeichnet.

Waltraud Posch

Projekt Körper

Wie der Kult um die Schönheit unser Leben prägt

Campus Verlag
Frankfurt/New York

Meinen Kindern gewidmet

Bibliografische Information der Deutschen Nationalbibliothek
Die Deutsche Nationalbibliothek verzeichnet diese Publikation in der Deutschen Nationalbibliografie; detaillierte bibliografische Daten sind im Internet über http://dnb.d-nb.de abrufbar.
ISBN 978-3-593-38912-7

Umschlaggestaltung: Guido Klütsch, Köln
Umschlagmotiv: Golden Lady © photocase/Jas_si
Satz: Campus Verlag, Frankfurt/Main
Druck und Bindung: Druck Partner Rübelmann, Hemsbach
Gedruckt auf säurefreiem und chlorfrei gebleichtem Papier.
Printed in Germany

Besuchen Sie uns im Internet: www.campus.de

Meinen Kindern gewidmet

Inhalt

Vorwort

Als ich 1999 *Körper machen Leute – Der Kult um die Schönheit* schrieb, war Körpersoziologie ein wenig beackertes Feld. Es gab kaum Literatur und wenig öffentliche Präsenz. Wer sich mit der Soziologie des Körpers beschäftigen wollte, stieß in den 1990er Jahren bisweilen auch in Fachkreisen auf Erstaunen und Unverständnis. So war es 1994 an meiner Universität unglaublich mühsam, einen Diplomarbeitsbetreuer für das Thema Schönheitsideal zu finden. Es galt als wenig soziologisches, und wenn überhaupt, höchstens historisch aufzuarbeitendes Thema.

Heute kann man sich das nicht mehr vorstellen. Vom Ratgeber über wissenschaftliche Werke, von Non-Profit-Organisationen über Talkshows, von der Wirtschaft bis in die Politik: Das Thema Schönheitsideal ist modern. Es ist selbst zu einer Art Mode geworden, über Schönheit nachzudenken. Überproportional präsent ist (sowohl medial als auch wissenschaftlich) das Thema Schönheitschirurgie. Andere Aspekte finden hingegen weniger Beachtung.

Das Aussehen einer Autorin zu Körper und Schönheit ist offenbar besonders wichtig, wie ich unter anderem aus eigener Erfahrung weiß. Kommentare wie »Sie sind ja gar nicht dick« implizieren, dass die Triebfeder wissenschaftlichen Arbeitens eine persönliche sei. Als Expertin für Schönheit und Schönheitsideale, schreibt Ebba D. Drolshagen, »kann man nur falsch aussehen: Entweder ist man schön wie Schneewittchen, dann heißt es, man solle sich nicht so aufspielen, wo man doch offensichtlich selbst Opfer des Schönheitsterrors sei. Sieht man nicht aus wie Schneewittchen, lautet das Urteil, man sei doch bloß zickig, vertrocknet und mißgünstig«[1]. Diese Annahme muss nicht richtig sein. Selbstverständlich hat jeder Mensch seine ihm eigene Biografie hinsichtlich Körperlichkeit und Schönheit. Aber eine wissenschaftliche Auseinandersetzung ist auch möglich, ohne dies zur Bewältigung persönlicher Probleme zu tun. Also, um

Spekulationen vorzubeugen: Ich sehe mit der Ausnahme, dass ich eher klein bin, wohl ziemlich durchschnittlich attraktiv aus.

Um professionelle Körperveränderungen am eigenen Leib zu erfahren, habe ich mich seit dem Erscheinen von *Körper machen Leute* immer wieder als Amateur-Model zur Verfügung gestellt: als Haarmodel, als Kosmetikmodel, als Vorher-Nachher-Model in Zeitschriften. Jedesmal habe ich dasselbe festgestellt. Erstens: Die Prozedur, perfekt hergerichtet und fotografiert zu werden, dauert Stunden. Zweitens: Es ist unglaublich, was professionelles Zurechtgemacht-Werden, professionelle Fotografie und professionelle Retousche aus Menschen machen können. Durchschnittsmenschen werden covertauglich. Und drittens: Styling durch Profis hat auf mich eine gewisse Faszination ausgeübt, aber ich war nachher jedesmal froh, wieder ich zu sein.

Einmal war ich auf einem Leserinnen-Vorher-Nachher-Shooting für eine Frauenzeitschrift, bei dem in der Nacht davor ins Kleiderlager eingebrochen worden war. Alle kleinen und mittleren Größen wurden gestohlen. Daher musste ich für die Fotos bei der Kleidung zwei bis drei Nummern und bei den Schuhen drei Nummern größer tragen. In der Realität sah ich aus wie ein Clown, der sich in viel zu großen, ausgestopften Stöckelschuhen und in mittels Stecknadeln und eiliger Nadelstiche verkleinerter Kleidung kaum auf den Beinen halten konnte. »Ganz locker bleiben«, rief der Fotograf. »Zeig's mir, sei ganz du selbst!« Die Fotoretousche tat das ihre dazu, und tatsächlich: Auf den Fotos war weder meine starke Schminke erkennbar, noch, dass ich verkrampft war vor Angst, ich könnte umkippen oder die vielen Nadeln durch eine falsche Bewegung lösen.

Wenn Sie dieses Buch lesen, halten auch Sie die Augen für Alltagsbeobachtungen offen. Lesen Sie Zeitungen, Zeitschriften und Websites kritisch hinsichtlich des Schönheitsideals, sehen sie fern mit dem Blickwinkel auf die Inszenierung von Körperlichkeit und Schönheit, beobachten Sie Menschen auf der Straße. Neben wissenschaftlichen Erkenntnissen eröffnen uns systematische Alltagsbeobachtungen viel über die gegenwärtige Befundlage zu Schönheit.

Waltraud Posch
Graz und Hartberg, im Februar 2009

Einleitung

Hinsichtlich unserer Körpers sind wir zu Unternehmerinnen und Unternehmern geworden, zu Gestaltern unseres Selbst. Am Körper leben wir unseren Schaffensdrang aus, über Körperlichkeit verleihen wir unserer Persönlichkeit Ausdruck. Menschen managen heute nicht nur ihr Leben, sie managen auch ihren Körper. Dies ist die zentrale These dieses Buches. Der Körper wurde zu einem »Projekt«, an dem gearbeitet werden muss – oft gegliedert in mehrere Teilprojekte, mit Zielen, Maßnahmen und Abschlüssen und wieder neuen Zielen, Maßnahmen und Abschlüssen.

Zu allen Zeiten wurde der Körper auch als Ausdrucks- und Positionierungsmittel eingesetzt. Durch die Zunahme und Verfügbarkeit invasiver Körpertechnologien sowie medialer Inszenierung erhielt Körperlichkeit jedoch eine neue Dimension.

»Mach etwas aus deinem Leben! Gestalte dein Leben, gestalte deinen Körper! Hol das meiste aus dir heraus!«, lautet das Credo unserer Zeit. Es suggeriert neben Flexibilität, Individualität und Vielfalt auch ständige Selbstinszenierung als Möglichkeit und als Pflicht, um am Ball zu bleiben und als Voraussetzung für Erfolg. Ulrich Bröckling spricht in diesem Zusammenhang vom »unternehmerischen Selbst« und vom »Regime des Selbst«. Körperliche Unversehrtheit, körperliche Funktionstüchtigkeit und körperliche Attraktivität gelten als Grundvoraussetzungen eines gelungenen, am gesellschaftlichen Aufstieg orientierten Lebens.

Laut Karl-Heinrich Bette, einem der Pioniere der Körpersoziologie, ist diese Konjunktur des Körpers als »Reflex auf gesellschaftliche Transformationen und Modernisierungsprozesse«[1] zu werten. Der geänderte Zugang zu Körperlichkeit wirkt sich in mehrerlei Hinsicht aus: Der Körper ist Ausdrucksmittel nicht nur der Platzierung eines Menschen in der Gesellschaft, sondern auch der Persönlichkeit, der Individualität und der Kreativität. Er ist Medium der Formung des Selbst und damit gleichzeitig ein Medium der Identitätsschaffung und Identitätsstabilisierung sowie ein

Medium der sozialen Positionierung. Dabei bewegt sich Körperlichkeit zwischen Befreiung und Unterdrückung, zwischen Besonderheit und Normalisierung. Zu sehr aus dem Rahmen fallen wollen die meisten Menschen trotz ihrer Individualität auch wieder nicht.

Meine These ist, dass Schönheit als Spiegel der Selbstoptimierung und des Zurschaustellens eines gelungenen, mitunter auch eines am Aufstieg orientierten Lebens gilt. Wer sich im Griff hat, hat auch seinen Körper im Griff, so die Implikation. Schönheit wird demnach zum Ausdruck einer Fitness für das Leben und die Visitenkarte einer sich wohl fühlenden, mit sich selbst im Reinen befindlichen Persönlichkeit. Demgemäß sind Verschönerungen als Maßnahmen der Selbstoptimierung und der Selbstökonomisierung zu werten.

Die meisten Menschen definieren sich heute als von sozialen Schönheitsstandards unbeeinflusst. Werden sie gefragt, für wen sie sich schön machen, antworten sie in den meisten Fällen »für mich selbst«, wie verschiedene Studien[2] belegen. Wenn aber alle sich »für sich selbst« schön machen, warum sehen einander geschönte Menschen dann so erstaunlich ähnlich? Anne Balsamo spricht von »Fließbandschönheiten«[3]. Warum finden sich auf den kleineren und größeren roten Teppichen der westlich zivilisierten Welt Menschen, die einander hinsichtlich grundsätzlicher Körpermerkmale sehr ähnlich sind? Wie ist dies möglich, obwohl wir in einer freiheitsliebenden und individualisierten Zeit leben, die sozialen Normen kritisch gegenübersteht? Dies sind Fragen, die ich mir in diesem Buch stelle.

Dass moderne Menschen trotz aller Freiheit und Individualität mit Verschönerungen auch soziale Normen befolgen – nun eben freiwillig – versuche ich in diesem Buch aufzuzeigen (siehe besonders Kapitel »Das Korsett im Kopf«). Moderne Menschen sind nicht nur autonom und handeln nicht nur freiwillig, sondern sie agieren vor dem Hintergrund sozialer Normen.

Die Perspektive zur geschönten Körperlichkeit hat sich in den letzten Jahren grundsätzlich in zweierlei Hinsicht verändert: Sie veränderte sich in Richtung eines geschlechtsneutralisierenden und in Richtung eines wohlwollenderen Blickwinkels, sowohl in Gesellschaft als auch in der Wissenschaft. So erhielten Schönheitstechnologien nicht nur durch stärkere Verbreitung sondern auch durch eine starke Konnotierung mit Freiheit weitgehenden Normalitätscharakter, und eine Differenzierung der Bedeutung von Schönheit für Frauen und Männer bleibt auch in wissenschaftlichen Publikationen oftmals aus.

Durch diesen wohlwollenderen Blick erfolgte auch in sozialkritischen Kreisen eine Aufweichung moralischer Bedenken und eine größere intellektuelle Toleranz gegenüber invasiven Verschönerungstechnologien. Im Mittelpunkt steht nun nicht mehr die feministische Kritik am »besetzten« Körper, sondern das Verstehen von und das Verständnis für Körpermanipulationen als (legitime) »Technologien des Selbst«[4]. Dies ist als grundsätzliche Veränderung im Zugang zu Körperlichkeit zu werten.

Worum geht es in diesem Buch? In diesem Buch geht es um alltägliches Körperhandeln. Es geht darum, inwiefern Schönheitsideal und Körperkult unser Leben beeinflussen, wo wir doch überwiegend der Meinung sind, sie spielen in einem selbst verantworteten Leben keine Rolle. Es geht um Rahmenbedingungen, in welchen Schönheitsstandards Raum gewinnen können und Menschen durch ihre individuellen Handlungen diesen Normen Funktionen und Raum geben. Es geht um Faktoren, die modernisierte Menschen hinsichtlich ihrer Körperlichkeit beeinflussen. Es geht um körperliche Entfremdung und Aneignung von Strategien, um sich seines Körpers (wieder) zu ermächtigen. Eingebettet ist dieses Buch in Ausführungen zum Modernisierungsprozess.

Robert Gugutzer[5] kategorisiert körpersoziologische Themen in die fünf Bereiche *Körperformung* (Wie wirkt Gesellschaft auf den menschlichen Körper ein?), *Körperdiskurse* (Wie wird der Körper diskursiv hervorgebracht?), *Körperumwelten* (Wie wird der Körper kommuniziert?), *Körperrepräsentationen* (Was symbolisiert der Körper?) und *Körper als Ort von Leiberfahrungen* (Wie wird der Körper gespürt?). Demnach ist das vorliegende Buch in erster Linie dem Bereich *Körperformung* und in zweiter Linie dem Bereich *Körperrepräsentationen* zuzuordnen.

Im Mittelpunkt dieses Buches steht das »Wie«. Wie wirkt das Schönheitsideal auf Menschen? Wie wirken sich gesellschaftliche Rahmenbedingungen modernisierter Gesellschaften, verdeutlicht anhand der Dimensionen Individualisierung und Freiheit, auf den menschlichen Körper aus? Und wie wirken Menschen auf Gesellschaft zurück? Wer sind die Akteurinnen und Akteure? Dieses Buch verfolgt einen mehrdimensionalen Wirkungsstrang, also die Einwirkung von Gesellschaft auf individuelle Körperlichkeit und die Einwirkung von individueller Körperlichkeit auf Gesellschaft. Körperlichkeit wird von Gesellschaft produziert, sie ist jedoch gleichzeitig selbst Produzentin von Gesellschaft.

Zur Sprache kommt neben dem »Wie« aber auch das »Warum«. Warum wirkt das Schönheitsideal? Welche Bedingungen sind Voraussetzung für seine Wirkungskraft? Warum sind den meisten Menschen Körpernormen im Grunde doch nicht egal? Warum ist der Körper Flucht- und Angelpunkt für Positionierung, Identität und Kommunikation, vor allem im Zuge des Modernisierungsprozesses?

Eigentlich redet heute niemand mehr über Schönheit. Das heißt, alle reden im professionellen Sinn davon – Politiker, Wissenschaftlerinnen, Verantwortliche in Medien, Non-Profit-Organisationen und Kosmetikfirmen –, aber kaum jemand wähnt sich persönlich betroffen. Heute heißt das, was früher Schönheitsideal hieß, »sich wohl fühlen«, »etwas für sich selbst tun« oder »sich normalisieren«.

Gleichzeitig finden wir Marktschreier, die mit häufig verkürzter oder generalisierter Darstellung empirischer Daten den »Schönheitswahn« und »die Gesellschaft« geißeln und Zahlen umso lieber publizieren, je extremer sie sind. Dies schafft am Populismus orientierte Weltuntergangsstimmung und hinterlässt das schale Gefühl von Aussichtslosigkeit. Das Unbehagen am Körper erscheint in der öffentlichen Meinung überbordend groß und allmächtig, was sich allerdings durch empirische Daten nicht in generalisierter Form belegen lässt. So werden auch schönheitsmedizinische Eingriffe als stetig zunehmend kommuniziert. In Wahrheit stagnieren sie jedoch seit einigen Jahren – auf einem allerdings deutlich höheren Niveau als noch vor zehn Jahren (siehe Kapitel »Körperbefindlichkeit«). Gleichzeitig führen Übertreibung und Populismus aber dazu, dass der wahre Kern einer Thematik mit der Zeit nicht mehr ernst genommen wird.

Das eigene Aussehen ist immer wieder aufs Neue unweigerlicher Teil des Lebens moderner Menschen – ein Teil, mit dem sich jeder und jede im Laufe der Biografie auseinandersetzt, unterschiedlich intensiv und mit unterschiedlichen Konsequenzen.

Das Schönheitsideal beeinflusst, weil es ein Mittel zum Zweck ist und demgemäß verschiedene Funktionen erfüllt. Es geht meist im Kern nicht um Schönheit, wenn sich ein Mensch verschönert. Die Schönheit des Körpers ist selten das eigentliche Ziel von Verschönerungen, aber eben mehr denn je ein Mittel zum Zweck, um gesellschaftliche Werte wie Individualität, Leistung, Flexibilität und Freiheit darzustellen. Nach wie vor gilt das für Frauen deutlicher als für Männer, obwohl dieser Aspekt in der wissenschaftlichen Literatur der letzten Jahre ins Hintertreffen geriet. Menschen, die gesellschaftlich »mithalten« können wollen, können sich dem Schönheitsideal daher kaum völlig entziehen. So entstanden neue »Körperklassen des Neoliberalismus«[6], welche parallel zur abnehmenden Bedeutung von sozioökonomischen Schichten Bedeutung erlangen.

Wovon handelt dieses Buch nicht? Dieses Buch handelt weder von philosophisch orientierten Zugängen wie der Unterscheidung in Körperhaben und Leibsein noch von biologistisch und evolutionstheoretisch orientierter Attraktivitätsforschung. Sie werden keine Vergleiche mit dem Tierreich finden und keine Studien, die Ihnen mitteilen, welches Aussehen vermeintlich welchen Nutzen erbringt. Wenn Sie also wissen wollen, ob es tatsächlich stimmt, dass es schöne Menschen besser im Leben haben, dann liegen Sie mit diesem Buch falsch. Das ist ein anderes und sehr widersprüchliches Thema, dessen man sich genau und in Form von Originalstudien annehmen müsste, um qualifizierte wissenschaftliche Aussagen darüber treffen zu können. Es wäre nach gründlicher Recherche und dem ursprünglichen Plan, auch den Nutzen von Schönheit zu referieren, ein eigenes Buch.

Mit dem Versprechen des Nutzens beschäftige ich mich jedoch sehr wohl. Es macht etwas mit Menschen, wenn sie permanent mit Botschaften konfrontiert sind, die ihnen mitteilen, wie wichtig ein geschöntes Äußeres für ihr soziales, berufliches und privates Überleben ist.

Dieses Buch beschäftigt sich auch nicht mit den extremsten Ausformungen des Schönheitsideals, also damit, was Schönheitssüchtige antreibt, Menschen, die Tag und Nacht ihr Aussehen ins Zentrum ihres Lebens stellen und sprichwörtlich von einer Schönheitsoperation zur nächsten hetzen. Es gibt solche Menschen, aber sie sind die Ausnahme.

Die meisten Menschen stellen ihr Aussehen nicht ins Zentrum ihres Lebens. Sie würden auch nicht alles dafür tun oder geben, um einem Ideal näher zu kommen, und sie sind nicht besessen von Gedanken an einen perfekten Körper. Aber den meisten Menschen ist ihr Aussehen trotzdem wichtig, und zwar in viel deutlicherem Ausmaß als noch vor zehn Jahren. Den meisten Menschen ist ihr Aussehen zumindest so wichtig, dass ihnen nicht egal ist, ob sie zunehmen, ob ihre Frisur »passt«, ob sie jünger oder zumindest nicht älter eingeschätzt werden als sie sind und ob ihre Beine behaart sind. Insgesamt beschäftigt das Thema Körperlichkeit und Schönheit die Menschen wie noch nie.

Wollen sich Menschen verändern, so handelt es sich nicht immer um große Veränderungswünsche oder die Ablehnung der Gesamterscheinung. Vielmehr geht es meist um Details, die sich Menschen dünner, fester, straffer, glatter, voller, symmetrischer, kürzer, länger, zierlicher oder schlichtweg anders wünschen, weil sie davon ausgehen, sich mit ihrem veränderten Körper wohler zu fühlen. Auch von schönheitschirurgischen Patientinnen wird in der Regel nur ein einziger Körperteil als Makel, als Defekt empfunden, den sie oft nach jahrelanger Auseinandersetzung mit ihrem Körper verändern lassen möchten.[7] Nicht immer sind die als störend empfundenen Körperstellen für Außenstehende sichtbar oder dominant.

Es ist davon auszugehen, dass sich Entwicklungen – beispielsweise der in seiner Breitenwirksamkeit deutlich erhöhte Stellenwert des Äußeren – nicht rückgängig machen lassen. Körperlichkeit *ist* heute deutlich wichtiger als noch vor 20 Jahren, und es ist nicht absehbar, dass sich dieser Trend in naher Zukunft wieder zurückentwickeln wird. Frage darf also nicht sein, ob und wie wir das Schönheitsideal abschaffen oder durch neue Normen ersetzen können und sollen. Frage muss sein, welche Ursachen das Ideal hat, wie es wirkt, was es mit uns macht und wie wir mit seinen Wirkungen umgehen können und wollen. Methodisch ist dieses Buch eine Analyse, die auf soziologischen Theorien, empirischen Daten sowie systematischen Medienbeobachtungen aufbaut.

Jedes Buch spiegelt auch Gewichtungen der Autorin beziehungsweise des Autors wider, allein durch die Auswahl der beleuchteten und der nicht näher beleuchteten Aspekte. Dies ist mir bewusst. Ebenso bewusst ist mir, dass viele Forscherinnen und Forscher von »Schönheitsidealen« in der Mehrzahl sprechen, um die Vielfalt an individuellen Ausprägungen zu betonen. Ich spreche – außer in begründeten Zusammenhängen – vom einen »Schönheitsideal«, um eine zentrale These dieses Buches hervorzustreichen: dass nämlich die Unterschiede in den Merkmalsausprägungen und der Darstellung körperlicher Attraktivität gering sind, obwohl Körperlichkeit als Ausdruck von Individualität und Authentizität gilt. Im Zusammenhang mit den im vorliegenden Buch dargelegten Erkenntnissen schiene es mir nicht korrekt, von einer Vielfalt an Schönheitsidealen zu sprechen.

Da dieses Buch thematisch in den Modernisierungsprozess eingebettet ist, stellte sich die Frage nach Begrifflichkeiten. Angesichts der in Diskussion befindlichen Abgrenzungen (»Moderne«, »Postmoderne«, »Spätmoderne«, »Reflexive Moderne«, »Zweite Moderne«…) habe ich mich für die Begriffe »Modernisierte Gesellschaft«, »moderne Menschen« und »modernisierte Menschen« entschieden. Ich meine damit die Gegenwart.

Abschließend sei noch bemerkt, dass einer Regel des Campus-Verlags folgend auf das »Binnen-I« verzichtet wird und daher teilweise beide, teilweise abwechselnd weibliche und männliche Formen verwendet werden, wobei klar zum Ausdruck gebracht wird, wenn nur ein Geschlecht gemeint ist.

Soziologie der Schönheit

Hochkonjunktur Schönheit

Körper und Schönheit haben Konjunktur. Der Schönheitskult hat heute alle Merkmale einer »technologisch und massenmedial gestützten Hochkonjunktur«[1] erreicht. Ganz entgehen kann dem Schönheitsideal niemand. Es betrifft uns nur unterschiedlich stark – bedingt durch personelle, soziale und situative Faktoren sowie durch die wirtschaftliche Situation. Eine Frau, die nicht weiß, wie sie ihre Kinder satt bekommen und die Miete bezahlen soll, wird sich kaum Gedanken über eine finanziell belastende Verschönerung machen, möglicherweise nicht einmal um ihre Figur. Damit spreche ich bereits einen Aspekt an, der in diesem Buch zur Sprache kommt: Die Beschäftigung mit Schönheit hängt auch von den äußeren Lebensbedingungen ab.

In der Alltagswelt beweist die Hochkonjunktur des Themas »Körper« ein Blick auf Werbeplakate oder in das aktuelle Fernsehprogramm. Dort kann man seinen Körper trimmen, verschönern oder verschönern lassen, um ihn danach zu präsentieren und mit dem erhöhten Marktwert richtig einzusetzen. Wer die Alltagswelt hinsichtlich Körperlichkeit beobachtet, findet eine Menge widersprüchlicher Botschaften – Alarmrufe von Gesundheitsexperten hinsichtlich dicker Kinder[2] ebenso wie Artikel über Magersucht, Berichte über Modewochen und 50. Geburtstage von Prominenten, die aussehen wie höchstens 40. Das Fernsehen ist voll mit Shows, in denen es um die Gestaltung des Selbst, häufig über den Körper, geht sowie darum, durch diese Gestaltung nicht nur sich selbst Identität zu schaffen, sondern möglicherweise auch die Chancen im Leben zu vergrößern.

Das Thema Schönheit boomt in der Ratgeberliteratur ebenso wie in der populär(wissenschaftlich)en und in der wissenschaftlichen Literatur. In der Wissenschaft gewinnen Körper und Schönheit besonders in der Soziologie, der Psychologie, den Sportwissenschaften und der Medizin an Bedeutung, aber auch in der Biologie und der Zoologie. In der Soziologie etabliert sich Körpersoziologie[3] derzeit rasant als ihr jüngstes Feld. Damit wird auch aufgeholt, was in den 1980er und 1990er Jahren tendenziell wenig Beachtung fand, obwohl es sich bereits damals als brisantes Thema abzeichnete. Eine Disziplin holt damit gewissermaßen die Auseinandersetzung mit einem Thema nach, welches bis auf Ausnahmen lange Zeit wenig Beachtung fand.

Ein Blick in die aktuelle soziologische Literatur zeigt eine zusehends intensive Auseinandersetzung mit dem Thema Körperlichkeit und Schönheit seit den späten 1990er und vor allem seit den 2000er Jahren. Robert Gugutzer[4] ortet in diesem Zusammenhang einen »body turn« in der Soziologie. Dieser »body turn« entspricht einer Hinwendung zum Thema Körperlichkeit auf wissenschaftlicher Ebene und einer Entdeckung des menschlichen Körpers als Gegenstand soziologischer Forschung. Es fand ein Perspektivenwechsel statt, durch den der menschliche Körper in den Blick der Wissenschaft wie der Gesellschaft geriet.

Schönheit als widersprüchliches Alltagsphänomen

Schönheit ist eine alltägliche Herausforderung. Sie findet Ausdruck in Mode, Frisuren und Kosmetik, aber auch in grundlegenden Körpermerkmalen wie Gewicht, Größe, Körperbau, Gesichtszügen, Haut und Haaren. Und sie findet Ausdruck im vielfältigen Angebot an Verschönerungstechnologien, die der Markt bereit hält, wie auch in den individuellen Einstellungen zu diesen Technologien und den individuellen Schönheitshandlungen der Einzelnen.

Was Schönheit eigentlich ist, wollten Mensch immer wieder herausfinden. Philosophen der alten Schule[5] fanden weitreichende Definitionen für Schönheit. Das Schöne sei das, was ohne Begriffe allgemein gefällt (Kant), das Symbol des sittlich Guten (Schiller) oder gar das Versprechen des Glücks (Stendhal).

Schönheit ist etwas Überdurchschnittliches, Herausragendes, Seltenes, etwas nicht für jeden Menschen Erreichbares, lautet eine häufige Definition.[6] So besitzt sie auch eine ausschließende Funktion, denn die Minderheit, die über dieses Ungewöhnliche verfügt, wird von der Mehrheit, bei der das nicht der Fall ist, abgegrenzt. Wilhelm Trapp nennt angesichts der Bedeutungsvielfalt von Schönheit als kleinsten gemeinsamen Nenner, als »Minimaldefinition des Schönen«, das Schöne sei »die Leerformel für das Begehrte – ›schön‹ wird genannt, worauf sich die Wünsche des Menschen richten«[7].

»Schönheit« an sich ist schwer definierbar. Sie entzieht sich einer wissenschaftlich korrekten Definition, hat allerdings einen eindeutigen Gegenbegriff: die Hässlichkeit. Schönheit ist also relational. Denn Schönheit und Hässlichkeit sind aufeinander bezogene und nur in Beziehung zueinander definierbare Begriffe. Sie stehen in einem Spannungsbogen mit vielen Zwischentönen, welche sich im Lauf der Geschichte immer wieder veränderten und welche sich auch im Laufe einzelner Biografien verändern können.

Soziobiologisch und evolutionstheoretisch orientierte Attraktivitätsforscher[8] sehen das anders. Sie definieren Schönheit (allerdings bezogen vorwiegend auf das Gesicht) als in der Evolution begründetes, hartes, weitgehend objektivierbares Faktum mit wenig kulturellen und sozialen Einflüssen, welches darin begründet ist, dass »nur die Schönsten überleben«[9]. Sie beziehen sich dabei neben Vergleichen mit dem Tierreich auf empirische Studien mit Versuchspersonen. Zu bedenken bleibt allerdings, dass Versuchspersonen, auf deren Urteil die Soziobiologie ihre Attraktivitätsforschung gründet, sehr wohl in einem sozialen Umfeld leben und von diesem nicht unbeeinflusst sind. Daher darf in Frage gestellt werden, inwiefern ihre Urteile normativ und kulturell unabhängig erfolgen.

Schönheit mag nicht ausschließlich subjektiv sein (vor allem, was Gesichtsproportionen betrifft), aber sie ist auch keine objektive, klar definierbare Größe (vor allem, was die Figur betrifft). Sie enthält besonders hinsichtlich der Figur ein Wandlungspotenzial. Dies erklärt auch die große Vielfalt an Schönheitsidealen, die es im Laufe der Geschichte gab.

Nina Degele[10] unterscheidet zwischen den Definitionen von »Schönheit«, »Schönheitshandeln« und »Attraktivität«. Schönheit definiert sie als »massenmedial produzierte und im Alltag relevante Auffassungen von dem, was Schönheit als hegemoniale Norm im medial-öffentlichen Diskurs in Abgrenzung zum Nicht-Schönen oder Hässlichen ist oder sein soll«. Attraktivität hingegen enthält laut Degele auch die Kompontente der Darstellung. Sie sei »im Spannungsfeld von Körperschönheit und Darstellungskompetenz angesiedelt«. Schönheitshandeln wiederum habe Prozesscharakter. Beim Schönheitshandeln steht laut Degele »nicht die Ästhetik im

Vordergrund […], sondern die gelingende oder misslingende Anerkennung«. Dies spricht einen Aspekt an, dem wir im vorliegenden Buch immer wieder begegnen werden: die Verknüpfung von Schönheit und sozialer Anerkennung.

Schönheit ist widersprüchlich: Einerseits stellt sie ein erstrebenswertes, hohes Gut dar und ist eines der großen Objekte menschlichen Verlangens. Andererseits gilt sie als banal und äußerlich und gerade das Begehren nach ihr als oberflächlich. Sie wird zugleich als Fassade und als übernatürliche Kraft definiert. Sie kann mit Innerlichkeit oder mit Äußerlichkeit in Verbindung gebracht werden. Schönheit gilt sowohl (und gleichzeitig) als Hinweis auf einen oberflächlichen Charakter, dem es an nötigem Tiefgang fehle, als auch als geschickte soziale Positionierung. Schönheit wird sowohl mit Dummheit[11] als auch mit Klugheit in Verbindung gebracht: Wer seinem Aussehen zu viel Aufmerksamkeit widme, mit dessen Intelligenz könne es wohl nicht weit her sein, lautet ein gängiges Vorurteil, welches unter anderem in der Verbindung von »blond« und »dumm« gipfelt. Gleichzeitig etabliert sich Schönheit zusehends als sozial anerkanntes, kluges Erfolgskalkül, welches – bewusst eingesetzt – größere Chancen im Leben ermögliche.

Es gibt offizielle und inoffizielle, öffentliche und private Ausprägungen des Schönheitsideals. Beispielsweise bedeutet das schlanke Schönheitsideal nicht, dass ausschließlich schlanke Frauen als Sexualpartnerinnen attraktiv sein müssen. Pornofilme und Spielfilme verbreiten unterschiedliche Ideale.[12] Maßgeblich für diese Unterschiede ist, in welchem sozialen Zusammenhang (beispielsweise Mode, Gesundheit, Sexualität, Unterhaltung) Schönheit und Körperlichkeit angesprochen werden.

In unserer Kultur gilt Schönheit einerseits als natürliche, authentische Qualität, was sich beispielsweise in Diskursen über »innere Schönheit« und »Ausstrahlung« äußert. Andererseits ist sie jedoch immer besser herstellbar und manipulierbar, wodurch die Unterscheidung, ob Schönheit natürlich oder künstlich ist, auf Schwierigkeiten stößt. Schönheit hat zugleich Aspekte von Unterdrückung, aber auch Befreiung, von Individualität, aber auch der Anpassung an Gruppennormen. Das Gefühl, einem Schönheitsideal entsprechen zu müssen, kann frustrieren und krank machen. Die Annahme, durch Schönheit Identität und soziale Anerkennung zu erlangen, kann hingegen ein Gefühl von Macht und Selbstbestimmung verleihen.

Schönheit ist widersprüchlich. Sie ist Kommunikationsmittel und beinhaltet ein Spektrum von (bewusstem oder unbewusstem) Ausdruck und Positionierung auf der einen und (bewusster oder unbewusster) Wahrnehmung und Interpretation auf der anderen Seite.

»Die gesellschaftliche und fluide Definition von Schönheit resultiert letztlich aus den zahlreichen Auseinandersetzungen um das richtige Aussehen, den Aneignungsprozessen von Schönheit mithilfe der Diät oder der kosmetischen Chirurgie und aus den sozialen Zuschreibungen, welche die Körperform evoziert, sowie aus den Transformationen des Begehrens, der Schaulust, der körperlichen Scham und kulturellen Erfolgskriterien, kurz, aus dem strategischen Spiel einer Vielzahl sozialer Kräfte.«[13]

Da Schönheit also doppelbödig ist, sind auch schöne Menschen Widersprüchen ausgesetzt. Schönheit steht »gleichzeitig für gut, auch gesund, aber ebenso für böse, ungesund und sündig. Die Schönen stehen gleichermaßen im Licht wie im Dunkeln, sie verkörpern das Gute und das Böse.«[14] Eine 2009 veröffentlichte, in Österreich repräsentativ erhobene Umfrage[15] ergab, dass attraktive Menschen im Vergleich zu weniger attraktiven mit positiven und negativen Eigenschaften assoziiert werden. So werden sie stark mit den Zuschreibungen »Genießen höheres Ansehen« und »Sind erfolgreicher« assoziiert, aber auf den Plätzen 3 und 4 folgen die Zuschreibungen »Sind arroganter« und »Sind bestimmender«. Vermehrte Intelligenz, Freundlichkeit, Herzlichkeit, Ehrlichkeit und Hilfsbereitschaft werden attraktiven Menschen von 17 erfragten Eigenschaften am wenigsten zugeschrieben.

Schönheit ist bei alledem auch ein ästhetisches Faktum. Sie kann Ausdruck eines ästhetischen und künstlerischen Gestaltungswillens und eines Spiels mit Farben, Formen und Materialien, mit Körperlichkeit und Mode sein.[16] Im Vordergrund steht jedoch nicht das Spiel, sondern der Ernst. Schönheit ist bedeutungsschwer. »Selten sind wir imstande, etwas als zweckfrei schön zu betrachten: Wir geben vielmehr allem, was uns umgibt, einen Sinn und eine Bedeutung«, analysiert Gertrud Lehnert[17]. Schönheit ist kein Spiel, sondern Ernst, denn mithilfe von Schönheit geht es darum, sich auszudrücken, sich zu positionieren, Punkte im »Bonusprogramm Leben«[18] zu sammeln und die »Bioaktie in der Gewinnzone«[19] zu festigen. So witzig und spielerisch einzelne ästhetische Codierungen auch ausfallen mögen, »das Projekt selbst ist alles andere als ein Spiel oder ein Witz, die auch unterbleiben könnten«, stellt Winfried Menninghaus[20] fest. »Die Freiheit, *nicht* zu wählen, das ›Spiel‹ der ästhetischen Selbstbeglaubigung *nicht* mitzuspielen«, gibt es demnach immer weniger. Hauptsache, man tut etwas an seinem Körper. Was genau, ist zweitrangig.

Um die Wirkung von Schönheitsstandards zu erklären, möchte ich den Begriff des Ideals ins Spiel bringen. Ideale sind per Definition etwas Exklusives, schwer Erreichbares, Überdurchschnittliches, Herausragendes, nicht für jeden Menschen Zugängliches. Wie später ausgeführt wird, ist das Schönheitsideal in manchen seiner Facetten nicht nur schwer erreichbar, sondern unerreichbar und schlicht illusorisch. Abgeleitet vom griechischen Wort »Idea« (= Vorstellung, Idee) wird ein Ideal definiert als »›Musterbild‹, sittliches Vorbild, Inbegriff der Vollkommenheit« [21], als »Inbegriff der Vollkommenheit, des Mustergültigen, als höchster Wert angestrebtes Ziel«[22].

Welches Aussehen nützlich ist, ist in jeder Gesellschaft festgeschrieben. Nie wird man lesen, dicke oder alt aussehende Menschen hätten in der westlich orientierten Zivilisation des beginnenden 21. Jahrhunderts sozial besonders große Chancen. Kommuniziert wird stets der Nutzen bestimmter, sehr beschränkter Körpermerkmale. Das heißt, für ein bestimmtes Aussehen wird mit Abstand am meisten Nutzen versprochen (siehe dazu auch Kapitel »Versprechen von Nutzen«). Man kann daher von sich zwar verändernden, aber in der jeweiligen Zeit und Kultur klar definierbaren Schönheitsstandards und damit von einem Schönheitsideal sprechen.

Bei genauerer Betrachtung entspricht niemand jemals vollkommen den Normen eines Schönheitsideals. Kein Mensch der Welt ist zu jeder Zeit und in jeder Situation schön. »Alle weichen wir von den phantasmitischen Normen eines Ideals ab, das durch wissenschaftliche und politische Diskurse als normal bzw. – je nach historischer Konstellation – als natürlich inthronisiert wird.«[23]

Schönheitsideale haben durch die Globalisierung größere Verfügbarkeit, Beschleunigung und gleichzeitig Beschränkung erfahren, aber es gibt dieses Phänomen nicht erst seit dem globalisierten Medienzeitalter. Es wäre zu wenig, die Bedeutung eines attraktiven Äußeren und das Bemühen, dieses zu erreichen, auf das globalisierte Medienzeitalter zu reduzieren. »Zufrieden waren die Menschen mit ihrem Körper noch nie. Dies gilt nicht nur im Hinblick auf die Leistungsfähigkeit in praktischen Dingen, sondern vor allem auch in ästhetischer Hinsicht.«[24]

Schönheit hängt immer auch vom gesellschaftlichen und kulturellen Kontext ab. Dementsprechend zählt hinsichtlich Schönheitsnormen nicht die eigentliche Erscheinung, das eigentliche Aussehen einer Person, sondern wie es von ihren Individuen, dem unmittelbaren Umfeld und von der Gesellschaft bewertet wird. Denn Schönheit ist – wenn auch nicht nur – Ansichtssache und abhängig vom jeweiligen Kontext, in dem sie bewertet wird. »Modische Performativität besteht im unablässigen Prozesss der Konstruktion und Dekonstruktion von Bedeutungen. Wichtig ist der Prozess der Inszenierung selbst, in dem das Spiel mit Bedeutungen seine eigene Fiktionalität und Vergänglichkeit zur Schau stellt.«[25]

Durch diese Prozesse ändern sich auch Moden und Schönheitsnormen. Die Bedeutungszuschreibungen an bestimmte Ausprägungen von Körperlichkeit passen sich unter anderem den jeweiligen Lebensbedingungen an, wobei das Seltene und schwer Erreichbare stets besonders erstrebenswert bleibt. Galt und gilt in Regionen, in denen gehungert wird, ein stämmiger Leib als gesund und schön, so gilt er in Überflussgesellschaften als tendenziell ungesund und nicht schön. Wo Menschen eine geringe Lebenserwartung haben, wird das Alter verehrt, wo sie alt werden, die Jugendlichkeit. Das Schönheitsideal ist also unmittelbar an die jeweiligen Lebensbedingungen geknüpft.

Propagierte Schönheitsnormen sind dauerhaft nur für Menschen mit optimalen genetischen Voraussetzungen und unter dauerhafter Arbeit am Körper erreichbar. Man denke nur an die mutmaßlich ideale Taillenweite von 60 Zentimetern für erwachsene Frauen (siehe Kapitel »Schlankheit zwischen Ideal und Realität«). Auch Menschen mit optimalen genetischen Voraussetzungen müssen durch den Alterungsprozess permanent an ihrem Äußeren arbeiten oder arbeiten lassen, um ihre Schönheit zu erhalten. Durch diese schwere dauerhafte Erreichbarkeit bleibt Schönheit exklusiv.

Der ökonomischen Theorie entsprechend steigt der Wert durch die Nachfrage. Knappe Güter sind begehrenswerter als im Überfluss verfügbare Güter. Mode- und Körperideale ändern sich, wenn zu viele Menschen sie nachahmen und erreichen können.[26] Mit anderen Worten: Sobald alle ohne großen Aufwand den jeweiligen Schönheits- und Modestandards entsprechen können, ändern sich diese.

Die Menschen einer jeweiligen Zeit und Kultur wissen jedoch genau, was sie als schön empfinden beziehungsweise als schön bewerten: Hat sich ein Ideal innerhalb einer Gesellschaft einmal etabliert, so herrscht weitgehende Übereinstimmung darüber, was schön ist und was nicht.[27]

In Zeiten der Erwerb- und Machbarkeit von Mode und Schönheit liegt das Unterscheidungsmerkmal vor allem im Tempo des Modewechsels.

Internationale Modekonzerne lassen in Billiglohnländern massenhaft Kleidung produzieren und verkaufen sie im Westen billig. In rasantem Tempo werden Kollektionen ausgewechselt. Die sozioökonomische Hürde besteht daher weniger darin, sich vereinzelte modische Kleidungsstücke leisten zu können, sondern vielmehr darin, beim permanenten Wechsel der Kollektionen finanziell mithalten zu können. »Wie zugkräftig die Industrie die Schönheit auch vermarktet, ihr wichtigstes Gesetz bleibt: Das Schöne ist immer das Seltene, Besondere. Wenn jede Frau den perfekten Busen, jeder Mann seinen Waschbrettbauch hat, dann wird das gewöhnlich sein. Das Schöne – was wir begehren, weil wir es nicht haben – wird in neuer Form erscheinen.«[28]

Mode

Menschen kleiden sich nicht nur, um sich zu wärmen, zu schützen und nicht nackt zu sein. Menschen ziehen sich auch an, um sich auszudrücken und sich darzustellen. Heute ist dies eine Binsenweisheit, aber dies war nicht immer so. 1899 schrieb der amerikanische Ökonom Thorstein Veblen: »Dass man sich um eines als angemessen betrachteten verschwenderischen Konsums willen lieber der notwendigsten Bequemlichkeiten beraubt, trifft in Bezug auf die Kleidung in noch höherem Maße zu als hinsichtlich anderer Konsumgüter, so daß es keineswegs ungewöhnlich ist, wenn sich die Leute in einem rauhen Klima schlecht und ungenügend kleiden, um dafür gut angezogen zu erscheinen.«[29]

Veblen untersuchte die »feinen Leute«, wie er die Oberschicht nannte, und ihr Verlangen nach Prestige. Kleidung ist seit jeher ein Mittel, um Prestige auszudrücken. Das »Gesetz der demonstrativen Verschwendung« führt laut Veblen dazu, dass sie unnötige Dinge kaufen, um ihren Reichtum darzustellen. Da sich auch der Umgang mit Kleidung nach dem »Gesetz der demonstrativen Verschwendung« richte, gehöre das Bedürfnis, sich anzuziehen, zu den »höheren« oder geistigen Bedürfnissen.[30] Immer, wenn ein Verhalten oder ein begehrtes Gut auch die unteren sozioökonomischen Schichten erreiche, werde es für die oberen sozioökonomischen Schichten uninteressanter, und diese begännen, sich davon abzuwenden.

Die Geschichte der Mode ist eine Geschichte sich verändernder sozialer und kultureller Mentalitäten und Stimmungen. Moden können lange

Zeit fast unverändert bestehen bleiben, sich dann aber auch schnell ändern. Die Kleidung der alten Ägypter etwa veränderte sich viele Jahrhunderte kaum.[31] In globalisierten Epochen und Kulturen geht es sehr rasant: Dann verstehen erwachsene Kinder nicht, wie ihre Eltern in ihrer Jugend »das da« tragen konnten – bei Kleidungsstücken beispielsweise Schlaghosen oder knielange, mehrlagige Tellerröcke, bei Frisuren die so genannte »Kennedy-Außenrolle« der 1950er Jahre oder die Bienenstockfrisur der 1960er Jahre, neuerdings ein Markenzeichen der britischen Soul-Sängerin Amy Winehouse. Amy Winehouse zeigt auch auf, dass Stars alte, vergessen und vergangen geglaubte Ideale wieder aufleben lassen, indem sie sie zu ihrem ganz persönlichen Markenzeichen machen.

In globalisierten Mediengesellschaften sind Modezyklen kurz. Da verstehen Menschen manchmal selbst nicht, wie ihnen gewisse Kleidungsstücke noch vor kurzem gefallen konnten. Da kann es sein, dass die vermeintlich als »neutral« erworbene Kleidung zwei Jahre nach ihrem Erwerb doch nicht mehr neutral ist, sondern »out«, aber wirklich »out«. Ein zwei Jahre alter »neutraler« Hosenanzug etwa kann selbst bei neutraler Farbe im Schnitt völlig überholt sein, da Hose und Sakko zu weit oder zu eng, zu fassioniert oder zu gerade, zu kurz oder zu lang geschnitten sind. Sogar einer vor einem Jahr gekauften Jogginghose kann man ihr erstes Lebensjahr ansehen, nämlich dann, wenn die Schenkel plötzlich deutlich weiter oder enger geschnitten werden und man mittlerweile in anderen Hosen sportelt.

Neutrale Mode gibt es nicht. Auch der Ratschlag: »Heb es auf, bis es wieder modern ist«, geht selten auf, weil bei einem Wiederaufleben alter Moden immer einzelne Elemente verändert sind: Länge eines Kleidungsstücks, Weite, Farbe, Muster, Material, Schnitt. Leggins aus den 1980er Jahren sieht man an, dass sie aus den 1980er Jahren sind, und eben nicht aus dem Jahr 2009.

Egal, ob sich Moden schnell oder langsam verändern: Zur Mode gehört ein ständiger Wechsel und Wandel. Mode bleibt nicht stehen, sie entwickelt und verändert sich und bringt immer wieder Neues oder »Altes Neues«, das heißt bereits Dagewesenes in neuer Form hervor. Dementsprechend ist es ein entscheidendes Merkmal von Mode, dass sie sich verändert. »Sie [...] hebt das Vergängliche hervor, ja sie gewinnt ihren Reiz gerade aus ihrer Vergänglichkeit.«[32]

Hier liegt der Grund dafür, dass Tracht niemals modern, aber auch niemals unmodern ist. Tracht ändert sich kaum, und wenn, dann nur langsam. Tracht steht für Beständigkeit und Gemeinschaft.[33] Sie dient vorrangig der Demonstration von Zugehörigkeit zu einer bestimmten Gruppe.

Was sind nun die Wurzeln der Mode? Die deutsche Wissenschaftlerin Gertrud Lehnert[34] definiert die Inszenierung der eigenen Persönlichkeit, das Bedürfnis, sich herauszuputzen, das Signalisieren von sozialer Zugehörigkeit sowie das Signalisieren von Geschlechtszugehörigkeit als Wurzeln der Mode. Mode sei von Anfang an ein soziales, psychologisches und ästhetisches Phänomen.

Für Thorstein Veblen[35] liegen die Wurzeln der Mode neben dem »Prinzip der Verschwendung« und einem Motiv des Schmuck und des Zurschaustellens im »Prinzip der demonstrativen Muße«. Elegante Kleidung engt ein und erschwert körperliche Arbeit. Sie ist Merkmal der Muße, belegt sie doch, »daß ihr Träger in der Lage ist, relativ große Werte zu konsumieren, und auch, daß er konsumiert, ohne zu produzieren«. Modische Kleidung mache »dauernd und sichtbar arbeitsunfähig«, erhöhe die Gebrechlichkeit und verhindere jede natürliche Betätigung. Insofern helfe sie, Prestige zu demonstrieren.

Modetheoretiker Thomas Schnierer[36] resümiert in *Modewandel und Gesellschaft* drei Hauptursachen für das Phänomen, dass sich Mode ständig wandelt: Modewandel ist ein Mittel zur Absatzsteigerung, eine Begleiterscheinung des beschleunigten gesellschaftlichen Wandels und ein Mittel zur Distinktionssicherung, also zur Unterscheidung zwischen sozialen Gruppierungen.

Bis ins frühe 20. Jahrhundert war Mode, wie Lehnert[37] ausführt, vorwiegend ein Phänomen der oberen sozioökonomischen Schichten. Mode konnten sich ohnehin nur Betuchte leisten. Darüber hinaus sorgten Kleiderordnungen bis ins 18. Jahrhundert hinein dafür, dass Stände und Klassen unter sich blieben. Bei oft für alle ähnlichen Schnitten legten diese Kleiderordnungen fest, wer welche Stoffe, Farben und Attribute tragen durfte. Purpur beispielsweise war Königen vorbehalten, Seide und Spitzen Adeligen und wohlhabenden Bürgerinnen und Bürgern. Die Attribute eines höheren Standes zu übernehmen, wurde als Begehrlichkeit nach dem, was einem nicht zustand, interpretiert. Denn die soziale Stellung galt als gottgegeben und nicht veränderbar.

Trotz oder wegen genau festgelegter Attribute je nach sozialer Stellung waren bei früheren Kleidungsmoden Gesicht und Frisur wichtiger als bei heutigen Moden. Bekleidung war uniformiert und bedeckte lange Jahrhunderte den Großteil des Körpers. Dadurch wurde die Aufmerksamkeit auf

Gesicht und Kopf gelenkt.[38] Durch starre Hierarchien sowie nur wenige Medien und damit weniger Medienrezeption und weniger Sichtbarkeit des Modernen ging Modewandel früher langsamer vonstatten als heute. Kleiderordnungen finden sich auch heute noch – vornehmlich in Gruppierungen, welche in sich geschlossen sind, lange Tradition haben und stark formal und hierarchisch organisiert sind. Als Beispiele seien hier Militär, Feuerwehr und einzelne Religionsgemeinschaften genannt.

Die Mode verkörpert das Prinzip des ewig Neuen. Sobald alle einer Mode entsprechen können, wird sie durch neue Trends verdrängt. Beispiel für eine rasche Abfolge von Mode und Nachahmung, neuer Mode und neuer Nachahmung ist die US-amerikanische Popsängerin Madonna. Sie »erfindet« einen Stil, wird nachgeahmt, wechselt zum nächsten, manchmal völlig konträren Stil, wird wieder imitiert und so weiter. Sie inszeniert sich als wandlungsfähige Modeikone. Einmal zeigt sie sich in Netzstrümpfen mit goldener Korsage und trichterförmigem Büstenhalter, dann wieder im Westernlook oder brav im hochgeschlossenen Anzug. Immer ist sie schneller als ihre Fans. Bevor sich einer ihrer vielfältigen Stile breitenwirksam durchsetzt, kreiert sie sich schon wieder neu in gänzlich anderem Stil.

Das Phänomen Mode ist – betrachtet man es aus soziologischer Sicht – ein widersprüchliches. Es hat verschiedene Doppelfunktionen: Distanzierung und Disziplinierung, Inszenzierung und Thematisierung, Individualisierung und Universalisierung. Heike Jenß[39] nennt diese Widersprüchlichkeit die »entscheidende Wirkungsmacht der westlichen Mode«.

Irene Antoni-Komar[40] verweist auf eine historische Doppelfunktion der Mode, welche vor allem im 19. Jahrhundert zum Tragen kam: Mode stand gleichzeitig für Distanzierung und Disziplinierung. Kleidung war einerseits nach innen gerichtet. Sie verhüllte den Körper und schuf dadurch Distanz zum Körper und zum Geschlecht. Körperlichkeit und Sexualität verschwanden aus der Öffentlichkeit. Gleichzeitig war Kleidung nach außen gerichtet. Sie stellte Persönlichkeit dar und setzte ihre Trägerinnen und Träger in Szene. Der »disziplinierte Körper wurde Medium der bürgerlichen Ordnung und ihrer Geschlechterpoliarisierung«.

Charakteristisch für Mode ist auch ihre Doppelfunktion in sozialer Hinsicht: Mode individualisiert und universalisiert gleichzeitig. Sie markiert zugleich Zugehörigkeit und Abgrenzung. Jede Mode gleicht die Menschen einander an und hebt sie gleichzeitig voneinander ab. Sie lässt einerseits die Nachahmung eines Schemas zu und entspricht so dem Wunsch nach Gruppenzugehörigkeit und gibt andererseits Spielraum für persönlichen

Ausdruck und eigenen Stil. Dieser Widerspruch ist auch für Designer eine Herausforderung. Eine »sinnentleerte Sportveranstaltung für Mitläufer«[41] nannte Designer Wolfgang Joop die Mode.

Obwohl Mode Anpassung und Imitation fördert, kommt sie auch einer Abhebung, Auszeichnung und Betonung des Individuums entgegen. Sie ist, wie *Georg Simmel* 1895 erläuterte, dadurch charakterisiert, dass »immer nur ein Teil der Gruppe sie übt, die Gesamtheit aber sich auf dem Wege zu ihr befindet«[42]. Indem Mode eine Verbindung von Vereinheitlichung und Individualisierung zulässt, befriedigt sie bestimmte soziale und psychologische Bedürfnisse. Mode integriert zwei grundsätzliche Funktionen: die Einbindung in das Kollektiv und das Bedürfnis nach Besonderheit.

Mode kann auch Sicherheit geben – einerseits, indem sie nachahmbare Schablonen bietet, an denen Individuen sich orientieren können und andererseits, indem sie auf den Körper bezogene Ideale realisierbar erscheinen lässt. Wenn sich eine Person schon keine Schönheitsoperation leisten oder zehn Kilogramm abnehmen kann, so gewährt der Kauf eines modischen Kleidungsstücks zumindest etwas Teilhabe an Trends und Körperidealen. Vom hippen, von fitten Promis vorgeführten Kleidungsstück wird erwartet, dass zumindest etwas davon auf die eigene Person abfärbt.

Mode reduziert unüberschaubare Vielfalt in Zeiten der Individualisierung und der Selbstverantwortung für Leben und Körper. Wer eine Filiale einer der großen internationalen Modeketten betritt, weiß, was »in« ist. Er oder sie weiß, dass noch vieles andere mehr »in« wäre, aber das, was er oder sie im Moment vor sich sieht, ist im Moment auch »in«. Demnach ist die Anpassung an Mode auch eine Bewältigungsstrategie angesichts gesellschaftlicher Vielfalt und daraus resultierender Unsicherheiten.

»Man kann Mode auch als eine Form der Bewältigung gesellschaftlicher Unsicherheit im Zuge von Modernisierungsprozessen deuten. Denn mit der anschaulichen Betonung des Gegenwärtigen als des Neuesten gibt sie dem Menschen eine Hilfestellung, indem sie Ordnung in eine immer schneller sich ändernde Zukunft bringt. [...] Mode reduziert die vielen Möglichkeiten der Veränderung auf wenig sinnfällige Formen bzw. Modelle, die von Trendsettern vorgeführt werden und die man selbst in einer Art Probehandeln realisieren kann – der Kauf eines unpassenden Kleidungsstück ist keine Entscheidung fürs Leben.«[43]

Der Begriff »Mode« geht zurück auf das Wort »Modus« und bedeutet »Maß, Art und Weise«.[44] Grammatisch Geschulte kennen auch die Modalverben, die so genannten Wie-Verben. »Mode« und »Moderne« haben dieselben begrifflichen Wurzeln. Mode, sei sie auf Bekleidung, Körperlichkeit, Güter oder Trends bezogen, spielt in der modernisierten Gesellschaft eine zentrale Rolle. »Die Mode bezeichnet die Permanenz des Wandels und das Prinzip des ewig Neuen, indem sie ihre Identität mit Vernichtung bezahlen muss. Die Dynamik der Mode ist damit auch die Dynamik der Moderne.«[45]

Im individualisierten, Konsum orientierten Zeitalter existiert kein einheitlicher Trend mehr, sondern mehrere Trends nebeneinander.[46] Es gibt viele pluralistische, parallel existierende Moden, und dennoch ist nicht alles modern. Ganz im Gegenteil: Trotz pluralistischer Stile ist vieles unmodern. Die heutige Mode funktioniert, indem sie ständig alles imitiert, sich inspirieren lässt, Stile mixt, und ihre Anregungen in der Alltagskultur sucht, und das alles in einem irren Tempo. Immer stehen dabei parallel die Inszenierung der Persönlichkeit und die Teilhabe an einer Gruppe im Mittelpunkt.

Trotz mehrerer nebeneinander existierender Modestile ist bei weitem nicht alles »erlaubt, was gefällt«. Dass außerhalb der kommerzialisierten Modeströmung stehende Kleidungsstile sozial gleichwertig mit kommerzialisierten sind, stimmt nur in einem sehr eingeschränken Sinn. Punks etwa werden nach wie vor als Punks wahrgenommen, und nicht einfach als Menschen, die mittels Kleidung und Frisur ihren persönlichen Stil ausdrücken, welcher zufällig mittels pink gefärbter Haare und Lederkluft ausgelebt wird.

Auch Armut erkennt man nach wie vor an der Kleidung: Es gibt schlecht sitzende, unmoderne Kleidung, der man selbiges auf den ersten Blick ansieht. Um als modisch identifiziert werden zu können, muss Kleidung in den meisten Fällen neu, also neu gekauft sein. So zu tun, als wäre modisch alles erlaubt, ist eine Missachtung der Lebensrealität jener, die sich rasch wechselnde modische Kleidung nicht leisten können. Bei kleinen Kindern ist der modische Spielraum noch größer, bei Jugendlichen jedoch nicht mehr. Speziell für Jugendliche kann es sehr schwierig sein, wenn sie aus finanziellen Gründen nicht mit den Trends mithalten können, Trends, die sich ob des wachsenden Wohlstandes breiter Bevölkerungsschichten von Generation zu Generation hinaufschrauben und schneller werden – sei es hinsichtlich Kleidung oder anderer Konsumgüter wie Handy oder Laptop.

Der Konsumzwang, modisch gekleidet zu sein, treibt seltsame Blüten: Modische Jeans waren Ende der 2000er Jahre häufig aufgerauht und mit Rissen versehen. Sie sollten also alt wirken. Jeans, die wirklich alt und aufgrund von Abnutzung aufgerissen waren, sah man ihr Alter und ihre Abnutzung hingegen an. Sie waren unmodisch, auch deshalb, weil sie andere Schnitte hatten und ihre Bruchstellen echter wirkten. »Echte« alte Kleidung wirkt eben alt und unmodern, oft nach wenigen Jahren. Sie kann ein Statement sein, der Konsumgesellschaft zu entsagen, drückt in vielen Fällen aber auch aus, dass ihre Trägerin oder ihr Träger zu wenig Geld hat, um sich neue Kleidung zu leisten.

»Mode kann nur aufblühen und zu einem Massenphänomen werden in einer industrialisierten Gesellschaft mit entwickeltem technologischem Können, hohem ästhetischem Anspruch und ausgeprägter Individualität sowie einem nicht unbeträchtlichen Wohlstand – denn Mode ist ein [...] Luxus, den man sich leisten können muß.«[47]

Mit den Moden und den Schönheitsnormen ändert sich auch das Schönheits*empfinden*. Dem, was vor zehn Jahren modern war, sieht man nicht nur an, dass es vor zehn Jahren modern war. Es wird subjektiv auch geschmacklich so beurteilt. Die Kleidung, die vor zehn Jahren als chic galt, trägt der Großteil der Bevölkerung heute nicht mehr in der Öffentlichkeit. Der springende Punkt ist aber nicht nur, dass sie im Handel nicht mehr verfügbar ist, sondern auch, dass sie großteils nicht mehr als schön und chic empfunden wird. Alte Mode wirkt selbst dann altmodisch, wenn einzelne Elemente in aktuelle Mode Einzug gehalten haben, eben darum, weil nur Elemente wiederbelebt werden. Menschen laufen nicht mehr mit einem typischen Haarschnitt aus den 1980er Jahre herum und schminken sich heute anders. Wer jährlich den Kleiderschrank aussortiert, trifft mitunter auf Kleidungsstücke, bei denen sich die Frage stellt, wie man »so etwas« früher tragen konnte. Nicht nur das Angebot an Mode ändert sich, sondern auch das individuelle ästhetisches Geschmacksempfinden.

Schönheit als Mittel zum Zweck

Schönheit steht mit sozialen, kulturellen, politischen und wirtschaftlichen Wurzeln in Zusammenhang. Schönheit ist immer auch ein Interaktionsprozess, denn sie erhält ihre Definition und ihre Bewertung immer auch aus der Kultur und den äußeren Lebensbedingungen.

In Burma verlängerten Frauen ihre Hälse durch Metallreifen, in Ostafrika verzieren Massai-Frauen ihre Glatzen. In Westindien wurden die Unterschenkel von Mädchen bereits ab früher Jugend durch das Überziehen von Halbstrümpfen geformt:[48] Die Halbstrümpfe übten eine kräftige Kompression aus. Über der Wade lag eine weitere Binde, die auf den Unterschenkel drückte, sodass zwischen den beiden Bandagierungen die Wade dick hervorquoll. Dieses Schönheitsideal war zugleich Zeichen der »freien Geburt«, da Sklavinnen nicht erlaubt war, es nachzuahmen. Solche Techniken dienten nicht vorrangig der Schönheit. Sie waren Stammesrituale, Rituale für Lebensübergänge, dienten der Markierung der Geschlechtszugehörigkeit oder stellten den sozialen Stand einer Person zur Schau. Doch die jeweils definierte Schönheit war Mittel zum Zweck oder wurde durch das Ritual hergestellt.

Auch bei uns ist Schönheit ein Hilfsmittel, eine Krücke sozusagen, um etwas Anderes (Vermeintliches oder Tatsächliches) zu erreichen. Der Kult um die Schönheit ist in Wirklichkeit kein Kult um die Schönheit, sondern ein Ringen um die persönliche und soziale Positionierung in einer unsicher erscheinenden Welt, die sich in einem Kult um die Schönheit äußert. Schönheitshandeln ist nicht Selbstzweck, sondern Mittel zum Zweck. Dahinter liegend geht es um das Finden der eigenen Position zwischen Anpassung und Eigenständigkeit, zwischen Normalisierung und Extravaganz, zwischen Universalisierung und Individualisierung, zwischen Unterdrückung und Befreiung, zwischen Konsumorientierung und Authentizität.

Bedeutung und Funktion des Äußeren entstehen immer erst im Tun und müssen nicht im Vorhinein in einem bewussten Akt ausgewählt worden sein. Die Funktion von Körperlichkeit kann im Tun entstehen, aber auch im Tun je nach Situation und Wirkungszusammenhang schnell wechseln. Am deutlichsten ist dies am Beispiel von Bekleidungsstücken aufzuzeigen: »[…] gerade, weil sie sich der endgültigen Deutung fast immer entziehen, provozieren Kleidungsstücke angesichts ihrer Geschichtshaltigkeit und ihrer grundsätzlichen Zitierhaftigkeit immer neue Bedeutungszuweisungen, Reaktionen und Verhaltensweisen in immer anderen zeitlichen, räumlichen, sozialen, persönlichen Kontexten«[49]. Da Schönheit den Blick Anderer benötigt, entsteht die Deutung von Körperlichkeit auf mehreren Ebenen und von mehreren Personen. Das macht sie unberechenbar. Ein vermeintlich nicht mehr sonderlich ansehnliches Kleidungsstück kann andere Bedeutung erhalten, wenn man dafür ein unerwartetes Kompliment bekommt.

Der Mensch ist ein soziales Wesen und handelt dementsprechend sozial. Individuelle Handlungen sind nie unabhängig, sondern in das soziale Leben eingebettet. Sie sind »sinnhaft auf das Verhalten anderer Personen bezogen« und können daher »nicht allein als das Ergebnis der in der psychosomatischen Einheit des Menschen liegenden Kräfte« gedeutet werden.[50] Gleichzeitig sind alle sozialen Erscheinungen jedoch das Ergebnis vieler individueller Handlungen.[51] Individuen sind einerseits von der Gesellschaft beeinflusst, andererseits beeinflussen und gestalten sie die Gesellschaft auch.

Vor diesem Grundsatz sind auch das Schönheitsideal und die vielen individuellen Schönheitshandlungen zu sehen, die Menschen als Privatpersonen setzen oder nicht setzen. Private Handlungen finden in sozialer Wirklichkeit statt und schaffen gleichzeitig soziale Wirklichkeit. Wären die vielen individuellen Schönheitshandlungen anders als sie sich derzeit darstellen, so wäre auch das Schönheitsideal anders. Und umgekehrt: Wäre das Schönheitsideal anders, dann würden sich individuelle Handlungen anders gestalten.

Eine soziale Erscheinung erklärbar zu machen, verlangt daher einerseits danach, die soziale Erscheinung selbst zu erklären, andererseits jedoch auch danach, die individuellen Handlungen erklärbar zu machen, aus denen sich das Gesamte ergibt. »Jeder Bestimmungsversuch von Öffentlichkeit muss also immer auch das Nicht-Öffentliche, Private mitdenken. Öffentlichkeit und Privatheit sind konstitutiv miteinander verschränkte Sphären.«[52]

Für das Schönheitsideal bedeutet dies ein Aufspüren von Motiven, welche Menschen dazu veranlassen, sich zu verschönern beziehungsweise verschönern zu lassen sowie von Funktionen, welche Schönsein und Schönheitshandeln erfüllen. Im Mittelpunkt steht dabei erst einmal die Frage, wie es um die Privatheit von Schönheitsideal und Schönheitshandeln steht.

Schönheit ist keine Privatsache, obwohl sie vorrangig als solche betrachtet wird. Die deutsche Soziologin Nina Degele[53] hat sich ausführlich diesem Thema gewidmet. In 31 Gruppendiskussionen stellte sie 160 Personen die Frage, »Was bedeutet es für Sie/dich, sich schön zu machen?«. Ein Motiv, das die Befragten »wie ein Mantra rezitieren«, war eine Verknüpfung von Sich-Schön-Machen und Sich-wohl-Fühlen. Sie machen sich schön, um sich wohl zu fühlen und fühlen sich wohl, wenn sie schön sind. Nun ist Sich-Wohlfühlen auf den ersten Blick etwas Privates. Bei näherer Analyse bewegt sich Wohlfühlen im Zusammenhang mit Schönheitshandeln jedoch, so Degele, »im Spannungsfeld von gesellschaftlichen Anpassungszängen […] wie auch Bedürfnissen nach Kontinuität und Authentizität – sie bilden zwei Seiten einen Medaille«. Die Verknüpfung von Sich-schön-Machen und Sich-wohl-Fühlen ist so gesehen eine Strategie, um Schönheitshandeln nicht als Anpassung an Normen und damit als Unterordnung zu sehen. »Wenn Schönheitshandeln mit Wohlfühlen verbunden ist, kommt es von innen und beugt sich keinen von außen kommenden Zwängen.« Privates Wohlfühlen wird durch Verschönerungen sowohl hergestellt als auch zur Schau gestellt. Wohlfühlen wurde zu einem hoch bewerteten Persönlichkeitsmerkmal, zu einem Symbol für psychische Integrität, die sich auch körperlich zeigen und daher sichtbar sein soll.

Der Aspekt der Sichtbarkeit aber zeigt auf, dass Schönheit immer auch den Blick des Anderen verlangt. Nur für sich selbst, ohne die Blicke der Anderen, könnten sich Menschen wohl auch mit weniger Verschönerungen privat wohl fühlen. Aber Schönheit verlangt immer auch den Blick des Anderen.

Schönheit spiegelt wirtschaftliche, soziale und politische Ungleichheit wider. Barbara Sichtermann wies bereits 1992, als noch eher von Mode und weniger von Schönheit die Rede war, auf die gesellschaftspolitische Dimension körperlicher Schönheit hin: »Schönheit ist nicht nur relativ – in dem Sinn, daß sie eine Geschmacksfrage ist, die jedes Individuum verschieden beantwortet. Sie unterliegt in ihrer konkreten Gestalt gesellschaftlichen Einflüssen von großer prägender Kraft.«[54] Alfons Labisch schrieb, der Körper sei »eines der Hauptschlachtfelder, auf dem der Zugriff von Gesellschaft und Gemeinschaft und ihrer Institutionen auf die Individuen definiert und exekutiert werden«[55].

Ein Blick in die Geschichte verdeutlicht diese Verbindung von Gesellschaft und individueller Körperlichkeit:[56] Im Nationalsozialismus wurde Frauen vor allem die Rolle der Gebärerin und Mutter zuerkannt, was mit einem rundlicheren Körperideal einherging. Zeiten, in denen Frauen Rechte erkämpften, die also mit Emanzipation konnotiert sind, gehen hingegen mit einem schlanken Schönheitsideal Hand in Hand.

Historische und gegenwärtige Körperideale können also nie unabhängig von den gesellschaftlichen Rahmenbedingungen betrachtet werden. Die Antropologin Elizabeth Reichel-Dolmatoff[57] schreibt über ihre Forschungen im Amazonasgebiet: »Die Vorstellung davon, wann ein auf bestimmte Weise geschmückter Körper als erwünscht, profan, unrein oder unerwünscht gilt, erwächst aus dem jeweiligen gemeinsamen kulturellen Erbe einer Gemeinschaft.« Die vielfältigen körperlichen Ausdrucksformen der

Kulturen seien ein »Versuch des Menschen, soziale Identifikationsmuster materiell zu verköpern, abzubilden oder in Frage zu stellen«.

Deutlich zeigt sich die politische Dimension individueller Handlungen dann, wenn Einzelpersonen relativ ähnliche Handlungen setzen oder – weniger deutlich, aber dasselbe ausdrückend – wenn ihre Handlungen ähnliche Funktionen haben oder ähnliche Ziele verfolgen. Bezüglich Körperlichkeit zeigt sich dies in besonders hohem Maß. Individuelle Handlungen, welche auf die Attraktivierung des Körpers abzielen, verfolgen im Allgemeinen sehr ähnliche Ziele und haben für Menschen ähnliche Funktionen. Hinsichtlich grundsätzlicher Körpermerkmale unterscheiden sich vermeintlich rein individuelle Körperideale kaum (siehe Kapitel »Beschränktheit«).

Kaum jemand will sich durch Verschönerungen in unserer Zeit und unserer Kultur dicker oder älter erscheinen lassen, die meisten jedoch schlanker und jugendlicher. Es ist davon auszugehen, dass dieselben Menschen, die sich heute »zu dick« fühlen, vor 300 Jahren aus sozialen Gründen kein persönliches Problem mit ihrem Gewicht gehabt hätten. Wenn es sich nicht um starkes Übergewicht handelt, trifft diese Annahme mit hoher Wahrscheinlichkeit sogar noch auf die 1950er Jahre zu, in denen ein runderer Körper als »schön« und »gesund« galt.

Im Folgenden werden zwei Funktionen näher beleuchtet, die Schönheit und damit Verschönerungen haben können. Diese Funktionen können einzeln oder gleichzeitig auftreten, eindimensional oder mehrdimensional, eindeutig oder nicht eindeutig, bewusst oder unbewusst hinter Schönheitshandlungen oder dem persönlichen Umgang mit der eigenen Körperlichkeit stehen.

Verschönerungen haben einerseits die Funktion der Identitätsstiftung beziehungsweise Identitätsstabilisierung, welche sich zwischen den Polen der Unterwerfung (und damit der Unterdrückung) und der Selbstbestimmung (und damit der Freiheit) bewegt. Andererseits haben sie die Funktion der sozialen Positionierung, welche sich zwischen den Polen der Anpassung (und damit der Normalisierung) und der Abhebung (und damit des Sich-Besonders-Machens) äußert. Beide Funktionen spiegeln private und öffentliche Dimensionen wider, sind in ihrem Kern jedoch sozial.

Verschönerungen als Identitätsstiftung und -stabilisierung

Körperlichkeit ist ein wichtiger Teil menschlicher Identität. Der Umgang mit Schönheitsstandards spielt daher eine zentrale Rolle körperlicher Identität, Körperlichkeit wird zur Schlüsselkomponente von Identität. »Wir sind ein Leib, wir haben einen Körper«[58], schreibt Paula-Irene Villa. Ein Leib zu sein und einen Körper zu haben, bringt auch mit sich, dass Körperlichkeit Identität schafft, ausdrückt, zu geben und zu bewahren vermag.

Schauspielerin Brigitte Nielsen[59] trat 2008, damals 44-jährig, mit ihrem Bekenntnis an die Öffentlichkeit: »Ich fühle mich wie 30 und will wieder so aussehen.« Daher lasse sie sich »rundumerneuern, eine Grundrenovierung. Facelift, Augenlift, Fettunterspritzung im Gesicht mit Eigenfett, Fettabsaugung, Bruststraffung, und ich brauche neue Zähne.« Es sei, als würde »eine Horde Handwerker ein altes Haus in Schuss bringen.« Nielsen ließ ihre Schönheitsoperationen von einem deutschen Fernsehsender filmen und in drei Teilen ausstrahlen.

Körperlichkeit (im Sinne von Mode, im Sinne grundsätzlicher Körperdimensionen) gehört zu den bedeutendsten Medien der Schaffung oder Erhaltung und der Darstellung von Identität. Dies ist nicht nur der Fall, weil sie Zugehörigkeit (oder Abwendung) zu Geschlecht und bestimmten sozialen Gruppen ausdrückt. Vielmehr wirkt Handeln in Bezug auf die eigene Körperlichkeit auch auf die Handelnden zurück. Es kann einen Unterschied bedeuten, ob sich jemand modisch oder unmodisch kleidet, ob er oder sie Schönheitsstandards nahe kommt oder weit von ihnen entfernt ist. Die Inszenierung der Persönlichkeit mittels Mode und Körperlichkeit ist damit »ein produktives und rezeptives *Tun*«[60], das in mancherlei Hinsicht mit Konsequenzen behaftet sein kann.

Dabei entsteht Identitätsstiftung erst im Tun. Mode »benötigt die Inszenierung (im Alltag, auf dem Laufsteg, im Foto etc.), um überhaupt zur Mode zu werden«[61]. Ein neues Kleidungsstück zu kaufen, ist noch kein Akt der Identitätsstiftung. Es in einer persönlich wichtigen sozialen Situation zu tragen, kann jedoch Identität neu organisieren. Sich über eine invasive Körpertechnologie zu informieren, schafft noch keine Identität. Diese an sich durchführen zu lassen, kann Identität jedoch grundlegend verändern. Am deutlichsten führen dies Operationen vor Augen, in denen Menschen ihre Geschlechtsidentität verändern und ihrem inneren Zustand angleichen lassen.

Gerade das Schönheitshandeln, also die Herstellung von Schönheit, gerät zum identitätsstiftenden Akt. Denn den eigenen Körper nicht mehr als

Schicksal und genetische, unveränderliche Gegebenheit zu erfahren, sondern ihn aktiv gestalten zu können, auch hinsichtlich seiner Attraktivität, ist ein Kennzeichen unserer Zeit.

»Im neoliberalen Körperkult gilt einzig der Körper (sowie die Arbeit an ihm) als identitäts- und sinnstiftend«, schreibt Eva Kreisky. Dass es sich dabei nicht nur um eine Identität handeln muss, sondern es ganz im Gegenteil modern ist, mehrere Identitäten gleichzeitig zu haben oder zwischen diesen zu wechseln, ist ein Charakterzug der Gegenwart. Die Parallelität mehrerer Identiäten ermöglicht es, Flexibilität zu signalisieren und für möglichst viele Optionen offen zu bleiben.

Tatsächlich kann das öffentliche Ausleben einer »falschen«, letztendlich nicht zweckführenden Identität in Zeiten permanenter Dokumentation negative Konsequenzen haben. Es wird heute viel mehr festgehalten und dokumentiert als früher, daher kann veröffentlichte Identität gut nachvollzogen und im Zweifelsfall bewiesen werden. Die alte Identität bleibt, egal, wie sie sich ändert, denn sie steht im Internet oder wo sonst auch immer. Daher entscheiden sich viele Menschen dafür, ihre Identität möglich vielschichtig anzulegen und sich dergestalt nicht festzulegen. Körperidentität gerät durch diese Mechanismen zum vielschichtigen, ständig herausfordernden und permanenter Neuordnung bedürfenden Unterfangen.

In seiner Schrift *Territorien des Selbst* führt Erving Goffman[62] aus, dass einzelne Zonen des Körpers für die Interaktion je nach sozialer Situation völlig unterschiedliche Bedeutung haben können. So ist es kulturell nicht üblich, die Speisen auf dem halb vollen Teller einer anderen Person aufzuessen, aber öffentliche Pissoirs bringen Männer dazu, sich in engem Kontakt zueinander bei gleichzeitiger Abwendung des Blicks teilweise zu entblößen. Identität ist daher auch von Interaktion abhängig, ein und dieselbe Körperlichkeit stiftet in unterschiedlichen Situationen unterschiedliche Identität.

Identitätsstiftung beziehungsweise Identitätsstabilisierung durch Körpertechnologien bewegen sich zwischen den Polen der Unterwerfung (und damit der Unterdrückung) und der Selbstbestimmung (und damit der Freiheit). Die Dimension von meist heimlicher und indirekter Unterwerfung wird im Kapitel »Das Korsett im Kopf« genauer ausgeführt.

Durch die sinn- und identitätsstiftende Funktion von Körperlichkeit (und damit Schönheit), können Körpermanipulationen ein Mittel der Sinn- und Identitätsstiftung darstellen. Körpermanipulationen sind damit einerseits ein Mittel der Unterwerfung, andererseits ein Mittel der Selbstbestimmung. Sie stehen gleichermaßen für Unterdrückung wie für Freiheit. Als Strategien des Embodiment und der Selbstermächtigung fungieren sie als »Technologien des Selbst«[63], wie Paula-Irene Villa und Andere im Buch *Schön normal* auf umfassende Art und Weise analysieren. Schönheitstechnologien als »Technologien des Selbst« sind imstande, personelle und soziale Identität zu organisieren und zu reorganisieren.

Bernadette Wegenstein sieht Schönheitstechnologien als »Maschinennähte«, die ein Selbstbild zusammennähen und damit Identität (wieder) herstellen können:

»If the cosmetic gaze is the mechanism through which the body appears as always subject to enhancement or transformation in order to become what it really is, then these old and new technologies must be seen as the machinic sutures that sew together that virual, ideal, and also ideologically-motivated image, and create the possibility of its realization.«[64]

Das Potenzial einer Neuverhandlung von Identität durch Körpertechnologien wird besonders deutlich am Beispiel von Schönheitsoperationen. Schönheitschirurgie kann »identitätskonsolidierend« wirken, stellt Elisabeth Rohr[65] fest. Sie erlaubt »im Verlaufe des Prozesses und nach erfolgreicher Operation, durch die Modifikation des Körpers Identität neu zu verhandeln und zu einem verkörperten Subjekt zu werden«.

Kathy Davis[66], eine Pionierin in der sozialpsychologischen Erforschung von Schönheitsoperationen, beschreibt, dass manche von ihr begleitete Frauen von jahrelangem Leiden an Körper oder Körperteilen erzählten und Schönheitsoperationen als Möglichkeit sahen, sich davon zu befreien. Davis schließt daraus, kosmetische Chirurgie sei eher »als Eingriff in die Identität«, denn als »Ausdruck ideologischer Verblendung« zu verstehen: »Kosmetische Chirurgie kann – trotz ihrer Kehrseite – als die beste Handlungsweise einer Frau vor dem Hintergrund ihrer spezifischen Lebenssituation gesehen werden. Sie macht es ihr möglich, ein Leiden zu lindern, das jenseits dessen liegt, was ein Mensch ertragen müssen sollte.«

Dabei ist Schönheitschirurgie ein Paradox: Schönheitschirurgie zerstört (körperlich) Intaktes, um (seelisch) Neues, vermeintlich Besseres zu schaffen. Insofern wird Schönheitschirurgie zur »Psychotherapie mit dem Skalpell«[67]: Das Skalpell zerstört den Körper, um die Seele zu heilen und Identität (wieder) herzustellen. Der Mensch, der sich zu einer Schönheitsoperation entschließt, entscheidet sich zugunsten vermuteter zu gewinnender psychischer Vorteile zu einem vorübergehenden Verzicht auf körperliche Intaktheit.

Identität und das »authentische Selbst« sind Schlüsselbegriffe individualisierter Gesellschaften. Sie sind umso wichtiger, je weniger verlässliche äußerliche Anhaltspunkte eine Gesellschaft gibt. Optimale und optimierte Identität kristallisiert sich zusehends als Lebens- und Aufstiegsprinzip modernisierter Gesellschaften heraus, wie beispielsweise Castingshows im Fernsehen zeigen.

Wenn Identität jedoch zum sozialökonomischen Prinzip wird, sind individuelle Wesenszüge und Eigenschaften sowie das authentische Selbst wichtiger als Leistung im Sinne einer Nutzbarmachung erworbener Fähigkeiten und Qualifikationen. Identität wird demnach zur Leistung – unter der Voraussetzung, dass es sich um optimal zusammengesetzte, optimal verkörperte und optimal vermarktete Identität handelt. Das Leistungsprinzip breitet sich hinsichtlich einer Aufwertung des Prinzips optimaler Identität aus. Sighard Neckel spricht von einer »schleichenden Erosion des arbeitsgesellschaftlichen Prinzips« und stellt fest: »Die Märkte dieser ›Laufstegökonomie‹ eröffnen Einkommen und Beschäftigung weitgehend unter Verzicht auf Leistungskategorien, da individuelle Eigenschaften und zugeschriebene Merkmale wichtiger als erworbene Qualifikationen sind.«[68]

So entsteht eine Ökonomie der Identität, welche insbesondere über Verkörperung von Wesenszügen und inneren Werten ihren Ausdruck findet. Dass die Schaffung und Verkörperung von »Wohlfühlen« als wichtiger Grund für Verschönerungen gilt, bestätigt die Wichtigkeit von integrierter Persönlichkeit und Identität im Zusammenhang mit dem Schönheitsideal. »Wohlfühlen ist […] zu einem Persönlichkeitsmerkmal geworden«, schreibt Nina Degele[69]. Das solle auch sichtbar sein. »Deutlich gesagt: Bei anderen als ›schön‹ ankommen heißt, den Eindruck des Wohlbefindens in Einklang mit gesellschaftlichen Erwartungen erfolgreich zu vermitteln. Äußere und innere Schönheit sollen zur Deckung kommen.« In ihren qualitativen Untersuchungen sei »wie ein Mantra« rezitiert worden, dass Menschen mit Verschönerungen bezwecken, sich wohler zu fühlen.

Sich-Wohl-Fühlen als »Mantra von Verschönerungen« steht symbolisch für eine gesteigerte Bedeutung von Emotionalität in individualisierten, egalitär-demokratischen und gleichzeitig ökonomisierten Gesellschaften. Wo verlässliche äußere Sicherheiten fehlen, wird nach außen gekehrte und verkörperte Emotionalität zum stabilen Faktor und darüber hinaus zum Marketingargument. In *Das gekaufte Herz* zeigt Arlie Russel Hochschild[70] unter anderem am Beispiel des Berufsbildes von Stewardessen auf, wie sehr Emotionalität zum ökonomischen Potenzial werden kann. In Arbeits-

und Beziehungsmärkten müssen Gefühle demnach als Dienstleistung gekauft und verkauft und auch wieder storniert werden.

»Das Neuartige dieser kulturellen Wegweisungen zur emotionalen Verbesserung ist, sich der kognitiven Veranlassung von Gefühlen zu widmen: *Emotion by design*. Ziel ist eine Art emotionaler Selbstprogrammierung, die es vermag, Gefühle situationsadäquat zu erzeugen und bedarfsgerecht zu verwerten.«[71]

Kontrolle und Regulierung (im Sinne von Konstruktion und Dekonstruktion) von Gefühlen wurden zur erforderlichen Qualifikation von Menschen. Ein »Gefühlskapitalismus«[72] entstand. Das Dach, unter dem sich Verschönerungen als Herstellung und Bestätigung von Wohlfühlen befinden, ist damit das Selbstmanagement von Emotionen. Die Verkörperung von Wohlfühlen etablierte sich als Sinnbild für Identität und für integriertes, erfolgreiches Selbst.

Insbesondere der Begriff »innere Schönheit« drückt diese Verkörperung von Identität und Emotionen aus. Da niemand sich selbst als »innerlich schön« klassifizieren kann, ist »innere Schönheit« eine Zuschreibung, die von außen getroffen wird. Der Begriff »innere Schönheit« steht demnach für einen Eindruck, den ein Mensch auf einen anderen Menschen macht. Der »innerlich schöne« Mensch vermittelt Authentizität des äußeren Erscheinungsbildes mit seinen inneren Wesenszügen sowie den Eindruck, mit sich selbst und seinem Leben im umfassenden Sinn im Reinen zu sein und dies auch entsprechend zu verkörpern. Dabei geht es nicht nur um Deckungsgleichheit zwischen dem inneren Bild und dem Bild, das nach außen vermittelt wird. Der innerlich schöne Mensch muss zufrieden und eins mit sich selbst wirken, um als solcher klassifiziert werden zu können.

Verschönerungen als soziale Positionierung

Wer auf Stöckelschuhen übers Kopfsteinpflaster geht, handelt damit sozial. Wer sich vor dem Gang ins öffentliche Schwimmbad die Haare epiliert oder vor einer Verabredung den Pickel im Gesicht mit Schminke abdeckt, handelt damit sozial. Denn für sich selbst und ohne Blicke der Anderen müsste man streng genommen weder Stöckelschuhe tragen, noch die Beine epilieren noch Pickel überdecken. Das Beispiel der Pickel verdeutlicht dies besonders, denn Pickel im Gesicht entziehen sich – außer im Spiegel – dem eigenen Blick.

Schönheitshandeln ist nicht nur das Befolgen einer Norm, sondern ein Verhandeln um die eigene personelle und soziale Position. Der Körper wird zum Medium, durch das der Mensch mit der Außenwelt kommuniziert und sich positioniert.

Soziale Positionierung auf der öffentlichen Ebene drückt sich dadurch aus, dass Prominente sich ausgefallene körperliche Markenzeichen zulegen, besonders hinsichtlich ihrer Frisuren. Die britische Soulsängerin Amy Winehouse trägt ihr Haar in einer eigentlich unmodischen Bienenstock-Frisur. Fußballer David Beckham erregte als einer der ersten Männer mit ausgefallenen Haarschnitten Aufmerksamkeit, und die ukrainische Politikerin Julia Timoschenko ist bekannt für ihre kunstvolle, folkloristisch anmutende Zopffrisur.

Das äußere Erscheinungsbild enthält Symbole beziehungsweise sind wir es gewöhnt, das äußere Erscheinungsbild als Symbol zu deuten. Michael Meuser und Kornelia Hahn sprechen in diesem Zusammenhang von »bedeutsamen Körperzeichen«[73]. Wie Gertrud Lehnert ausführt, ist Mode (und damit Körperlichkeit) »eines der vielfältigsten, veränderlichsten, ungreifbarsten und doch hartnäckigsten Medien der Bedeutungsgenerierung, Bedeutungszuschreibung, aber auch der Dekonstruktion von Bedeutung«[74]. Mit anderen Worten: Das Aussehen ist immer mit einer Zuschreibung von Bedeutung verknüpft, ob gewollt oder ungewollt, ob bewusst oder unbewusst.

Die Bedeutung, die der Symbolik des Aussehens zugeschrieben wird, wirkt nach innen (zur Identität) und nach außen (zur Positionierung). Körperlichkeit ermöglicht also die individuelle Plazierung in der Welt der Schaffung des Ich in einem sozialen Umfeld und dient der Unterscheidung von oder Gleichstellung mit Anderen. »Indem eine Person sich jeden Tag aufs neue bekleidet, plaziert sie sich bewußt oder unbewußt täglich aufs neue an einem Schnittpunkt sehr heterogener gesellschaftlicher Codierungen […].«[75]

Die andere Seite der Medaille ist, dass diese Möglichkeit auch mit einer Forderung, sich zu positionieren einher geht. Menschen sind auch Bedeutungszuschreibungen ihres Aussehens ausgesetzt, wenn sie selbst ihrem Äußeren wenig Bedeutung zuschreiben. Körperlichkeit ist nicht funktionsfrei, nicht zweckfrei und nicht interpretationsfrei.

Dabei kann es auch zu Überinterpretationen kommen. Eine Wahl, sich mittels Körperlichkeit *nicht* zu positionieren, gibt es heute kaum noch. Auch wer modische Signale verweigert, setzt in der modernen Welt der scheinbar unzähligen Optionen und der daraus resultierenden freien Wahl und selbst verantworteten Konsequenzen ein Signal. »Auf dem Ästhetischen ruht insofern eine historisch vielleicht einzigartige Last umfassender Differenzierungs- und Orientierungsleistungen«, stellt Winfried Menninghaus[76] fest.

Für Paula-Irene Villa[77] stellen Verschönerungen »immer und überall den Ausdruck unserer sozialen Natur« dar. Sie gehören demnach in einer »unausweichlichen Gleichzeitigkeit von Körper-Haben und Körper-Sein« zu unserem Alltag. An Techniken der Verschönerungen kristallisieren sich laut Villa »die sozialen Auseinandersetzungen um das, was wir mit unseren Körpern überhaupt können, dürfen und sollen« heraus. Dabei kämen Fragen zum Vorschein, welche »Ausdruck unserer sozialen Natur« seien

»Die ebenso faszinierende wie verunsichernde Dimension der Arbeit am und der Manipulation des Körpers liegt demnach nicht so sehr im Anstieg ihrer Sichtbarkeit und ihrer Drastik. Wesentlich ist vor allem, dass die aktuellen Formen der Bearbeitung des Körpers […] einige Fragen (wieder) virulent macht, die womöglich bloß still gestellt waren, die aber zur sozialen Natur des Menschen gehören wie das berühmte Gelbe zum Ei.«[78]

Durch seine soziale Dimension wird der Körper zum Spiegelbild und zum Austragungsort gesellschaftlicher Ambivalenzen. Wie heute Körperlichkeit gelebt wird, hängt unmittelbar mit dem gegenwärtigen Menschenbild und der damit einhergehenden Lebensrealität zusammen.

Soziale Positionierung bewegt sich dabei zwischen den Polen der Anpassung (und damit der Normalisierung) und der Abhebung (und damit des Sich-Besonders-Machens). Moderne Menschen inszenieren also »normale Exklusivitäten«[79]. Sie wollen »individuelle Massenanfertigung«[80] und bewegen sich zwischen Uniformierung und Entuniformierung, zwischen Besonderheit und Standardisierung, zwischen Auszeichnung und Anpassung.

Besonderen Stellenwert erhält dabei die Funktion der Normalisierung. In ihrer Analyse zur »Genetisierung der Zeugung« zitiert Bettina Bock von Wülfingen[81] eine Haltung zur Gentechnologie: »Damit unser Kind also nicht wegen seiner genetisch verursachten Mängel gehänselt wird, können wir ihm durch Auswahl der ›besseren Gene‹ ›makellose Zähne‹ und einen ›schlanken Körper‹ von perfekter Größe wachsen lassen und dafür sorgen, dass es nicht irgendwie gesellschaftsauffällig wird […].« In seiner historischen Aufarbeitung von Körperbildern recherchierte Richard Sennett[82], in den 1930er Jahren sei parallel zum Aufkommen von Nähmaschinen und standardisierter Kleidung eine »Scheu vor Auffälligkeit« und ein Missfallen ausgefallener Kleidung aufgekommen.

Der Wunsch nach Normalisierung rührt von dem Wunsch her, sich unauffällig zu machen. Für Menschen, die ein auffälliges Körpermerkmal haben, etwa eine besonders große Nase, besondere Narben im Gesicht, eine hervorstechend kleine oder große Körpergröße, Frauen mit gar keinen Brüsten oder Riesenbrüsten, kann eine entsprechende Körpermanipulation Normalisierung bedeuten, indem sie verhindert, in der Masse aufzufallen.

Normalisierung ist auch eines der wichtigsten Motive für Schönheitsoperationen, und zwar bereits seit ihren historischen Anfängen um 1900. Schönheitsoperationen waren ursprünglich vorwiegend ethnisch motiviert und überwiegend von Männern genutzt. In seinen Forschungen über ethnisch motivierte Schönheitsoperationen – etwa von Schwarzen oder Juden – diagnostizierte Sander Gilman[83], Schönheitsoperationen seien für Angehörige ethnischer Minderheiten mit dem Wunsch verknüpft gewesen, »Differenz auszumerzen und dadurch zu einer privilegierten Gruppe zu gehören«.

Auch Kathy Davis[84] analysiert in ihren Studien die Motive von Schönheitsoperationen: Menschen unterziehen sich nicht vorrangig um der Schönheit willen einer Schönheitsoperation, sondern um der Anpassung an die Gemeinschaft willen. Interessanterweise ist der Makel, den Frauen an sich sehen und der sie in ihrem Selbstbild so sehr stört, dass sie ihn operativ verändern lassen wollen, für Außenstehende oft gar nicht erkennbar. Laut Angelica Ensel[85] kommt daher der »Bestätigung des Mangels durch den Arzt« entscheidende Bedeutung zu, da der empfundene Mangel (an Schönheit, an Normalität) »hier aufgrund seiner Position als Fachmann und Gutachter den Charakter von Objektivität erhält«.

Vor dem Hintergrund, dass die empfundenen Störungen des Körperbildes meist von außen nicht als solche identifiziert werden können, erhält die geäußerte »Normalisierung« als Motiv für Körpermanipulationen eine zusätzliche Dimension. Normalisierung kann in der aufstiegsorientierten modernisierten Gesellschaft auch als am Aufstieg orientiert verstanden werden. Wer wahrnimmt, dass Körperlichkeit soziale Konsequenzen haben kann, kann durch eine radikale Verschönerung seine Angst mindern, sozial abzustürzen und zu den Versagern zu gehören. Wenn jene, die ihre Körper manipulieren, zur Mehrheit zu werden scheinen, muss, wer im neuen Körperklassensystem mithalten können will, sich auch verschönern. Insofern ist Normalisierung durch Verschönerung neben Identitätsgenerierung auch als Stabilisierung der derzeitigen Position und als Prophylaxe des sozialen Abstiegs zu werten.

Die beiden Pole Normalisierung und Auszeichnung liegen also nicht so weit auseinander. Im Gegensatz zum relativ jungen Ansatz der Normalisierung, beschäftigt die Möglichkeit, sich mittels Körpermanipulationen auszuzeichnen und hervorzuheben, Wissenschaftlerinnen und Wissenschaftler bereits seit Jahrhunderten, vor allem in Modetheorien. Viele Aspekte aus dieser Distinktionsfunktion von Körperlichkeit, Schönheit und Mode wurden bereits angesprochen oder werden im Kapitel »Körperklassen« vertieft. Bereits im Jahr 1798 konstatierte Immanuel Kant, es sei

> »ein natürlicher Hang des Menschen, in seinem Betragen sich mit einem bedeutenderen (des Kindes mit den Erwachsenen, des Geringeren mit den Vornehmeren) in Vergleichung zu stellen und seine Weise nachzuahmen. Ein Gesetz dieser Nachahmung, um bloß nicht geringer zu erscheinen als andere […], heißt Mode.«[86]

Projekt Körper

»Projekt« kann vieles bedeuten. Nicht zuletzt aufgrund der begrifflichen Unschärfe ist es ein viel strapazierter Begriff geworden. Kennzeichen eines Projekts ist, dass es ein geplantes Unterfangen mit definierten Maßnahmen ist, meist mit definiertem Beginn und definiertem Ende, jedenfalls jedoch mit mindestens einem Ziel, durch dessen Erreichung ein kalkulierter Nutzen erwartet wird. In Projekten werden Mittel und Wege, welche zur Zielerreichung führen sollen, im Vorhinein nach einer kalkulierenden Planungsphase festgelegt. Nicht immer, aber manchmal ist eine Überprüfung der Zielerreichung Teil des Projekts, seltener auch eine Überprüfung des tatsächlichen Nutzens. Zu jedem Projekt gehört die Möglichkeit des Erfolgs genauso wie die Möglichkeit des Scheiterns.

Das Projekt Körper ist an sich eines, das den modernen, erfolgsorientierten Menschen lebenslang begleitet, de facto jedoch aufgesplittet ist in Teilprojekte. Projekte »sind situiert in einer Mittellage zwischen singulärer Aufgabe und dauerhafter Beschäftigung, punktueller Zusammenarbeit und komplexer Organisation, Idee und Verwirklichung und befinden sich stets im Zustand des Werdens: Sie drängen auf Realisierung, aber sie bleiben nur so lange Projekte, wie sie noch nicht realisiert sind.«[87]

Die einzelnen Dimensionen des »Projekts Körper« möchte ich anhand der Begrifflichkeiten »Individualisierung« und »Freiheit« erläutern, denn sie bilden die Basis für das Projekt Körper.

Individualisierung: Die Einzigartigkeit der Masse

Das beginnende 21. Jahrhundert ist gekennzeichnet durch die verstärkte Hinwendung zur Individualisierung, welche starke Auswirkungen auf das Schönheitsideal und auf Körpernormen hat. Denn im Gegensatz zu früher dominieren in modernen Gesellschaften individualistische Schönheits- und Attraktivitätsvorstellungen.

Individualisierung beschäftigt Gesellschaftstheoretiker seit Jahrhunderten, und doch hat sie Ende des 20. Jahrhunderts eine neue Dimension erreicht. Bereits 1910 diagnostizierte der Soziologe Georg Simmel eine »bewußte prinzipielle Betonung« der Individualität, und zwar in der Form, dass »der Wille zur Macht, zur Auszeichnung, zum Beachtet- und Berühmtwerden sich unter den Menschen in einem noch nicht gekannten Grade« verbreite. Die Anfänge dieser starken Betonung der Individualität ortet er in der Renaissance. Das Individuum

> »wollte auffallen, es wollte sich günstiger, beachtenswerter darstellen, als es in durchgehenden Formen möglich war. Es ist der Individualismus der Auszeichnung, zusammenhängend mit dem Ehrgeiz des Renaissancemenschen, seinem rücksichtslosen Sichdurchsetzen, seiner Wertbetonung des Einzig-Seins, der hier Tat geworden ist.«[88]

»Individuum-Sein wird zur Pflicht«[89], stellte der Systemtheoretiker Niklas Luhmann 1989 fest. Und in der Tat: Sich von der Masse abzuheben, Besonderheit zu kreieren und zu demonstrieren, sich immer von Neuem seiner Einzigartigkeit zu vergewissern, kurz: durch und durch Individuum zu sein, ist eine hohe Prämisse unserer Zeit. Mit der Masse zu schwimmen bekam den schalen Beigeschmack von Uninteressantheit, Faulheit und Einfalt.

Auch Ulrich Bröckling[90] spricht von einer »Individualitätsnorm«. Diese zeige sich in drei Merkmalen: dem Kult des Besonderen, der Norm der Abweichung und dem Glauben an die nahezu unbegrenzte Fähigkeit des Einzelnen, sein Leben nach eigenem Entwurf gestalten zu können. In *Das unternehmerische Selbst* skizziert er einen »Zwang zur Individualität«, welcher Subjektivierung zu einem »eminent politischen Projekt« und »die individuelle Lebensführung zu einer Abfolge strategischer Entscheidungen und taktischer Kalküle – zu ›Lebenspolitik‹« mache. »Das Selbst erscheint als reflexives Projekt, das sich allein oder mithilfe professioneller Berater, Therapeuten, Coaches und anderer Autoritäten einem permanenten Selbstmonitoring unterzieht, um die ›Flugbahn‹ seines Lebens immer neu zu adjustieren, wobei mit den Chancen der Selbstverwirklichung stets die Risiken des Absturzes einhergehen.«[91]

Die aktuell gesteigerte Aufwertung der körperlichen Individualität ist vor allem mit zwei Faktoren eng verknüpft: mit der zunehmenden Säkularisierung und einem Drang zu Freiheit, Freiwilligkeit und Autonomie. Damit einhergehend finden wir heute den Anspruch an den modernen Menschen, sich selbst zu bestimmen, sich selbst zu kreieren, sich selbst zu entwickeln, das Leben als Projekt zu sehen. Körperlichkeit erhält dadurch zusehends (käuflichen) Warencharakter.

Betrachtet man den Faktor Säkularisierung, lässt sich Folgendes erkennen: Säkularisierung verlagert den Schwerpunkt des Lebens auf das Diesseits statt auf das Jenseits. Erlösung kann schon im Hier und Jetzt bewirkt werden, viele Menschen sind nicht mehr gewillt, sich auf das Jenseits vertrösten zu lassen, und verspüren dadurch den Druck, sich bereits im Diesseits zu verwirklichen.

In *Verheißung und Erlösung*, einer inhaltsschweren Analyse der Geschichte der Säkularisierung, bestätigt Sabine Haring[92], dass einerseits traditionelle religiöse Bindungen abzunehmen scheinen, das wachsende Interesse an religiöser Literatur und religiösen Ersatzhandlungen jedoch vermuten läßt, dass die religiöse Suche gleichzeitig zunimmt. Haring unterstreicht einen historischen Unterschied im Umgang mit Religion: Während es in früheren Kulturen keinen Lebensbereich gab, welcher keine religiösen Aspekte aufwies (Geburt, Tod, Erwachsenwerden, Handel, Landwirtschaft, Krieg, Politik), ist Religion in der postmodernen Gesellschaft zwar präsent, aber nicht durchgängig dominant. Mit religiöser Wahrheit wird experimentiert, Religion scheine jedoch nur mehr für kleine Bevölkerungsgruppen mit einer dominanten Bindung an eine bestimmte religiöse Tradition einherzugehen. Für die Mehrheit hingegen scheine Religion auf die Rolle der »Kontingenzbewältigung« und des »Seelentrösters« reduziert zu werden und ihren Ausdruck demgemäß in weltlichen Ersatzhandlungen zu finden.

Auch in einem intensiv betriebenen Körperkult kann eine Art Religionsersatz gesehen werden.[93] Der Körper erhält quasi-religiöse Zuwendung und wird so zum Objekt für religiöse Ersatzhandlungen. Wo Religion unwichtiger wird, können Schönheitshandlungen zu einem funktionalen Äquivalent für religiöse Handlungen und Ausführende von Schönheitstechnologien zu einem Äquivalent für Priester werden. So beschreibt Angelica Ensel[94] das Selbst- und Fremdbild von Schönheitschirurgen unter anderem als jenes des Priesters und Magiers.

Durch die Verlagerung des Lebens auf das Diesseits erhöht sich aber nicht nur der Anspruch, jetzt alles richtig machen zu müssen und die Option auf religiöse Ersatzhandlungen. Vielmehr verkürzt sich dadurch die Zeit. Alles muss jetzt sofort sein oder zumindest bald. »Mit dem Verlust der religiösen Rahmenerzählungen haben wir auch die Ewigkeit verloren, die Weltzeit ist geschrumpft auf die individuelle Lebenszeit.«[95]

Neben der Säkularisierung sind laut Ludwig Siep[96] aber auch die Aufwertung des Schöpferischen und Kreativen sowie die enorm beschleunigte und verbesserte Wissenschaft, vor allem in den Bereichen Technik und Medizin, weitere Triebfedern dieses Prozesses. Dies alles schuf den Nährboden für eine Gesellschaft, die das Individuum in den Mittelpunkt stellt, also den Einzelnen als wichtiger erachtet als das Gesamte.

Ein wichtiges Kennzeichen der Individualisierung ist es, viele Möglichkeiten zu haben, und zwar in sämtlichen Lebens- und Konsumbereichen. Peter Gross sprach bereits 1994 von einer »Multioptionsgesellschaft«, in der sich täglich neue Möglichkeiten auftun:

> »Von der Pizzakarte über das Fernsehprogramm bis hin zu den Partnerschafts- und Heiratsmärkten werden in furiosen Folgen neue Handlungsmöglichkeiten aufgetan. […] Jeder Tag versorgt uns von neuem mit einem kunterbunten Gemisch von Angeboten, Lockrufen, Versprechungen und Angeboten, das Angebotene realisieren zu helfen.«[97]

Um diese Fähigkeiten und Möglichkeiten zum Selbstentwurf in Verbindung mit Selbstverantwortung geht es auch ganz entscheidend beim Schönheitsideal. Die Möglichkeit zum Selbstentwurf geht einher mit dem Anspruch, es nicht allen gleich zu tun, sondern individuelle Biografien zu kreieren. Der moderne Mensch kann nicht nur seinen Körper gestalten, sondern sein Leben an sich. Die »Bastelbiografie«[98] oder »Bastelexistenz«[99] ist in. Und er *kann* sein Leben nicht nur gestalten, er *soll* es auch, denn Stillstand ist out. Gefragt ist die permanente Entwicklung. So gerät das »Projekt Leben« zu einem rastlosen Unterfangen, das Freiheit gibt, aber auch Stress verursacht. Wir leben in einer Zeit, in der »Anderssein zum Massenbedürfnis«[100] wurde. Die Möglichkeit, sich ein eigenes Profil zuzulegen und dieses bestmöglich und authentisch zu verkörpern, geht einher mit dem Druck, dies tun zu müssen, um dazuzugehören und »normal« zu sein. Permanente Identitätssuche und Schaffung eines persönlichen Profils ist Teil des Lebens in modernisierten Gesellschaften.

Wir können uns (vermeintlich, denn es geht vieles durch eigenen Willen und eigene Anstrengung, aber bei weitem nicht alles) unsere Karriere selbst gestalten, unsere Kinder aussuchen oder zumindest den Zeitpunkt, zu dem wir sie bekommen, unseren Freundeskreis (virtuell oder real) erschaffen. Das Motto »Alles ist möglich« spiegelt eine dominante Lebenshaltung modernisierter Gesellschaften wieder. Dass diese Machbarkeiten nicht allen Menschen gleich zugänglich sind, sei hier nur am Rande erwähnt: Vor allem sozialökonomische, genetische, finanzielle, bildungsbezogene, geschlechtsspezifische, ethnische und religiöse Hintergründe spielen am Markt der Machbarkeiten eine differenzierende Rolle und können grundsätzlich mitentscheiden, ob bestimmte Handlungsmöglichkeiten offen stehen oder nicht.

Da vermeintlich jedem Menschen alles möglich ist, wird persönliches Profil umso wichtiger. Personalchefs betonen, Ecken und Kanten im Lebenslauf würden sich gut machen. Ein Portrait über Porsche-Chef Wendelin Wiedeking trägt den Titel »Der Porsche-Chef: Wendelin Wiedeking – mit Ecken und Kanten an der Spitze«. Auf Homepages zur Personalberatung heißt es: »Rücken Sie Ihre Fähigkeiten ins rechte Licht. Ecken und Kanten im Lebenslauf hat jeder. Doch gerade das macht eine Persönlichkeit aus. Und es sind Persönlichkeiten, die von Unternehmen gesucht werden« oder »In vielen Personalabteilungen setzt derzeit ein Umdenkungsprozess ein. Stromlinienförmige Lebensläufe mit Studium und Ausbildung in Rekordzeit erwecken eher Misstrauen, während soziales Engagement oder längere, projektbezogene Reisen auf Interesse stoßen.«[101]

Eine Auswirkung dieses Trends ist, nach allen Seiten offen zu bleiben und sich nicht festzulegen, um möglichst keine Tür zuzuschlagen, die man noch geöffnet brauchen könnte. »Wer beeindrucken will und gesellschaftlichen Status behaupten will, sollte heutzutage also immer mindestens eine Seite mehr offenbaren können, als man bisher von ihm oder ihr kannte«, schreibt Wolfgang Ullrich[102]. Da nicht verlässlich abschätzbar ist, was einmal gebraucht wird, erfolgt Identitätsbildung möglichst umfassend und nach allen Seiten offen bleibend. Mehrere Identitäten suggerieren Flexibilität und Interessantheit, verursachen aber auch den Bedarf von Konsum.

»So sollte ein Manager, der an seiner Karriere interessiert ist, mindestens eine – möglichst extreme – Sportart wie Klettern oder Drachenfliegen betreiben und die komplette Ausrüstung dafür immer auf dem neuesten Stand halten. Ferner sollte er seine zwei oder drei (kurzen) Urlaube im Jahr für unterschiedliche Erlebnistypen nutzen: einmal für eine Fernreise mit Erholungsfaktor und exotischem Flair, einmal für einen Trip mit kulturellem Anspruch und einmal für etwas Extremeres, am besten in Verbindung mit seinem Sport. Auch dafür sind jeweils Konsumartikel vom Reiseführer bis zur passenden Kleidung zu erwerben. Schließlich sollte er wenigstens ein ›ungewöhnliches‹ Hobby wie Kochen oder das Sammeln von Wein verfolgen, bei dem sich Kennerschaft ebenfalls am besten über Konsumentscheidungen darstellen läßt.«[103]

Auf den ersten Blick scheinen Folgen der Individualisierung ausschließlich positive Konsequenzen zu haben. Tatsächlich öffnen individualisierte Möglichkeiten in einer nie dagewesenen Weise die Zukunft. Aber die Steigerung von Möglichkeiten steigert auch die nicht wahrgenommenen Möglichkeiten. Der moderne Mensch ist zur ständigen Selektion gezwungen. »Überall klaffen Lücken zwischen dem, was ist, und dem, was sein könnte; überall werden Differenzen zwischen Wirklichem und Möglichem aufgeblendet […]. Die Moderne ächzt in der Anstrengung, den Abgrund, der zwischen Wirklichkeit und Möglichkeit liegt, zu verringern.«[104]

Der Abgrund zwischen Wirklichkeit und Möglichkeit zeigt sich auch in moderner Körperlichkeit. Wir sterben nicht mehr unweigerlich mit dem Körper, mit dem wir geboren wurden, und wir wissen um dieses Tatsache und werden durch Angebote zur Optimierung der Nutzung des Potenzials Körper unablässig an unsere Möglichkeiten erinnert, immer und immer wieder, vom Beginn des Lebens bis zum Tod.

Wer schwanger ist, wird auf unzählige Möglichkeiten aufmerksam gemacht, was man tun könnte und sollte: Man könnte für das baldige Kind eine Zusatzversicherung abschließen, bei der Geburt Nabelschnurblut abnehmen und konservieren lassen oder sich bereits jetzt – ja, später könnte es zu spät sein – über den passenden Kindergartenplatz informieren. Durch pränatale Diagnostik könnte man die Wahrscheinlichkeit erfahren, mit der der Fötus bestimmte Erbkrankheiten hat, und filmen könnte man den Fötus auch lassen, zur Erinnerung. Aber will man das überhaupt? Und wozu? Alles kostet Geld, alles findet im Namen der Freiheit und des Nutzens statt, alles eröffnet tatsächlich Möglichkeiten, und alles erfordert Entscheidungen und Verantwortung. Was tun, wenn die pränatale Untersuchung ein erhöhtes Risiko für dieses und jenes ergibt? Wer diese Entscheidung vorher nicht getroffen hat, braucht gar nicht erst hingehen. Alle kleinen Mosaiksteinchen entscheiden scheinbar über die Zukunft des ungeborenen Kindes. Aber tun sie das wirklich?

Viele Optionen bedeuten auch, eine Auswahl treffen zu müssen. Optionen bedeuten also Verzicht. Niemand kann alle Möglichkeiten wahrnehmen, alle verfügbaren Modestile verkörpern, alle Bücher lesen, alle Reisen machen, alle Namen für sein Kind wählen. Gerade dies fällt jedoch schwer, da Verzicht und Konsum einander widersprechen. Wer konsumiert, kann nicht zugleich verzichten, und wer verzichtet, kann nicht zugleich konsumieren. Der Widerspruch von Konsumoptionen und -zwang und gleichzeitiger individualisierter Notwendigkeit von Verzicht versinnbildlicht das Dilemma modernisierter Wohlstandsgesellschaften. Moderne Körperlichkeit regt ungemein zum Konsum an und erfordert gleichzeitig Auswahl und damit Verzicht.

Doch auch die Konsumkultur entwickelt sich zusehends in Richtung Individualisierung von Massenkonsumartikeln und damit in Richtung unzähliger neuer Optionen. »If you can dream it, we can build it«, lautet der Slogan des Autokonzerns *Chrysler*[105], ein weiterer «Make your house jealous« («Mache dein Haus eifersüchtig«). Bei beiden steht das Machen, das Tun, die Wahl im Vordergrund. Die Zeiten passiven Konsums sind im Abklingen.

Beim Erwerb von Autos und Möbelstücken haben sich die Menschen des beginnenden 21. Jahrhunderts daran gewöhnt, dass sie Elemente und Details auswählen können und das Produkt dann für sie in der Fabrik quasi maßgeschneidert wird. Neu übernommen hat dieses Baukastensystem mittlerweile die Bekleidungsindustrie.

Heike Jenß[106] zeigt den Trend zur *Mass Customization* auf, zur individuellen Gestaltbarkeit von Massenprodukten. Mit »Mach ihn zu deinem Schuh, indem du deine Farben auswählst« warb der Schuhproduzent *Nike* dafür, dass sich Konsumentinnen und Konsumenten eine *nikeid* (*Nike*-Identität) zulegten. Konkurrent *Adidas* folgte mit dem Projekt *mi adidas* und dem Slogan »You can't have my shoes, go build your own!«. *Levi's* bietet in einigen Ländern die Möglichkeit, sich mittels 3D-Body-Scanner vermessen zu lassen und individuelle Jeans nähen zu lassen.[107] Diese Individualisierung von Massenbekleidung gibt Kunden und Kundinnen einerseits das Versprechen von Einzigartigkeit und ist damit eine Reaktion der Industrie auf das widersprüchliche Bedürfnis nach Individualität und gleichzeitiger Einbindung in eine Massenkultur.[108] Andererseits ist sie jedoch auch eine Methode, um Vorlieben von Kunden zu registrieren (etwa die Lieblingsfarben), welche für den Aufbau einer Kundenbindung nutzbar gemacht werden können.

Einen Schritt weiter geht der so genannte *Vintage*-Stil. Der *Vintage*-Stil imitiert bei Bekleidung und Heimtextilien die Mode der 1930er- bis 1970er-Jahre und lässt damit »Dinge als Biographie-Requisiten«[109] erscheinen. So erhalten Textilien als mutmaßliche Zeitzeugen eine eigene Identität, die auch auf dessen Trägerinnen und Träger abfärben soll. Geschichtslose Fabrikware erhält historisch anmutenden Charakter.

Im Prozess des Konsumierens kommt der Phase der Wahl große Bedeutung zu. Mitunter ist der Prozess der Auswahl für eine Person wichtiger als das gewählte Produkt, führt Elke Gaugele[110] aus. Das Betrachten und Auswählen werde dann »zum Akt der eigentlichen Produktion erhoben«. Dies erhält besondere Relevanz, zumal Shopping in urbanen Räumen eine der letzten öffentlichen Aktivitäten ist.

In *Habenwollen* führt Wolfgang Ullrich das Bemühen der Menschen aus, »über eine originelle Konsumbiographie [...] zu einem unverwechselbaren Leben«[111] zu gelangen. Menschen präsentieren ihre Einzigartigkeit über die Kombination dessen, wie sie ihre Wohnungen und Häuser herrichten, wie sie sich selbst herrichten, welche Hobbys und welche Beziehungen sie pflegen. Wichtig ist dabei vor allem, wie einzelne Elemente (Beziehungen, Gegenstände, Kleidungsstücke) zueinander in Beziehung gesetzt werden. Individuelle Kombinationen von individuell ausgewählter Massenware entsprechen nicht nur einer Darstellung von Kreativität, sondern machen Design zur Identität und zur Verkörperung des eigenen Wesens.

Sighard Neckel beschäftigt sich ausführlich mit »Design als Lebenspraxis«[112]. Im Haushalt wie am Körper wächst sich Design zu einem »Gestaltungszwang aus, der vereitelt, was er bewirken möchte«, nämlich bewusste Inszenierung der Persönlichkeit. Die Anordnung von Elementen soll zufällig wirken und die »Illusion der Intentionslosigkeit« vermitteln. »Die gute Form nämlich und der gute Geschmack wollen als eine Eigenschaft der Person identifiziert und anerkannt werden, die nicht angelernt ist oder bloß hinzugekauft wurde, sondern vermeintlich der spontanen Vornehmheit unseren eigenen Wesens enspricht.«[113] Erst das vergessene Detail oder der kleine Fehler in der absichtslos erscheinenden absichtlichen Konstruktion offenbaren die Illusion.

Gemäß dem individualisierten Zeitgeist wird Uniformierung skeptisch betrachtet. In einer deutschen Untersuchung[114] aus 12 Feldstudien an rund 400 13- bis 21-Jährigen wurde deren Zugang zu Mode, Bekleidung und Sich-Herrichten erfragt. Uniformierung benannten die Jugenlichen und jungen Erwachsenen als »Aktivität der ›Anderen‹«, »verwerflich, oberflächlich, künstlich«, als »bloßes Nachahmen« und als »Ausdruck von Gruppenzwang«. Stattdessen gaben sie an, nur das zu tragen, »was mir gefällt« oder sich »nur an meiner Stimmung und meinem Geschmack« zu orientieren. Im Mittlelpunkt steht das *Sampling*, das aktive Vermischen unterschiedlicher verfügbarer Stile zu individuellen Kombination. »Der ›eigene Stil‹, die spontane Auswahl und die höchstpersönliche eigene Kombination von Kleidungsstücken, Marken und Styles gilt bei Mädchen und Jungen gleichermaßen als Ausdruck von Authentizität, Individualität und Einzigartigkeit.«[115] Dass moderne Menschen einander am Ende dennoch relativ ähnlich sehen, darauf wird im Kapitel »Beschränktheit« näher eingegangen.

Uniformität gerät, auch in der Mode, zu einem negativen Begriff, welcher mit der Beschneidung von Freiheit und Individualität in Verbindung gebracht wird. Uniformität als Gegenteil der Individualität steht nicht nur für Standardisierung und Ununterscheidbarkeit, sondern auch für Unauffälligkeit und Uninteressantheit. Der moderne Mensch muss interessant sein. Um dies unter Beweis zu stellen, muss er ein interessantes Leben führen und sich interessant stylen. Durch den Anspruch der Besonderheit wird Uniformität »zum Sammelbegriff für negativ konnotierte Erscheinungen der modernen beziehungsweise postmodernen Gesellschaften und damit zu einem allgemeinen, jedoch konturlosen Kampfbegriff«[116].

Inmitten seiner Möglichkeiten wird der Mensch damit zum Manager seiner eigenen Biografie und damit auch seines Körpers. Nur so vor sich hinleben, ohne Plan, ohne Ziel, ohne Individualität, entspricht nicht dem Zeitgeist. Management des Selbst ist gefordert. Management des Selbst erfordert, dass Menschen permanent an sich selbst arbeiten und sich permanent selbst erfinden. Das geforderte Selbstmanagement macht moderne Menschen zu Verwaltern ihres persönlichen Glücks und damit zu Unternehmern. Ulrich Bröckling skizziert das *Unternehmerische Selbst* hinsichtlich vier unternehmerischen Funktionen: Der Unternehmer ist Nutzer von Gewinnchancen, Innovator, Träger von Risiken und Koordinator.[117]

Besonders der letzte Aspekt – das Leben einem Projekt gleich bestmöglich zu koordinieren –, verlangt dem Menschen zwei grundlegende Fähigkeiten ab: die Fähigkeit zur Informationsbeschaffung und -selektion und die Fähigkeit der richtigen Wahl. Wer nicht umfassend informiert ist und zu wenig weiß, kann keine umfassenden Entscheidungen treffen. In *Weltrisikogesellschaft* erläutert Ulrich Beck, dass die gegenwärtige Wissensgesellschaft in Wirklichkeit eine »Nichtwissensgesellschaft« ist. »Dr. Nichtwissen regiert […]. Leben im Milieu hergestellten Nichtwissens bedeutet folglich die Suche nach unbekannten Antworten, auf Fragen, die niemand klar stellen kann.«[118]

Aber selbst wer umfassend informiert ist, kann immer noch die falschen Entscheidungen treffen, sich doch nicht optimal platzieren, doch die falsche Ausbildung, den falschen Job, den falschen Partner, die falsche Kleidung, den falschen Körper wählen. Der Überfluss an Wahlmöglichkeiten macht Entscheidungen, wie das »Projekt Leben« und das »Projekt Körper« optimalst zu gestalten sei, schwierig: »Und da guter Geschmack und Eleganz als Kriterien für die modische Praxis ausgedient haben, ist es viel schwerer geworden, zu entscheiden, was noch ›in‹ und vielleicht witzig ist und was schon spießig, mißglückt und ›mega-out‹. Denn die Grenze zwischen den Bereichen ist so fließend wie noch nie.«[119]

Für Jugendliche hat Heike Jenß[120] diesen Spagat der Positionierung im Projekt Körper untersucht. Die Mehrzahl der Jugendlichen versteht sich dabei nicht nur als kreativ und einzigartig, sondern auch »als flexibel und kompetent, sich aus den unzählig erscheinenden modischen Optionen einen Personal Style zu samplen, der lässig und individuell aussehen soll«. Dabei geht es auch um eine Leistung:

»Die Leistung, um die es für sie beim Modekonsum geht, ist einerseits die Demonstration von Kompetenz im Wissen um die aktuellen Styles, Labels und das richtige Arrangement von Körper und Kleidung sowie die Ausrichtung an den ›angesagten‹, von den Peers akzeptierten (medialen) Vorbildern und dabei gleichzeitg die Entuniformierung und Personalisierung des uniformen Rohmaterials.«[121]

Freiheit: Neue Spielräume und alte Zwänge

Eng mit dem Begriff »Individualisierung« verknüpft und ebenso bedeutsam für eine Erklärung des Projekts Körper sind die Begriffe »Freiheit« und »Autonomie«. Freiheit wird hier verstanden als die Möglichkeit, unabhängig und ohne offensichtlichen Zwang aus verschiedenen Möglichkeiten auszuwählen und entscheiden zu können. »Autonomie« ist demnach der Zustand eines unabhängig und in Freiheit wählenden Menschen. Etymologisch setzt sich der Begriff »autonom« aus »auto« (selbst) und »nomos« (Gesetz) zusammen und ist mit »nach eigenem Gesetz« übersetzbar.[122] Von autonomen Individuen in Freiheit getroffene Entscheidungen wiederum sind als »freiwillig« zu definieren.

Schönheit wird als ungemein mit Freiheit und Autonomie verknüpfte Begrifflichkeit verwendet. Das Individuum habe selbst zu entscheiden, das Individuum sei frei, dieser Rahmen der Freiheit sei daher weder gesellschaftlich noch staatlich einzuschränken. Auffällig ist denn auch in wissenschaftlichen Analysen von Schönheit und Körpermanipulationen eine starke Zurückhaltung mit kritischen Bemerkungen und die Tendenz, »die Fahne der freien Entscheidung mit Entschiedenheit zu hissen«[123].

Die begriffliche und psychologische Verbindung von Freiheit und Entscheidungen, die den Körper betreffen, macht Körpermanipulationen zu freiwilligen Entscheidungen. Eine Verknüpfung einer Handlung mit Freiheit oder Freiwilligkeit erhöht die Betroffenheit und das Festhalten an der Handlung oder zumindest seiner Option.

Dabei steht bei aller vermeintlich uneingeschränkten Freiheit des Schönheitsideals nur zur Disposition, was gewählt wird, nicht, ob gewählt wird. Denn, wie Winfried Menningaus[124] ausführt, steht »hinter aller Beliebigkeit der Wahl […] die neue Dringlichkeit, daß jeder eine – wie immer plurale und rasch wechselnde – ästhetische ›Identität‹ suchen und darstellen *muß*«. Eine ästhetische Identität zu haben, ist demnach keine Option, sondern eine Pflicht. Hauptsache man hat ästhetische Identität.

Gleichzeitig fällt es schwer, von Freiheiten Abschied zu nehmen, Möglichkeiten *nicht* in Betracht zu ziehen, Möglichkeiten auszuschließen und sie fallen zu lassen, ohne nachher zu bereuen, *nicht* alles Denkmögliche ausprobiert und umgesetzt zu haben. In *Multioptionsgesellschaft* führt Peter Gross[125] aus, warum eine Einschränkung von Freiheit für moderne Menschen kein gangbarer Weg ist: Sie werde als »Sünde im Geiste« empfunden. Ein »Verzicht auf Realisierung von Denkmöglichem« löse Widerwillen aus, und eine Forderung nach »Beschränkung der Teilhabe an den gesellschaftlich eröffneten Wahl- und Handlungsmöglichkeiten« stoße bei der Mehrheit der Menschen auf größten Widerstand. »Ein Allerheiligstes der modernen Gesellschaft […] würde verletzt, nämlich, daß die gesellschaftlich eröffneten Erlebens-, Lebens- und Handlungsmöglichkeiten sukzessive allen zugute kommen müssen.«

Freiheit ist ein hoher Wert in unserer Gesellschaft. Eine Untersuchung des *Instituts für Demoskopie Allensbach*[126] an rund 2.000 Personen zum Thema Freiheit ergab, dass für die deutsche Bevölkerung ab 16 Jahren Selbstentscheidung und – schwächer, aber doch – Selbstverantwortung entscheidende Komponenten des Freiheitsbegriffs sind. Für die Beantwortung der Frage »Das gehört für mich zur Freiheit unbedingt dazu« wurden den Befragten 25 Kärtchen vorgelegt, welche sie in folgende drei Stapel teilen sollten: »Das gehört für mich zu Freiheit unbedingt dazu«, »Das hat für mich auch noch etwas mit Freiheit zu tun« und »Das hat für mich mit Freiheit nichts zu tun«. Antworten, die dem Themenkreis Selbstentscheidung und Selbstverantwortung zuzuordnen waren, wurden vorwiegend als »unbedingt zur Freiheit gehörig« gewählt. So wählten die Antwort »Dass ich es selbst in der Hand habe, was aus meinem Leben wird« 73 Prozent aus den alten und 71 Prozent aus den neuen Bundesländern. Für 71 Prozent der Befragten aus den neuen deutschen Bundesländern und 65 Prozent der Befragten aus den alten deutschen Bundesländern gehört das Faktum »Dass man Entscheidungen selbst treffen muss« und unbedingt zur Freiheit. »Verantwortung« als unbedingten Bestandteil von Freiheit wählten 58 Prozent aus den neuen und 56 Prozent aus den alten Bundesländern, »Dass man für seine Fehler gerade steht« 58 Prozent aus den neuen Bundesländern und 48 Prozent aus den alten und »Dass man sich anstrengen muss« immerhin 31 Prozent aus den alten und 35 Prozent aus den neuen Bundesländern.

Was sich aus der Untersuchung herauslesen lässt, ist einerseits eine Verknüpfung von Freiheit als Entscheidungsfreiheit, andererseits jedoch eine schwächere Zustimmung zur Notwendigkeit von Verantwortung und Zu-Entscheidungen-Stehen mit allen Konsequenzen sowie in noch schwächerem Ausmaß die Schlussfolgerung, sich dafür anstrengen zu müssen.

Freiheit ist untrennbar verknüpft mit Verantwortung. Der Mensch der modernisierten und neoliberalen Gesellschaft ist für sein Leben selbst verantwortlich. Der »neoliberale Idealkörper«[127] ist demnach ein selbst verantworteter Körper mit selbst verantworteter Gesundheit und selbst verantwortetem Aussehen. Dementsprechend sind auch die Konsequenzen – also, inwieweit die Technologien des Selbst gelingen und den erwarteten Nutzen für die Identität bringen – selbst zu verantworten.

Diese Selbstverantwortung kann wiederum zu Scham- und Versagensgefühlen bei jenen führen, die die vermeintliche Möglichkeit, seines Glückes Schmied zu sein, nicht optimal zu nutzen verstehen. Richard Sennett[128] führt aus, dass in Gesellschaften, in denen die soziale Stellung als unpersönlich und von außen auferlegt wahrgenommen wird, eine nicht klassifizierende Stellung nicht mit Schamgefühlen einhergeht. »Wenn dagegen die gesellschaftliche Stellung als Ausfluß individueller ›Anlagen‹ erscheint, fordert allein schon die Selbstachtung des einzelnen den sozialen Aufstieg. Wenn er nicht gelingt, dann scheint die Ursache hierfür […] in irgendwelchen Mängeln der eigenen Person und ihrer ›Anlagen‹ zu stecken.«

Bereits 1998 fühlten sich in einer deutschen Umfrage über 90 Prozent aller Deutschen für den eigenen Körper verantwortlich, zuallererst für ihre Figur (92 Prozent), darüber hinaus für Fitness und körperliche Leistungsfähigkeit (92 Prozent), Gesundheit (90 Prozent) und Aussehen (88 Prozent).[129] In *Vorsicht Vorsorge!* erläutert Werner Bartens, dass diese Ideologie auch in der Vorsorgemedizin dominiert: »Wer dafür (vor)sorgen kann, dass er gesund bleibt, ist eben auch selbst daran schuld, wenn er krank wird.«

Erbringen die Manipulationen am Körper den erhofften, gewünschten, kalkulierten Nutzen nicht oder nicht dauerhaft, dann war die Manipulation die in Freiheit falsch gewählte oder der Zeitpunkt der in Freiheit falsch gewählte, wer weiß. Wer sich, sein Leben und seinen Körper nicht optimal managt, ist in der neoliberalen Logik selbst schuld. Die Tatsache, dass »die Regierung des Selbst heute unter dem Diktat der Selbstregierung steht«[130] führt dazu, Niederlagen sich selbst und nur sich selbst zurechnen zu müssen. Wer mit Vierzig den sozialen und beruflichen Aufstieg noch nicht geschafft, noch nicht den Partner oder die Partnerin fürs Leben gefunden, die gewünschten Kinder in die Welt gesetzt, eine Wohnung oder ein Haus gebaut oder erworben und sich mindestens zwei individuelle, spekakuläre Hobbys angeeignet hat, hat offenbar in die falschen Aktien investiert. Dies kann bedeuten, während des Studiums das falsche Praktikum absolviert zu haben, oder aber, zu wenig Wert auf ein geschöntes Aussehen gelegt zu haben.

Verantwortung ist jedoch ein gefährlicher Begriff. Die Aufforderung, die Verantwortung für das eigene Leben zu übernehmen, unterstellt, dass der Einzelne die Bedingungen seines Lebens ausschließlich oder überwiegend selbst bestimmen kann. Selbstverantwortung unterstellt gleiche Startchancen. Diese sind definitiv nicht gegeben, und zwar in vielerlei Hinsicht. Intelligenz, Bildungschancen, Behinderung, Milieu, Klasse, Ethnizität und Geschlecht sind wesentliche Faktoren ungleicher Startbedingungen und können wesentliche Auswirkungen auf Chancen im Leben haben. Das uneingeschränkte Konzept der Selbstverantwortung ist demnach ein scheindemokratisches und sozial nicht gerechtes.

Die Unterstellung gleicher Startbedingungen dient zur Legitimation der Ausgrenzung jener, die nicht mithalten können, auch hinsichtlich ihres Aussehens. »In entgrenzten und entfesselten Marktwelten existiert für unvollkommene Körper schwindende soziale Akzeptanz.«[131]

Über die Ursache für Versagen kann im multioptionalen System meist nur gemutmaßt werden, immer aber liegt sie in diesem System bei der Person selbst. Mit der Freiheit, Entscheidungen zu treffen, geht im Projekt Körper auch die Notwendigkeit der Selbstkonfrontation einher. »Gesellschaftliche Modernisierung ist im Kern Reflexivierung«[132], schreibt Paula-Irene Villa. Dieser Prozess sei notwendigerweise ambivalent.

> »Er eröffnet Handlungsspielräume und Alternativen zu vormals vorgegebenen Pfaden, bringt aber Menschen zugleich nicht nur in Handlungszwänge und Rechtfertigungsnöte, sondern tut dies immer auch in einem herrschaftsförmigen Rahmen: Nicht alle Optionen sind für alle gleichermaßen verfügbar, nicht alle Begründungen gleichermaßen legitim, nicht alle Positionen finden auf dem ›öffentlichen Markt der Meinungen‹ gleiches Gehör. Handlungsspielräume sind immer also auch Arenen im Kampf um Deutungshoheiten: Wer darf was wann warum (nicht)?«[133]

Die permanenten Botschaften, wonach man mit Schönheit immer richtig liegt, treffen genau in die Stress verursachende Unwissenheit der genauen Ursachen von Versagen oder Bestehen in einer neoliberalen Gesellschaft. Suggeriert wird, dass ein geschönter Körper in jeder Hinsicht und für jede Situation, sei sie privat oder beruflich, immer nur von Vorteil sei. Die schlichte, undifferenzierte Botschaft »Schöne haben's besser« vermittelt eine scheinbare Sicherheitsstruktur.

Die durch die freie Wahl bedingte Selbstverantwortung erfordert parallel zum Treffen von Auswahl auch das Weglassen von Möglichkeiten. In *Der flexible Mensch* charakterisiert Richard Sennett[134] ein Merkmal, das sehr erfolgreiche Menschen der neoliberalen Gesellschaft neben Habgier und Vitalität gemeinsam haben: Es ist Freiheit von der Besessenheit, Dinge festzuhalten und damit der Wille und die Bereitschaft, selbst Geschaffenes auch loszulassen und gegebenenfalls zu zerstören.

Wer sich durch die Freiheit seiner Wahl verantwortlich fühlt (oder fühlen soll), erbringt durch richtige Entscheidungen Leistung. Schönheit wird in unserer Gesellschaft als Leistung gesehen, als Ware, die man durch frei gewählte Handlungen erwirbt und die man sich nach dem Erwerb erhalten muss. Schönheit der modernisierten Gesellschaft ist eine Ware, für die man schwitzt und hungert, für die man sich einschnürt, sich unters Messer legt und für die man Askese übt. Der Körper als Schicksal wurde zum freiwillig und in Freiheit gewählten Produkt eines gezähmten Geistes und gezähmter Grundbedürfnisse wie Essen und gezähmter biologischer Vorgänge wie Altern.

Freiheit vergrößert den Handlungsspielraum und Lebenschancen, aber sie vergrößert auch Stress und Zeitbedarf: Stress, die richtige Wahl zu treffen und Zeitbedarf, um die Angebote zu sondieren, zu kalkulieren, zu planen, umzusetzen und zu evaluieren. Schönheit herzustellen und zu erhalten kostet Zeit und ist Arbeit, wie Statementents von prominenten, hübschen Frauen belegen: [135] Model Linda Evangelista sagte in einem Interview mit der Zeitschrift *Vogue*: »Es bedeutet Arbeit, ich zu sein!« Über Schauspielerin Demi Moore heißt es, sie trainiere jeden Tag vier Stunden. Schauspielerin Cher gab zu: »Ich stehe fünfmal die Woche in der Kraftkammer und arbeite hart an meinem Körper.« »Es ist eine Menge Arbeit, schön zu bleiben«, sagte Michelle Pfeiffer. Sie könne nicht einfach essen, was sie wolle, das verlange sehr viel Disziplin. Und Schauspielerin Jane Fonda sagte in einem Interview »Wenn Ted [ihr Mann, mittlerweile Ex-Mann, Anm.d.V.] und ich nach einer fünf- oder sechsstündigen Wanderung nach Hause kommen, legt er sich vor den Fernseher. Ich aber gehe noch eine Stunde aufs Laufband oder auf das Standfahrrad, und anschließend arbeite ich noch 45 Minuten mit Gewichten.«

Nun verfügen viele Menschen im Vergleich zu früheren Generationen über mehr Freizeit:[136] Die durchschnittliche Lebenserwartung stieg, der Eintritt ins Erwerbsarbeitsleben verlagerte sich nach hinten und der Gang in die Rente nach vorn. Gleichzeitig nahm das durchschnittlich zur Verfügung stehende Geld durchschnittlich in hohem Ausmaß zu, und Freizeit wurde durch Technisierung der Arbeit in Haus und Hof in vielen Fällen wirkliche Freizeit. Freizeit wurde also quantitativ und qualitativ aufgewertet. Ulrich Beck[137] spricht (allerdings unter Voraussetzung der Teilhabe an Erwerbsarbeit) von einem »Umbruch im Verhältnis von Arbeit und Leben« zugunsten des (Freizeit-)Lebens.

Die qualitative und quantitative Aufwertung von Freizeit ist – gepaart mit verfügbarem Geld, verfügbaren Technologien der Verschönerungen und dem Anspruch von Selbstverwirklichung auch Voraussetzung für ein gesellschaftsübergreifendes Schönheitsideal. Erst das Freiwerden zeitlicher und energetischer Ressourcen war der Nährboden für eine Erhöhung des Körpers.

Der Faktor, dass Schönheit Zeit benötigt, ist ein sozial ausschließender und führt die scheinbar gleichen Startbedingungen ad absurdum. Wer nicht weiß, wie er finanziell über die Runden kommen soll, verfügt meist nicht über Freizeit. Dies ist ein Faktor, der umso mehr an Relevanz gewinnt in Zeiten prekärer Beschäftigungsverhältnisse, in denen Menschen mehrere

Jobs mit geringer sozialer Absicherung haben, um ihren Lebensunterhalt zu verdienen. Die Alleinerziehende, die von der Arbeit in den Supermarkt hetzt, dann schnell im Kindergarten ihr Kind abholt, das ohnehin schon das letzte abgeholte Kind ist, muss keine sozial benachteiligte Frau sein, und dennoch wird sie abends, wenn das Kind im Bett und der Haushalt erledigt ist, vermutlich wenig Energie und Zeit haben, um schnell einmal ihren Körper zu trimmen. Zumal selbiger Körper dauerhaft getrimmt und in Form gehalten werden müsste, um die gewünschte Wirkung nicht nur kurzfristig zu erzielen, sondern auch dauerhaft zu erhalten.

Dass Freiheit und ein multioptionales Umfeld Unsicherheit erzeugen können, wurde an früherer Stelle bereits erwähnt. Unsicherheiten entstehen dabei nicht durch die vielen Möglichkeiten an sich, sondern durch die reelle Chance, sich falsch zu entscheiden und dergestalt irgendwann nicht mehr mithalten zu können. Immer verbirgt sich neben der Chance auch das Risiko. Ulrich Beck[138] spricht von der »Risikogesellschaft«. Zivilisationsrisiken seien ein »*Bedürfnis-Fass ohne Boden*, unabschließbar, unendlich, selbstherstellbar«.

Die Unsicherheit im privaten, aber vor allem im beruflichen Bereich besteht darin, nie sicher sein zu können, ob die zum Zeitpunkt der Entscheidung gefragten Kompetenzen auch zu dem Zeitpunkt des Erwerbs noch Vorteile verschaffen. Mit anderen Worten: Ist Kroatisch noch gefragt, wenn ich den Kroatischkurs abgeschlossen habe? Gibt es Chancen, als Englischlehrerin unterzukommen, wenn ich mit dem Studium fertig bin? Dass »Prozessen des sozialen Aufstiegs etwas Willkürliches anhaftet«[139], führt besonders in Zeiten zunehmender prekärer Beschäftigungsverhältnisse, immer schnellerer Abläufe und größerer örtlicher Flexibilität zu großen Verunsicherungen.

Modernität führt zu Unkalkulierbarkeit. Vieles, was die Generation der heute 40-Jährigen von ihren Eltern noch als stabile, selbstverständliche Faktoren des durchschnittlichen Lebens kannte, muss sie von der automatischen Lebenslang-Liste streichen: Arbeitsverhältnisse, Ehen, Kontakt zur Familie, stabile Wohnorte. Dabei ist es ohne Zweifel ein Vorteil, dass heute Beziehungen beendet, Ehen geschieden und Arbeitsplätze und Wohnorte gewechselt werden können. »Solche praktischen Realitäten erfordern jedoch eine besondere Charakterstärke«, stellt Richard Sennett[140] fest. »Das Selbstbewusstsein eines Menschen, der ohne feste Ordnung auskommt, jemand, der inmitten des Chaos aufblüht.«

Laut einer repräsentativen Umfrage[141] des *Hochschul-Informations-System (HIS)* für *ZEIT Campus* unter deutschen Studierenden sieht mehr als die Hälfte der rund 3.000 Befragten das Studium keineswegs als unbeschwerte Zeit. 77 Prozent betrachten es als Phase der Entscheidung, in der sie die Weichen für ihr späteres Leben stellen. Fast genauso viele finden, dass ihre Generation mehr Möglichkeiten hat als die ihrer Eltern. Gleichzeitig sind 52 Prozent davon überzeugt, dass sie es schwerer haben werden, weil es trotz der vielen Möglichkeiten immer unmöglicher erscheint, diese auch in Chancen umzuwandeln.

Aber auch im Privatleben führen nicht prognostizierbare Wirkungen von Handlungen zu Verunsicherungen. Gefällt ihm/ihr noch immer dieses oder jenes, wenn ich es mir angeeignet habe? Die schnelle Wandelbarkeit von Erfordernissen und Trends führt zu einer Unprognostizierbarkeit der Wirkungsweise längerfristiger Handlungen und zu einer Unsicherheit, ob der frei gewählte vermeintlich richtige Weg auch am Ende des Wegs sich noch als richtig herausstellt.

Paradoxerweise können Körpermodelle wie beispielsweise das Schönheitsideal aber gerade in unsicheren, instabilen Zeiten auch Sicherheit geben, indem sie Verhaltensschemata und vermeintlich emotional und ökonomisch erfolgreiche Wege aufzeigen. Damit stellen sie auch in Aussicht, soziale und emotionale Normalität herzustellen. Körper sind also, wie Gabriele Klein und Michael Meuser formulieren, gleichzeitig »Garanten von Sicherheit und/oder Generatoren von Unsicherheiten«[142].

Hier spielt besonders der Faktor der Kontrollierbarkeit eine Rolle. »Angesichts zunehmender Unsicherheiten im deregulierten Arbeits- wie Privatleben vermittelt es wohl einigermaßen Befriedigung, wenn wenigstens die Kontrolle über den eigenen Körper noch gewährleistet werden kann.«[143] Schönheitshandeln kann aber nicht nur Kontrolle geben, sondern auch Ziele und Sinn. Nach dem Motto »Ich nehme ab, also bin ich«, »Ich schwitze, also bin ich« oder »Ich gestalte mich, also bin ich«, ermöglicht Körperarbeit nicht nur das Spüren von Körperlichkeit, sondern auch die sinnhafte Ausrichtung auf ein erreichbar scheinendes Ziel, noch dazu gekoppelt mit einem vermuteten emotionalen, sozialen und/oder ökonomischen Nutzen. »Wenn nichts mehr definitiv Sinn macht, ist der Körper die vielleicht letzte Instanz, die Sinn auf eine überzeugende Weise auf sich ziehen kann«[144], schreibt Karl-Heinz Bette.

Die schöne Elite

Körperklassen

Im Zeitalter schwedischer und spanischer Textilkonzerne, die sich in jeder größeren Stadt niederlassen, um ihre billige, flippige Mode feilzubieten, können es sich viele Menschen leisten, sich modern zu kleiden. Bekleidung ist durch Massenproduktionen in Billiglohnländern leistbar geworden: In Relation zu früheren Jahrzehnten ist Mode heute wesentlich günstiger. Dadurch scheint Mode auf den ersten Blick auch demokratisch geworden zu sein, doch dieser erste Blick trügt. Nach wie vor dienen Mode und körperliches Erscheinungsbild der sozialen Differenzierung.

Lange Zeit war das Tragen bestimmter Kleidung bestimmten sozioökonomischen Schichten, Ständen und Klassen vorbehalten. Kleiderordnungen legten bis ins 18. Jahrhundert fest, wer welche Stoffe, welche Farben, welchen Aufputz tragen durfte: So waren Purpur und Hermelin Königen vorbehalten, Spitzen und Seide durften nur Adelige und wohlhabende Bürgerinnen und Bürger tragen, nicht aber Dienstboten. »Die soziale Zugehörigkeit galt als gottgegeben, und niemand sollte die Attribute eines höheren sozialen Standes zur Schau tragen, weil man der Ansicht war, daß das nur Unzufriedenheit mit der eigenen Stellung im Leben und Begehrlichkeit nach dem, was einem nicht zustand, auslöse.«[145]

Kleiderordnungen gaben Angehörigen gehobener sozioökonomischer Schichten einen Rahmen, um ihren Rang und ihre Autorität in der Öffentlichkeit zu präsentieren und sorgten dafür, dass Angehörige niedrigerer sozioöknonomischer Schichten ihre Grenzen nicht überschritten. Bis ins frühe 20. Jahrhundert formten die jeweils herrschenden Schönheitsideale fast ausschließlich die sozioökonomisch Privilegierten, denn nur sie hatten die Möglichkeit und die Mittel, das äußere Erscheinungsbild zu prägen und umzusetzen.[146] Im Jahr 1911 schrieb Georg Simmel, die Mode komme »nur den oberen Ständen« zu und ändere sich, sobald diese Ordnung in Gefahr sei:

»Sobald die unteren sich die Mode anzueignen beginnen und damit die von den oberen gesetzte Grenzmarkierung überschreiten, die Einheitlichkeit in dem so symbolisierten Zusammengehören jener durchbrechen, wenden sich die oberen Stände von dieser Mode ab und einer neuen zu, durch die sie sich wieder von der breiten Massen differenzieren, und an der das Spiel von neuem beginnt.«[147]

Und bereits im Jahr 1693 traf der Schriftsteller Philemon Menagius in seinem Buch *Die sieben Teuffel, welche fast in der gantzen Welt die heutige Dienst-Mägde beherrschen und verführen* die Kernaussage, dass Mode zur Abgrenzung zwischen Privilegierten und weniger Privilegierten dient:

»Die Edelleute und Reichen wollen sich von den gemeinen und Bürgersleuten nichts nehmen lassen, sondern trachten danach, daß sie dem gemeinen Mann etwas voraus haben mögen, welches auch der Billigkeit und Ehrbarkeit gemäß ist. Sobald aber haben sie nicht erdacht, sich von andern zu unterscheiden, so machen ihnen die Bürgers-Frauen solches nach, und wann diese es so machen, wollen die Dienst-Mägde es auch also haben. Also erdencken die erste immer etwas neues, welches ihnen von den andern alsobald wird nachgemacht; Hiervon kompts, daß so viele neue Moden werden eingeführt, deren man fast wochentlich neue sieht auffkommen.«[148]

Erst im Lauf der Zeit breiteten sich Schönheitssymbole auf alle gesellschaftlichen Gruppierungen und Milieus aus. Norbert Elias[149] schildert in seinem Monumentalwerk *Über den Prozess der Zivilisation*, wie die fortschreitende Funktionsteilung zu einer größeren Abhängigkeit verschiedener sozioökonomischer Schichten voneinander führte und gleichzeitig mehr Austausch bewirkte. Dieser Austausch hatte auch Auswirkungen auf Mode und Körperlichkeit:[150] Im 18. und 19. Jahrhundert war Bekleidungsmode nicht mehr ausschließlich der Oberschicht vorbehalten, sondern erreichte das gehobene und mittlere Bürgertum. Etwa ab der Wende zum 20. Jahrhundert wurde sie dann zum Massenphänomen.

Im Zusammenhang mit der Individualisierung, aber auch mit einem leichteren sozialen Auf- und Abstieg wurden sozioökonomische Schichten weniger voneinander trennbar und verschwammen mehr miteinander. Der immer wieder geäußerte Anspruch politischer Parteien, »die Mitte« anzusprechen und mit Entlastung versorgen zu wollen, drückt diesen Wandel aus. Peter Gross[151] spricht von einem »Verschwinden von Ständen, Klassen und Schichten«. Die »Restzielgruppe« sei »keine Gruppe mehr, sondern der einzelne«. In diesem Sinne spricht auch Karl-Heinz Bette[152] von einem »Umbau von einer Schichtordnung zu einer horizontalen Matrix relativ autonomer gesellschaftlicher Teilsysteme und deren anschließend eigendynamischen Entfaltung«.

Die nicht klare Trennbarkeit mitbedenkend, wähle ich im Folgenden je nach Bedeutungszusammenhang die Ausdrücke »sozioökonomische Schicht«, »sozioökonomischer Status« beziehungsweise »Milieu«. Auf die Begrifflichkeit »Sozioökonomische Schicht« kann deshalb nicht verzichtet werden, weil Statistiken, auf die ich mich im Folgenden beziehe, diese Begrifflichkeit verwenden. In Statistiken werden sozioökonomische Schichten in den allermeisten Fällen durch die Kategorien Einkommen, Ausbildung und Stellung im Beruf gebildet.

Schönheitsideale erreichen mittlerweile alle gesellschaftlichen Gruppierungen. Dabei zeigen sich auch vereinzelte Tendenzen, dass Mode Anregungen von »unten« aufnimmt und so niedrigere auf höhere sozioökonomische Schichten einwirken – etwa dann, wenn Designer Elemente der Bekleidungsmode einer Subkultur wie Punk oder Hip Hop übernehmen und diese Elemente so in die »bessere Gesellschaft« einführen.

Wir finden heute einerseits eine Demokratisierung des Schönheitsimperativs vor, welche sich darin zeigt, dass Schönheitsstandards rasch breite Teile der Bevölkerung erreichen. Da mittlerweile aber jeder Körper zum Objekt der Gestaltung und Positionierung geworden ist, ist Körperlichkeit auch ein Ort, der gesellschaftliche Hierarchien in besonderem Maße widerspiegelt.

Durch den Warencharakter von Schönheit entstehen neue gesellschaftliche Differenzierungen und Selektionsmechanismen. Die Schönen werden gegen die nicht Schönen ausgespielt. »Der Endpunkt dieser Entwicklung ist, daß es heute ein ›Attraktivitätskasten‹-System gibt, d.h. der Grad der Schönheit [...] fungiert als neues schichtungsspezifisches Klassenmerkmal: Es gibt die Schönen und die weniger Schönen, und oft sind die Schönen da, wo auch die Reichen sind. [...] Schönheit hat sich als eigene Klasse etabliert«, skizzierten Elisabeth Gläser, Karin Deuser und Daniela Köppe[153] bereits 1995. Auf diesen Punkt steuert die Gesellschaft zu. Es entstanden »Körperklassen im Neoliberalismus«[154] und damit eine neue Selektion innerhalb der Gesellschaft, wie auch Eva Kreisky ausführt:

»Stilisierung und Popularisierung eines Körperbildes zum kapitalistischen Idealkörper offenbaren eine neue Herrschaftssprache, nämlich jene von Unterdrückung und Ausschließung unerwünschter Körper. Wenn nur noch jugendliche, schlanke, perfekte, fitte, strenggenommen illusionäre Körper über Kurswert verfügen und im kapitalistischen Welt- wie Menschenzuschnitt allein nach solcher Standardisierung der Körper gestrebt wird, heißt dies nichts anderes, als dass alle vom kapitalistischen Körper-Phantasma abweichenden, etwa alternden, überforderten, abgekämpften, übergewichtigen, kranken oder bloß dem allseits indoktrinierten Schönheits- und Schlankheitsideal nicht (mehr) entsprechenden Körper(-Bilder) entwertet und mehr oder minder gesellschaftlich ausgegrenzt werden.«[155]

Arbeitslose, obdachlose oder behinderte Menschen, alleinerziehende Mütter und andere Randgruppen der Gesellschaft, so Kreisky, »gehören wohl kaum zur Stammklientel von Wellness-Anlagen, Fitness-Studios oder Schönheitschirurgen, den postmodernen Werkbänken gestählter und geschönter Körper«[156]. Ihnen bliebe sogar der Markt gesunder Ernährung verschlossen. Die WHO[157] bestätigt einen Zusammenhang zwischen sozioökonomischen Bedingungen und Ernährung: Die Ernährung von Menschen mit niedrigerer abgeschlossener Ausbildung (und daher tendenziell weniger Einkommen) besteht demnach im Vergleich zu Menschen mit höherer abgeschlossener Ausbildung aus mehr Fleisch, mehr Fett, mehr Zucker.

Die Ausschließung unerwünschter Körper impliziert die Aufwertung erwünschter Körper. Wenn eine Norm möglichst unerreichbar ist, macht dies jene, die »es« schaffen, besonders gut, toll, fit, erfolgreich. Je weniger Menschen sich dem Idealkörper nähern (können), desto erfolgreicher sind die körperlich Erfolgreichen. Durch diese Auslese am Körpermarkt entstehen neue soziale Kategorien und Körperklassen, die jene, die am gesellschaftlichen Laufsteg mithalten können, unterscheiden von jenen, die dies nicht vermögen. Obwohl modische Kleidung bei bestimmten Ketten für wenige Euro erhältlich ist, muss man erstens diese wenigen Euro haben und zweitens immer wieder Geld aufwenden, um im sich schnell drehenden Rad von Mode dabei zu bleiben. Schon für Pierre Bourdieu stellte der Körper »die unwiderlegbarste Objektivierung des Klassengeschmacks« [158] dar.

Spricht man über den Zusammenhang von Schönheit und sozioökonomischem Status, so ist – wie in anderen Aspekten des Schönheitsideals auch – eine Unterscheidung vonnöten in Kleiderordnungen und Körperordnungen. Im neoliberalen System sind wir einerseits mit einer Demokratisierung der Kleiderordnungen, andererseits mit einer Elitenbildung der Körperordnungen konfrontiert.

Diese Dynamik sozialer Selektion und sozialer Differenzierung ist auch dadurch bedingt, dass in der kapitalistischen Gesellschaft sowohl Auf- als auch Abstieg schnell erfolgen können: Da gibt es Politikerinnen und Politiker, die mit gut 30 Jahren ein Minsteramt bekleiden und 29-Jährige, die in den Parteivorstand großer Parteien gewählt werden. Da gibt es Arbeitertöchter, die Pressesprecherin hochrangiger Politiker oder Generaldirektorin eines großen Konzerns werden. Da gibt es neben Protektionskindern[159], die von den Netzwerken ihrer Eltern profitieren, auch unerwartete Erbinnen oder Lottogewinner, die von heute auf morgen reich sind, ohne damit gerechnet zu haben.

Umgekehrt sind auch genauso plötzliche Abstiege in der sozialen Hierarchie möglich: Wer es einmal nach oben geschafft hat, kann sich nicht sicher sein, dass er oben bleibt, denn Jobs auf Lebenszeit sind rar geworden, und von unten drängen viele Junge, Ambitionierte, in vielen Fällen in gute Netzwerke ihrer Eltern Eingebettete nach. Auch Wirtschaftsskandale und die globale Finanzkrise Ende der 2000er Jahre belegen die Möglichkeit des schnellen Abstiegs. Da wurden ehemals mächtige Betriebsratsvorsitzende, Börsenhaie und Bankmanager zwar nicht zu armen Schluckern, aber zu sozial geächteten Personen, die kleine Leute um ihr Erspartes gebracht hatten. Und umgekehrt konnten Kriegsgewinnler satte Gewinne machen.

In seinem Werk *Risikogesellschaft* wies Ulrich Beck darauf hin, dass durch die Modernisierung trotz »Ungleichheit von Schicht- und Klassenlagen« auch »eine wesentlich andere Verteilungslogik zur Geltung« komme.

> »Modernisierungsrisiken erwischen früher oder später auch die, die sie produzieren oder von ihnen profitieren. Sie enthalten einen *Bumerang-Effekt*, der das Klassenschema sprengt. Auch die Reichen und Mächtigen sind vor ihnen nicht sicher. Dies nicht nur als Gesundheitsgefährdungen, sondern auch als Gefährdungen von Legitimation, Besitz und Gewinn.«[160]

Diese Deregulierung sozioökonomischer Schichten führte zu einer Aufweichung und Demokratisierung, welche es im Vergleich zu früheren Zeiten zumindest eher ermöglicht, die Herkunft zu überwinden – wenn auch noch immer je nach Herkunft große Unterschiede in Karriereläufen bestehen, beispielsweise zwischen Akademikerkindern und Nicht-Akademikerkindern. Dass soziale Herkunft die Bildungskarriere beeinflusst, ist vielfach belegt. Daher wäre es inkorrekt, von Chancengleichheit für alle auszugehen, denn diese ist nicht Realität.

Dennoch hat der Faktor »Herkunft« in Modernisierungsgesellschaften im Vergleich zu früheren Generationen und im Vergleich zu anderen Kulturkreisen an Einfluss auf das Lebensschicksal verloren. Wer in einem armen, einflusslosen, wenig auf Bildung Wert legenden Elternhaus aufwächst, bleibt zwar mit größerer Wahrscheinlichkeit, aber nicht mehr fast automatisch arm, einflusslos und wenig gebildet.

Der Deregulierung sozioökonomischer Schichten steht jedoch eine starke internalisierte Regulierung des persönlichen Lebensstils gegenüber, die aus vielen Kleinigkeiten besteht, welche wir angeblich aus freiem Willen und nach reichlicher Selektion scheinbar unzähliger Möglichkeiten auswählen. Eine davon ist der Körper.

»Während die Relevanz sozialer Klassen in postmodernen Gesellschaftsgefügen zu schwinden scheint, legen ›Körperklassen‹ merklich an Bedeutung zu. Die Körper mutieren zum sozialen Kampf-Feld, zu einem Feld, auf dem das kapitalistische Gesellschaftsspiel des Aussiebens immer härter ausgetragen wird. Das Begriffspaar von Auslese und Unterwerfung ist zwingendes Element kapitalistischer Gesellschaftspraktiken.«[161]

Sozialökonomische Differenzierung hat sich von den Ebenen von Ausbildung, Einkommen, Berufsstatus und der formellen Beziehungen einerseits auf die informellen Beziehungen, das so genannte »Networking«, und andererseits auf den Körper ausgeweitet. In diesem Sinne etablierte sich die Terminologie des »Kampffelds Körper« beziehungsweise »Schlachtfelds Körper«[162]. Auch Werbung spielt offen mit der sozialen Selektion durch die Inszenierung von Körperlichkeit. So lautet der Slogan des deutschen Modeunternehmens *bruno banani* »Not for everybody«, jener des französichen Kosmetikkonzerns *L'Oréal* »Weil ich es mir wert bin«.

Die soziale Auslese am »Laufsteg der Gesellschaft«[163] findet nirgendwo deutlicher Ausdruck als in der öffentlich präsenten, oft fälschlich als deterministischer Wirkungszusammenhang dargestellten Tatsache, dass Körpergewicht mit Merkmalen des sozialökonomischen Status korreliert. Die Feststellung »Die sogenannte Créme der Gesellschaft ist meistens fett«[164], die der französische Schriftsteller Jean Cau prägte, ist in westlichen Konsumgesellschaften passé. Die so genannte Créme der Gesellschaft ist heute nicht immer, aber tendenziell fit, schlank und attraktiv. Mit anderen Worten: Die Elite des beginnenden 21. Jahrhunderts oder wer zu ihr gehören will, ist tendenziell schön.

Heute ist ein dicker Bauch sichtbarer Ausdruck falschen Konsumverhaltens, falscher Lebensweise, falscher Entscheidungen, mangelnder Kontrollfähigkeit und damit mangelnder Managementfähigkeit. Schlanksein steht demnach nur allzu schnell für Wendigkeit, Fleiß und Flexibilität. »Die Körperverhältnisse haben sich in der neuen kapitalistischen Welt verkehrt: Heute stimmt nicht mehr, was noch vor wenigen Jahrzehnten gegolten hat, dass nämlich ›Bauch Luxus‹ und ›Hohlwangigkeit Askese‹ ist. […] Schlankheit rangiert zunehmend als Zeichen des Wohlstands, sie ist realistische Option und luxuriöses Lebensgut Reicher und Mächtiger.«[165] Auch die starke mediale Sichtbarkeit der schönen Elite trägt dazu bei, dass aufstiegsorientierte Menschen die Darstellungskompetenz von Schönheit als Kriterium des Aufstiegs wahrnehmen.

Ob jemand gewichtig ist, hängt nach wie vor in vielen Fällen mit seinem Gewicht zusammen, heute jedoch in umgekehrter Abhängigkeit. Gewichtigkeit, ein anderes Wort für Wichtigkeit, stammt noch aus der Zeit, in der sich gesellschaftlich unbedeutende Menschen nicht genug zu essen kaufen konnten. Die Reichen dagegen hatten genug Geld für das reale und das soziale Gewicht. Heute geht soziales, wirtschaftliches und politisches Gewicht, betrachtet man die gegenwärtige Elite, hingegen tendenziell mit geringem Körpergewicht einher, wie Untersuchungen immer wieder belegen.

An dieser Stelle muss, um nachfolgende Studien zu verstehen, ein kurzer Exkurs zur gängigen Klassifizierung von Gewicht stattfinden. Gewicht wird nach dem Instrumentarium des Body-Mass-Index (BMI) in Unter-, Normal- und Übergewicht eingeteilt. Der BMI wird aus Körpergröße und Körpergewicht errechnet (BMI = Körpergewicht in Kilogramm durch [Körpergröße in Metern zum Quadrat]). Ab einem BMI von kleiner gleich 18,5 gilt ein Mensch als »untergewichtig«, von 18,5 bis 24,99 als »normalgewichtig« und ab größer gleich 25 als »übergewichtig« (davon ab 30 als »adipös«, also »fettleibig«).

Lotte Habermann-Horstmeier[166] untersuchte im Jahr 2006 den Zusammenhang von restriktivem Essverhalten von Frauen und ihrer beruflichen Position. In einer Studie an 295 Frauen im Mittel- und Topmanagement deutscher Unternehmen wollte sie die These untersuchen, ob die typische Business-Frau »sehr schlank und in gewissen Grenzen auch attraktiv sein muss«. Das Ergebnis: Die Studie fand einen durchschnittlichen BMI im unteren Normalbereich heraus. Im Vergleich zum Durchschnitt der weiblichen deutschen Bevölkerung fand sich unter den weiblichen Führungskräften ein fast doppelt so hoher Anteil an untergewichtigen Frauen. Ein Teil der untersuchten Frauen zeigte deutliche Hinweise auf sehr restriktives Essverhalten, also die »kognitive Kontrolle des Essverhaltens sowie die Übersteuerung physiologischer Hunger- und psychologischer Appetenzsignale«.

Unter der Annahme, dass sich diese Tendenz auch bei ambitionierten Studentinnen bereits zeigt, untersuchte dieselbe Wissenschaftlerin[167] auch BMI und Essverhalten von Studentinnen der Hochschule Furtwangen. Dabei stellte sich tatsächlich häufiger Untergewicht als Übergewicht dar. Der durchschnittliche BMI der Studentinnen lag mit 21,1 im Bereich unteren Normalgewichts. Auffällig war ein hoher Anteil an untergewichtigen Frauen (BMI kleiner gleich 18,5): 13,9 Prozent der untersuchten Studentinnen hatten Untergewicht, 10,3 Prozent fielen in die Kategorie Übergewicht (BMI ab 25). Etwa die Hälfte der Studentinnen hatte schon eine oder mehrere Diäten zur Gewichtsreduktion durchgeführt. Habermann-Horstmeier resümiert:

»Ein schlanker Körper signalisiert Leistungsbereitschaft und Belastbarkeit. Er macht deutlich, dass seine Besitzerin ihr Leben genauso erfolgreich managt wie ihren Beruf. Doch um einen solchen schlanken Körper in unserer Überflussgesellschaft über Jahre hin zu behalten, bedarf es erheblicher Anstrengung. Das Essverhalten muss dauerhaft auf Gewichtsabnahme oder auf die Vermeidung von Gewichtszunahme ausgerichtet sein.«[168]

Was gut untersucht wird, kann auch immer gut belegt werden. So wurde ein Zusammenhang von Übergewicht und Adipositas und sozioökonomischem Status (definiert nach Einkommen, höchster abgeschlossener Ausbildung und Berufsstatus) weltweit in Hunderten Studien[169] nachgewiesenen. Demnach sind Menschen mit niedriger Ausbildung, niedrigem Einkommen und niedrigem Berufsstatus signifikant wahrscheinlicher übergewichtig oder adipös. Fettleibigkeit gilt heute aufgrund intensiver Kommunikation dieser Korrelation in der öffentlichen Meinung vorrangig als Phänomen der sozioökonomischen Unterschicht.[170] Aber eine Häufung von Übergewicht hängt nicht nur mit Einkommen, Ausbildungsgrad und Berufsstatus zusammen.

In der Fachliteratur[171] werden Gesundheit, Lebensstil und gesundheitliche Risikofaktoren als multifaktoriell beeinflusst beschrieben. Neben dem sozioökonomischen Status wirken sich auch genetische Veranlagung und andere Faktoren wie beispielsweise Geschlecht, Ethnizität, Religionszugehörigkeit und Umweltfaktoren aus.

Tatsächlich können auch mit anderen Faktoren statistisch signifikante Korrelationen nachgewiesen werden. Der *National Nutrition Survey 1976–1995*[172] wies für Japan einen Zusammenhang von niedrigerem Körpergewicht und Verstädterung nach. Dazu wurden Daten von rund 92.000 Männern und rund 121.000 Frauen in der Altersgruppe ab 20 analysiert. Das Ergebnis: Der durchschnittliche BMI von Männern wuchs in den untersuchten 20 Jahren an, der durchschnittliche BMI von Frauen sank leicht, außer in den beiden ältesten Altersgruppen (60 Jahre und älter). Ältere Frauen legten im Vergleich zu früheren Generationen durchschnittlich an Gewicht zu. Der Trend zur Gewichtsabnahme hingegen war bei zwei Gruppen von Frauen besonders deutlich: in der jüngsten Altersgruppe (20 bis 29 Jahre), und hier am deutlichsten bei jungen Frauen, welche in Großstädten lebten, und allgemein bei Frauen aus dem städtischen und großstädtischen Bereich.

In einem Vergleich des durchschnittlichen BMI Erwachsener in über 100 Staaten beobachtete eine australisch-amerikanische Forschergruppe rund um Majid Ezzati[173], dass der durchschnittliche BMI mit dem Wachstum des nationalen Reichtums stark ansteigt, dann abflacht und danach wieder abnimmt. Die Abnahme war bei Frauen deutlicher feststellbar als bei Männern.

Die Stigmatisierung dicker Menschen beeinflusst auch die Selbstwahrnehmung. Scott Schierman, Tetyana Pudrovska and Rachel Eccles[174] untersuchten 1.164 US-amerikanische Erwachsene hinsichtlich der Wahrnehmung ihres Körpergewichts. Sie fanden heraus, dass der sozioökonomische Status großen Einfluss auf die Wahrnehmung des eigenen Körpergewichts hat. Zur Einschätzung ihres Gewichts befragt, wiesen weiße Frauen mit hohem sozioökonomischem Status die größte Wahrscheinlichkeit auf, sich selbst als übergewichtig oder adipös zu bezeichnen. Männer, schwarze Frauen und weiße Frauen mit niedrigem sozioökonomischem Status nahmen sich selbst mit geringerer Wahrscheinlichkeit als übergewichtig oder adipös wahr.

Der derzeit in der Gesundheitsberichterstattung mit viel Aufmerksamkeit bedachte nachgewiesene Zusammenhang von Adipositas und sozioökonomischem Status birgt die große Gefahr einer Etablierung des Vorurteils »dick=arm« oder »dick=dumm« und damit eine Stigmatisierung dicker Menschen.

Die große Konzentration der Gesundheitsberichterstattung auf diese Korrelation lässt auch außer Acht, dass es genauso unter Reichen, gut Ausgebildeten und gut Verdienenden Dicke gibt. Das *Center for Disease Control and Prevention* (CDC)[175] erhob, dass mehr als die Hälfte der US-amerikanischen Bevölkerung übergewichtig und davon fast ein Drittel adipös ist. Dass darunter Angehörige verschiedenster Milieus, also auch Menschen mit mittlerem oder hohem sozioökonomischen Status sein müssen, liegt auf der Hand. Der deutsche Mikrozensus 2005[176] bestätigte *nicht*, dass Angehörige sozioökonomisch wenig privilegierter Schichten am stärksten übergewichtig sind. Demnach sind Angehörige der unteren und mittleren Mittelschicht, nicht jedoch der Unterschicht am häufigsten übergewichtig. Für Uwe Spiekermann zeigt sich anhand der nicht eindeutigen Datenlage,

»wie sehr hier soziale Ausgrenzung und Stigmatisierung salonfähig geworden sind«[177].

Rogan Kersh und James Morone sehen im vermeintlich schichtspezifischen Auftreten von Übergewicht den Grund dafür, dass sich öffentliche Kritik an individuellen Ess- und Konsumgewohnheiten verstärkt und dass sich auch die Politik des Themas Übergewicht annimmt. Solange die Mehrheit der Bevölkerung übergewichtig war, hätte die Anti-Adipositas-Lobby darauf verzichtet, Übergewichtige als Gefahr für die Gesellschaft darzustellen. Diese Haltung sei nun in Änderung begriffen:

»Diese Wahrnehmung der Armen als aufsässig und widerspenstig hat sich bis heute erhalten. Und sie schafft damit den Nährboden für die problematischste und zugleich wirkmächtigste Voraussetzung für die staatliche Regulation privater Verhaltensweisen. […] Die Dämonisierung von Konsumenten, vor allem dann, wenn es sich um Arme und Minderheiten handelt, die trinken, Drogen nehmen oder an sexuell übertragbaren Krankheiten leiden, war stets einer der stärksten Antriebe für prohibitives Regierungshandeln in der amerikanischen Geschichte. Nichts überwindet so schnell die Trägheit amerikanischer Politik, wie die Angst vor dem gefährlichen Fremden.«[178]

In der Fachliteratur werden die Ursachen von Adipositas als »komplexes Zusammenspiel von genetischen Veranlagungen, individuellen Verhaltensweisen und Umwelteinflüssen«[179] beschrieben. Verhalten ist demnach eine von mehreren Ursachen. Friedrich Schorb argumentiert, dass sich durch die Reduktion »der Krankheit Adipositas auf den Risikofaktor Verhalten« sowie die gesellschaftliche Ausblendung, dass auch einzelne reiche Dicke zu finden sind, auch gesellschaftliche Bilder von der Unterschicht verändern: »Nicht mehr allein Alkohol und Drogen lassen die Unterschicht verelenden, Unterhaltungselektronik, Fast Food und Süßigkeiten erfüllen denselben Zweck. Die ›neue Unterschicht‹ ist weißer, deutscher, häuslicher, weiblicher und vor allem dicker geworden.«[180]

Die Mehrheit der Menschen möchte nicht der sozialen Unterschicht angehören. Die Verbindung von Dicksein und Unterschicht kann daher als weiterer Baustein gesehen werden, der zur massiven negativen Konnotation von Dicksein und damit zu einer gesellschaftlichen Skepsis, wenn nicht gar Ablehnung dicker Menschen beiträgt.

Auch Sprache hat ihren Anteil daran, die negative Konnotation zu produzieren und zu festigen. »Abspecken« und »Schlank« sind im Wirtschaftsvokabular durchgängig positiv besetzte Begrifflichkeiten, denn sie stehen für Kostenreduktion. »Fett« und »dick« hingegen sind negative Begriffe, denn sie implizieren, etwas sei »zu viel«, »zu behäbig«, »unnötig« oder »zu teuer«.

Wer die Wirtschaftsteile von Tageszeitungen und Magazinen aufschlägt, wird immer wieder körperbezogenes Vokabular finden, vor allem dann, wenn es um Stellenabbau geht. Titel über Meldungen zum Stellenabbau lauten in neoliberalen Begrifflichkeiten beispielsweise »Post auf dem Weg zur ›Idealfigur‹ – 1.700 Mitarbeiter müssen wegen schlanken Strukturen gehen«, »Schlankheitskur für Umweltministerium – [...] Milliarde einsparen«, »Aktion ›Schlanke Bank‹ brachte Erfolg«, »Wirtschaftskammer setzt sich auf Diät – Schärfere Gangart bei der Entlastung der Mitgliedsbetriebe«, »Diät für Finanzer – Landesdirektionen müssen abspecken«, »Überfetteter Sozialstaat« oder »Der Staat muss auf Diät«[181]. Ein Staat kann aber auch »fit« sein, sich oder jemand Anderem eine »Fitnesskur verordnen« oder sich oder Andere »auf Diät setzen«.

Mit solchen körperbezogenen Begrifflichkeiten operieren gleichermaßen Manager, Politikerinnen wie Journalisten: [182] So wurde Gerhard Moser, Zentralbetriebsobmann des ORF, in einem Interview gefragt: »ORF-Mitarbeiter genießen seltsame Privilegien wie etwa Wohnungs- und Kinderzulage. Was wäre so schlimm daran, etwas von diesem Speck abzubauen?« Der ehemalige österreichische Wirtschaftsminister Martin Bartenstein erklärte in einem Interview über Arbeitsmarktpolitik: »Der Vergleich mit Deutschland macht uns sicher, wir haben nicht so viel Speck angesetzt.« Nato-Generalsekretär George Robertson mahnte für die Nato-Streitkräfte mit körperbezogenen Begrifflichkeiten Wendigkeit ein: »Wir brauchen Streitkräfte, die schlanker, härter und schneller sind.« Und der russische Wirtschaftsexperte Jewgeni Gawrilenkow rechtfertigt den Stellenabbau in der russischen Wirtschaft mit den Worten »Wir haben in den vergangenen Jahren zu viel Fett angesetzt.«

Auch die Werbung bedient sich körperbezogener Begrifflichkeiten. Mit dem Terminus »schlank« wird heute alles Mögliche beworben – von Banken über Möbelstücke bis hin zu technischen Geräten. Besonders eindringlich operierte das Mobilfunkunternehmen *Telering* mit dem neoliberalistischen Vokabular: Es agierte jahrelang mit dem Slogan »Der Speck muss weg« und bewarb seine Angebote mit schlanken Menschen, die von dicken Männchen bedroht wurden und diese verjagten.

Auch der Buchmarkt operiert mit neoliberalistischen Begrifflichkeiten, und zwar sowohl mit Büchern über Lean Management als auch über Sprache. Da heißt es etwa »Die Wall-Street-Diät. Machen Sie Ihr Unternehmen schlank und gesund«, »Lean Management. Vorsprung durch schlanke Konzepte« oder »Rede-Diät. So halten Sie Ihre Rhetorik schlank«.

Bei der Analyse neoliberalistischer, körperbezogener Begrifflichkeiten fällt auf, dass die Wertung in wirtschaftlichen Termini auf der einen Seite jenen der alltagssprachlichen Wertung entspricht. So sind »Fett« und »Speck« alltagssprachlich, sobald sie auf einen menschenlichen Körper bezogen sind, negative Begrifflichkeiten. Der Terminus »Schlank« hingegen ist alltagssprachlich positiv besetzt. Auch wenn ein Wirtschaftsunternehmen oder ein Staat mit dem Begriff »schlank« operiert, bedeutet dies für das Unternehmen und das Management etwas Positives, nämlich Kostenreduktion durch Personalabbau. Wechselt man jedoch die Perspektive – nämlich zu jener des Personals oder des Arbeitsmarkts –, bedeutet die im Wirtschaftsteil einer Zeitung gelesene Begrifflichkeit »schlank« im Allgemeinen nichts Gutes. Wenn eine Firma »abspeckt«, bedeutet dies Bangen um den Job und Arbeitslose. Und umgekehrt kann der Begriff »Speck« und »Fett« in der Wirtschaftssprache für den Einzelnen positiv besetzt sein, etwa wenn über den Anwachs an Steuereinnahmen mit dem Titel »Der Bundesadler wird fetter – Steuern sprudeln«[183] berichtet wird.

Laut Eva Kreisky trägt auch diese sprachliche Wertung zu einer Rückkehr zur Ungleichheitspolitik bei: »Neoliberale Reform- und Modernisierungsrhetorik initiiert [...] Rückkehr zu fundamentaler Ungleichheitspolitik. Indem Perfektheit und Superiorität des Marktes suggeriert und forciert werden, verschärfen oder erneuern sich institutionelle Arrangements sozialer Exklusivität.«[184]

Schönheit in der Politik

Angela Merkel zeigte Dekolleté. Und löste eine Menge Reaktionen damit aus. Von »Ein Dekolleté macht Furore« (Badische Zeitung) über »Ein Dekolleté geht um die Welt« (Hamburger Abendblatt) bis »Darf sich Deutschland damit brüsten?« (Berliner Kurier) reichten die Meldungen. Die Bundeskanzlerin sei ob dieser vielen Schlagzeilen »ein bisschen erstaunt« gewesen, berichtete Thomas Steg, Vize-Regierungssprecher der deutschen Bundesregierung. Was war geschehen? Angela Merkel (damals 53), deutsche Bundeskanzlerin, hatte bei der Eröffnung der Osloer Oper im April 2008 ein Abendkleid getragen, bodenlang und mit langen Ärmeln, züchtig bis auf ein Detail: ein tiefes Dekolleté. Um die Welt gingen ein von oben aufgenommenes Foto und eines, auf dem sich die Kanzlerin zum

Gruß leicht nach vorn beugt. Beide Fotos zeigten die Kanzlerin ungewöhnlich tief dekolletiert.

Angesichts der öffentlichen Aufregung um das Dekolleté der deutschen Bundeskanzlerin wurden – von renommierten Zeitungen wie von Boulevardblättern – Beispiele dafür aufgezählt, dass die öffentliche Körperschau kein Frauenphänomen sei, sondern männliche Politiker gleichermaßen beträfe. Silvio Belusconis Schönheitsoperation und Haarverpflanzung und Nicolas Sarkozys in einem französischen Magazin wegretuschierte Speckröllchen wurde ebenso rezipiert wie die mediale Diskussion um Gerhard Schröders angeblich gefärbte Schläfen und Tony Blairs zu enge Badehose.

Aber allen Beteuerungen zum Trotz ist die Wichtigkeit des äußeren Erscheinungsbildes für Herrn Politiker geringer als für Frau Politikerin. Diese unterschiedlichen Dimensionen resultieren jedoch weniger daher, dass männliche Politiker aussehen könnten, wie sie wollen (dies gilt längst nicht mehr), als vielmehr aus geschlechtsspezifischen Kleiderordnungen.

Mächtige Männer tragen dunkle Anzüge, mächtige Frauen kleiden sich individuell. Dadurch haben sie jeden Tag aufs Neue die Möglichkeit, sich zu inszenieren, modische Statements abzugeben und über Bekleidung Persönlichkeit auszudrücken. Gleichzeitig fehlt ihnen damit im Vergleich zu gleich mächtigen Männern jedoch ein Schutzschild, das ihre Körperlichkeit neutralisiert. Ihr Körper und ihre Kleidung sind öffentlicher (da individueller) und damit vermehrt der Beurteilung Anderer ausgesetzt. »Mächtige Frauen müssen jeden Tag ein modisches Statement abliefern, ob sie wollen oder nicht«, schreibt Sven Hillenkamp in einem klugen *Zeit*-Artikel[185] und belegt das mit der Beobachtung: »Acht Politiker, die gleich aussehen, sind ein Gipfeltreffen. Acht Politikerinnen, die gleich aussehen, ein Witz.« Umgekehrt: Mächtige Männer können über Kleidung ihrer Persönlichkeit weniger Ausdruck verleihen, haben dadurch aber auch deutlich weniger Stress hinsichtlich der Auswahl von Kleidung.

Viktor Klima, österreichischer Bundeskanzler von 1997 bis 2000, verriet in einem seiner ersten Interviews als Regierungschef: »Ich habe für das Geschäft eine Art Montur, blauer Anzug, weißes Hemd und eine rote Krawatte. Es ist einfach, man muss nicht nachdenken in der Früh und zieht immer das gleiche an. Ich habe auch immer das gleiche Paar Schuhe. Schon mehrere, aber immer das gleiche Design. Das sind die Parker, Größe 11, Breite F. Das ist simpel zu kaufen – ich rufe einfach im Geschäft an.«[186]

Von so einem unbeschwerten Umgang mit Kleidung kann jede mächtige Frau nur träumen. Oder sich davor fürchten, weil Uniformierung und Gleichförmigkeit in der Kleidung auch verhindern, die eigene Persönlichkeit über den Körper ausdrücken und sich über Kleidung einen persönlichen Stil geben zu können. Auch für mächtige Frauen ist das Tragen von Anzügen eine Möglichkeit. Aber es hat bei ihnen anders als bei Männern eine zugeschriebene Bedeutung. Das Tragen eines Anzugs gilt als Wahl, als Symbol, als Positionierung und damit als Anlass für die Beurteilung und öffentliche Thematisierung einer Person. »Ein Mann im Anzug folgt der Norm. Eine Frau im Anzug gibt ein Statement.«[187]

»Als die Männer begannen, Anzüge zu tragen, unterschieden sie sich damit von den Frauen. Sie verzichteten auf lange Haare (oder Perücken), auf Schminke, Schmuck, hohe Stiefel, aufwändige Kleider, während die Frauen dabei bleiben. Ihre Uniformierung war eine Uniformierung nur unter Männern. Da es nur Männer waren, die sich entkörperlichten und entsexualisierten, wurde ihre Entsexualisierung auf paradoxe Weise wieder zu etwas Männlichem, Sexuellem. So entstand die Erotik des Mannes im Anzug. In gleicher Weise entpersönlichte der Anzug – und erweckte zugleich, da nur Männer Anzug trugen, die Vorstellung einer ›männlichen‹, also reifen und starken Persönlichkeit. Jeder Schritt, den die Frauen dagegen in die Uniformierung taten, war tatsächlich ein Schritt in die – geschlechtliche – Uniformierung. Wenn sie das Gleiche taten, war es doch etwas anderes.«[188]

Politikerinnen und Politiker kommunizieren auch mit ihrem Körper. Das war immer so. Über Jahrhunderte galt: Macht muss verkörpert werden, am besten in Form eines großen, kräftigen, stämmigen Männerkörpers. Das physische Gewicht eines mächtigen Mannes unterstrich seine politische Bedeutung. Frauen an der politischen Spitze waren rar wie die sprichwörtliche Nadel im Heuhaufen. »Durch Korpulenz zeigte man, dass man in einer Mangelgesellschaft zur Elite gehört«, erläutert Otto Penz[189] in seinem Buch *Metamorphosen der Schönheit*.

Die Weltgeschichte der Macht ist gleichzeitig eine Geschichte der Völlerei. Dem Sonnenkönig Ludwig XIV. von Frankreich wurde nachgesagt, er habe regelmäßig nach vier Tellern Suppe, einem Fasan, einem Rebhuhn, einem großen Salat und einem Teller Irish Stew noch zwei große Scheiben Schinken, Hammelfleisch in Knoblauchsauce, einen Teller voll Backwaren, mehrere Stücke Obst und ein paar Eier verspeist. Knapp hundert Jahre später legte der deutsche Reichskanzler Otto von Bismarck ein weiteres Bekenntnis für den Zusammenhang von Masse und Macht ab: Er habe bereits zum Frühstück nicht selten 16 Eier verzehrt, recherchierte Thomas

Macho, um zu resümieren: »Die Geschichte der Macht ist eine Geschichte des imposanten Fressens.«[190]

Noch in den 1980er Jahren waren dicke männliche Politiker nichts Außergewöhnliches. »Damals trug die ›Elefantenrunde‹ im Fernsehen ihren Namen zu recht«, konstatiert Gero von Randow[191]. Wohlstandsbauch und Durchsetzungskraft widersprachen einander nicht. Fit im Geist wurde nicht mit fit am Körper konnotiert – zumindest nicht bei Männern.

Politiker gehörten neben Schauspielern, Sängern, Sportlern und Managern zu einer der ersten Gruppen von Männern, die für alle sichtbar Wert auf ihre Körper legten und das männliche Schönheitsideal öffentlich praktizierten. Wobei »schön« für einen Mann nicht vorrangig schlank heißt, sondern vor allem muskulös und fit. Ein wirklicher Mann kümmert sich nicht um Schönheit, er kümmert sich um Fitness.

Dabei trat das Phänomen »Fitter, muskulöser Politiker« anfangs gehäuft in rechten Kreisen auf. »Die rechten Politiker haben sich selbst zu Werbekörpern hochtrainiert«, analysierte Medientheoretiker Peter Weibel[192].

Alsbald joggten Politiker aller Couleur und demonstrierten ihre fitten Körper. Auffallend viele männliche Politiker outeten sich Ende des 20. Jahrhunderts (auch im Zuge einer allgemeinen Fitness-und Laufwelle) als Marathonläufer oder wurden zu solchen. Der deutsche Politiker Joschka Fischer publizierte seine starke Gewichtsabnahme 2001 unter dem Titel *Mein langer Lauf zu mir selbst* – eine publizistische Hinwendung zum Fleischlichen, die vielen männlichen Spitzenpolitikern bis dahin wohl ihrer Funktion unwürdig erschienen wäre. Laut Selbstbeschreibung mutierte Fischer vom »Menschen mit Norm-Übergewicht zum schlanken Athleten«, um kurz darauf wieder kräftig zuzunehmen.

Fitness wurde fotogen, ja zum Muss, um Durchsetzungskraft zugesprochen zu bekommen. Auf der Jagd nach Wählerstimmen können es sich Spitzenpolitiker heute kaum leisten, unsportlich zu sein. Barack Obama, ab 2009 US-amerikanischer Präsident, zeigte sich im Wahlkampf gern sportlich. Er inszenierte sich als begeisterter Basketball-Spieler, wohl auch in Abgrenzung zu seinem 25 Jahre älteren Konkurrenten John McCain. Obama ließ sich Basketball spielend fotografieren, beteuerte, im Weißen Haus einen Basketballplatz bauen lassen zu wollen und betonte seine sportlichen Ambitionen, indem er sogar am Wahltag – beachtet von aller Welt – an einem zweistündigen Basketballspiel in Chicagos West Side teilnahm.[193]

Auch andere Politiker betonen ihre Sportlichkeit:[194] Der venezolanische Staatschef Hugo Chavez ist Basketballspieler. Frankreichs Präsident Nicolas Sarkozy und Russlands ehemaliger Premier Wladimir Putin lassen sich als Reiter fotografieren. Putin übt darüber hinaus die Sportarten Judo und Schwimmen aus. Begleitet von Fotografen erklomm der österreichische Bundespräsident Heinz Fischer einen Monat vor seinem 70. Geburtstag den 3.667 Meter hohen Großvenediger in den Hohen Tauern – in einer Zeit, in der schon laut über seine Kandidatur oder Nicht-Kandidatur für eine zweite Amtsperiode nachgedacht wurde und in der in der öffentlichen Diskussion auch im Raum stand, ob er für eine zweite Amtsperiode nicht zu alt sei.

Was Politiker vielleicht ohnehin privat getan hätten (nämlich Sport zu treiben oder Berge zu besteigen), wurde zur impliziten Zurschaustellung von geistiger Fitness und Managementfähigkeit und damit zum Muss. Dasselbe gilt im Übrigen auch für das gehobene Management in Wirtschaftbetrieben: Das Hervorstreichen sportlicher Betätigung ist oftmals fixer Bestandteil von Portraits über frisch gekürte männliche Manager. Das hört sich dann beispielsweise so an: »Selbst immer auf Hochtouren zu sein (›Ein Zwölf-Stunden-Tag ist normal‹) geht nur mit Ausgleich. Und den holt er sich zu Hause bei seiner Familie (›Das ist meine Basis‹) und beim Sport. Im Vorjahr lief er drei Triathlons, er schwimmt ab sechs Uhr morgens [...], läuft vier Stunden in der Woche.«[195]

Der ehemalige britische Premierminister Winston Churchill, der 1965 im damals hohen Alter von 90 Jahren verstarb, soll einem Journalisten auf die Frage, wie man ein derart hohes Alter erreichen könne, geantwortet haben: »No sports!« Diesen legendären Ausspruch würde heutzutage wohl kein Politiker mehr für sich beanspruchen, selbst wenn er zuträfe.

Schlankheit, Beweglichkeit, Fitness und Flexibilität wurden zu Sinnbildern, die »den idealen Staatskörper im fortgeschrittenen Kapitalismus beschreiben«[196]. Nur intakte, fitte, schlanke und gesunde Körper vermögen nach der neoliberalen Ideologie auch ein attraktives und marktkonformes Leben für ihr Unternehmen oder für die Bevölkerung zu arrangieren und zu garantieren. Oder – wie es Michel Foucault ausdrückte – muss »derjenige, der den Staat will regieren können, zunächst sich selbst [...] regieren können«[197].

»In der Praxis des Wahlkampfes ist das Marketing [...] längst angekommen«, konstatiert Isabel Kusche[198]. Dies gehe auf die politische Diagnose zurück, dass »Parteiidentifikation und Parteienbindung sich nicht nur in den USA, sondern auch in Europa immer mehr abschwächen«. Da die Fronten zwischen den Parteien weniger klar sind als früher und Parteien zunehmend um gleiche Wählergruppen, vornehmlich um die »politische Mitte«, konkurrieren, sei in ökonomischen Begriffen »die Marktmacht von den Produzenten zu den Konsumenten« übergegangen. »Wenn an Produkten kein Mangel, sondern Überfluss herrscht, genügt es nicht, sie auf einem Markt einfach anzubieten.«

Der politische Markt wird vor dem Hintergrund des immer größeren Wettbewerbs und vor dem Hintergrund des Quereinsteiger- und Schnell-Aufsteigertums erschlossen. Dass Darstellungsformen wichtig sind, liegt auch im Wesen der Politik, denn Politikerinnen und Politiker sind vor der Wahl nur durch ihren eigenen Ruf oder den Ruf ihrer Partei messbar.

»Die politischen Angebote der Parteien und Spitzenkandidaten sind für den Wähler unvermeidlich komplex und ungreifbar. Über ihre Beschaffenheit gibt es kaum konkrete Anhaltspunkte; es kann sie nicht geben, weil es keinen Mechanismus gibt, der vor der Wahl sicherstellt, dass versprochene Leistungen tatsächlich erbracht werden. Reputation und Image, also der Darstellungsaspekt von Politik, sind die einzigen verfügbaren Anhaltspunkte, um vor der Wahl etwas über das politische Produkt zu erfahren […].«[199]

Die Vermarktung der in der Politik handelnden Personen ist kein neues Phänomen – ebenso wenig wie ihre wissenschaftliche Aufarbeitung. Bereits 1974 kritisierte Richard Sennett in *Die Tyrannei der Intimität* die persönlichkeitsorientierte Politik als »unzivilisiert«: »In der Politik […] höhlt der Auftritt der Persönlichkeit die politische Substanz aus. Das Überhandnehmen einer persönlichkeitsorientierten Politik könnte man insofern aus ethischen Gründen verurteilen. Sie ist unzivilisiert, weil sie die Menschen davon ablenkt, sich Gedanken darüber zu machen, was sie in der Gesellschaft gewinnen oder an ihr verändern können.«[200]

Das Körperideal trifft historisch bedingt Frauen stärker als Männer und öffentlich agierende Frauen stärker als nicht öffentlich agierende. Eine Potenzierung von Öffentlichkeit durch den Faktor Handlungsmacht verstärkt die Ambivalenz des idealen Frauenkörpers. Ist eine Frau zwar öffentlich, aber nicht mächtig – beispielsweise als Gattin eines mächtigen Mannes – oder bezieht eine Frau ihre Öffentlichkeit aus ihrer Körperlichkeit – beispielsweise als Model oder als Prostituierte –, so ist die soziale Ordnung im traditionellen Sinn aufrecht erhalten. Anders verhält es sich, wenn eine öffentliche Frau mit Handlungsmacht ausgestattet, und dennoch auffallend attraktiv ist. Erscheint auch »Sich-Schön-machen von Frauen längst nicht mehr nur als Zeichen eines weiblichen Narzissmus, der im Gegensatz steht zu Weltzugewandtheit und öffentlichem Handeln«[201], so ist die Verbindung von auffallender Attraktivität und einer Position als Spitzenpolitikerin doch eine schmaler Grat.

Frankreichs ehemalige Justizministerin Rachida Dati wurde aufgrund ihres Aussehens und ihrer körperlichen Selbstinzenierung in Medien »Barbie-Ministerin« genannt. Auf dem Höhepunkt ihrer Karriere als politischer Star Frankreichs im Kabinett Nicolas Sarkozys posierte Dati im rosa Dior-Seidenkleid mit Panthermuster auf dem Titelblatt des *People-Magazins* Paris Match. Im Heftinneren war die Ministerin in einer Fotostrecke abgebildet, in der sie schwarze Netzstrümpfe und sehr spitze, hochhackige Stiefel trug. »Die Stiefel einer Sado-Queen«, spottete daraufhin ein Kommentator.[202]

Als Eva Glawischnig im November 2008 den Parteivorsitz der österreichischen Grünen übernahm, titelte eine Tageszeitung mit der »schönen Eva«. Im Heftinneren war Glawischnig im kurzen, dünnen Kleid ohne Schuhe auf einer schwarzen Ledercouch sitzend zu sehen. Das Foto war geklaut und in einem anderen Zusammenhang im Büro aufgenommen worden, wehrte sich die Politikerin in einem Interview mit der Zeitschrift *Falter*. Doch zu spät: Medien ätzten bereits, wer sich so darstelle und dennoch an seinen Inhalten gemessen werden wolle, dem sei »nicht zu helfen«. Bereits 2002 war Glawischnig von einem Kollegen einer anderen Partei öffentlich als »radikale, aber wunderschöne Marxistin« bezeichnet worden.[203]

Frauen, die per Funktion mit Handlungsmacht ausgestattet sind, sind ganz besonders öffentlichen Blicken und Beurteilungen ihres Aussehens ausgesetzt. Sie können noch so oft beteuern, dass ihnen ihr Aussehen nicht wichtig ist: Ihr Äußeres wird trotzdem beurteilt, und zwar viel stärker und subtiler als das ihrer männlichen Kollegen. »Selbstverständlich sind Kleidung und Aussehen einer Frau immer ein Thema. Das macht es auch für die betreffende Frau zu einem wichtigen Thema, ob sie will oder nicht«, schreibt Ebba D. Drolshagen in ihrem Buch *Ich will aussehen wie ich selbst*[204].

Auch mächtige Männer sind Beurteilungen ihres Aussehens ausgesetzt. Insider können auf einen Blick einen Anzug von der Stange von einem teuren Maßanzug unterscheiden. Ein sehr dicker Politiker hat heute, in Zeiten des Überflusses, weniger Karrierechancen als in Zeiten der Not, in der Korpulenz »etwas darstellte«. US-Vizepräsident Joe Biden sagte über seinen Chef Barack Obama (allerdings vor seiner Nominierung zu dessen Stellvertreter), Obama sei »bright and clean and a nicelooking guy«[205]. Allein die Tatsache, dass ein männlicher Spitzenpolitiker über einen anderen männlichen Spitzenpolitiker derselben Fraktion Worte über dessen Aussehen verliert, kann wohl als Phänomen der Gegenwart interpretiert werden. Politik ist nicht körperlos und war es nie, weder für Frauen noch für Männer, weder für Junge noch für Alte. In der Gegenwart finden wir allerdings einen wahren Schub der Verkörperlichung von Politik vor.

So mancher männliche Politiker veränderte kurz vor oder kurz nach Erlangen der Macht einschneidende Merkmale seines Erscheinungsbildes. Es ist fraglich, ob ein stark übergewichtiger, offensichtlich unattraktiver Mann im Europa des 21. Jahrhunderts zum Staatsoberhaupt gewählt würde. Seine Berater würden ihm wohl frühzeitig raten, mehr Wert auf sein Äußeres zu legen. Der Politikerkörper von Helmut Kohl oder Winston Churchill hätte heute schlechte Karten für eines der höchsten Ämter im Staat. Dennoch ist Körperlichkeit in der Politik »eine Form der Repräsentation des Körperlichen, die in aller Regel maskuline Hegemonie in den Sphären des Staatlichen korrespondiert«[206]. Maskuline Dominanz schützt davor, Kritik zu nahe kommen zu lassen. Die Lebensgefährtin des ehemaligen österreichischen Bundeskanzlers Alfred Gusenbauer, Eva Steiner, wurde in einem Interview gefragt, ob ihren Mann abschätzige Kommentare über seine Frisur (»Irokesenfrisur«) gekränkt hätten. »Ich denke nicht«, antwortete sie. »Er ist ja nicht als Model angetreten.«[207]

Angela Merkel wehrte sich lange gegen allzu große Aufmerksamkeit ihrem Aussehen gegenüber. Es spiele wohl keine Rolle, ob sie einen Lippenstift benutze oder nicht, meinte sie noch vor ihrer Kanzlerkandidatur. Merkels Aussehen wurde heftig kritisiert, von Linken wie Rechten, vom Boulevard wie von den Eliten, dabei hatte sie genau das getan, was allseits gefordert wird: Sie hatte Persönlichkeit gezeigt und Individualität gelebt. Ihr »eigener Stil« hatte nur einen Fehler: Er bewegte sich jenseits der typisierten Bahnen sowohl von Management als auch von Weiblichkeit. Sie positionierte sich durch ihre Nicht-Inszenierung nicht nur zu wenig als Frau, sondern auch zu wenig als »Machertyp«. Dies wurde ihr vor allem vor dem Hintergrund ihrer ostdeutschen Herkunft als zu wenig »weltbürgerlich« ausgelegt.[208]

Umso größer war das Lob, als Angela Merkel, begleitet von schriller Medienöffentlichkeit, neu »designt« wurde. Als Kanzlerin erhielt sie eine Stylistin und eine Visagistin. Ihr Friseur gab zahllose ausführliche Interviews zu ihrer neuen Frisur, um schließlich in einem Rundfunkinterview zu jubeln: »Ich finde, Frau Merkel habe ich ganz gut hinbekommen.«[209] Als ein paar Jahre vorher im Raum stand, ob Gerhard Schröders Schläfen gefärbt seien oder nicht, gab sich derselbe Friseur auffallend wortkarg.

In der Politik finden sich derzeit mehrere Phänomene: Einerseits ist das Aussehen von Politikern beiden Geschlechts stark öffentlich kommentiert. Andererseits werden immer jüngere und immer mehr auffallend den Körpernormen entsprechende Frauen und Männer in Spitzenpositionen berufen. Dies hängt einerseits mit der Tatsache zusammen, dass sich die Bedeutung von Schönheit auch im beruflichen Leben niederschlägt, vor allem in öffentlichen und exponierten Berufen.

»Nicht eine Rolle lediglich zu spielen, sondern sie zu verkörpern ist die Maxime. Dabei werden immer mehr Aspekte eines einstmals rein äußerlichen Verhaltenscodes in den Körper hineingenommen. Soziale und integrative Kompetenzen werden wichtiger, der sachliche Austausch wird zunehmend in einen sozialen Austausch transformiert [...].«[210]

Andererseits geht der veränderte Politikertypus auch mit einer allgemein stärkeren Inszenierung von Politikerinnen und Politikern als Menschen und Marken und mit einer Betrachtung von Politik als den Gesetzen des Marktes unterliegend einher.

»Dass Spitzenpolitiker zu Produkten werden, die beworben und verkauft werden, als wären sie ein neues Mercedes-Coupé, ist nichts Ungewöhnliches. In Zeiten, in denen Menschen Politik nicht mehr direkt im Kontakt mit ihrem Bezirkskassier oder Ortsvorsitzenden wahrnehmen, sondern indirekt über den Bildschirm, sind die Parteien gezwungen, auf die Tricks der Werbung zurückzugreifen. Dann werden Wähler zu Kunden, die zum Kauf des Produkts ›Spitzenpolitiker‹ angeregt werden sollen. Oft hat das Image der Ware ›Kandidat‹ gar nicht so viel mit dem Image des dazugehörigen Warenhauses ›Partei‹ zu tun. Das erhöht die Chance, neue Käufergruppen anzusprechen.«[211]

Politik fokussiert sich weg von der Partei hin zu den sie repräsentierenden Menschen inklusive deren Körperlichkeit. Wir finden heute eine Verkörperlichung der Politik vor. Diese Verkörperlichung führt zu einem Wettbewerb auf leiblicher Ebene und damit zu einer in dieser Intensität neuen Dimension im Repertoire, das ein Politiker und eine Politikerin auf dem Weg zur Macht beherrschen muss: Es genügen nicht Gestaltungswille, Spitzfindigkeit, gute Beziehungen, Leutseligkeit, Fachkenntnis, Rhetorik, Durchhaltevermögen innerhalb der eigenen Partei, Wille zur Macht und was sonst nötig ist, um ein politisches Spitzenamt zu erreichen. Dies alles ist dann zu wenig, wenn sie dem Körperideal ganz und gar widersprechen.

Die beiden Dimensionen einer stärker marktorientierten Politik und der Verkörperlichung von Politik führen auch dazu, dass neue Menschentypen Spitzenpositionen besetzen. Manche von ihnen legten bereits bevor die politische Macht in greifbarer Nähe war, Wert auf Verschönerungen und sexuelle Attraktivierung. Andere begannen ihre Schönheit erst auf dem Weg zur Macht zu inszenieren.

Ein Beispiel für Letzteres ist die französische Politikerin Ségolène Royal, 2007 Anwärterin auf das Amt der Präsidentin und 2008 auf jenes der sozialistischen Parteichefin. Sven Hillenkamp[212] analysiert, dass Royal in ihrer früheren politischen Funktion, als Ministerin für Schulbildung, noch eher einer normalen Büroangestellten glich, häufig hochgeschlossene, konservative Kostüme und eine große, unmodische Brille trug. Ihre kinnlangen Haare verbarg sie oft unter einem mädchenhaften Haarreifen. Als es karrieristisch steil nach oben ging, begannen ihre offensichtlichen Verschönerungen.

Als Royal nach dem Amt der Staatspräsidentin griff, hatten sich ihr Auftreten und ihr Aussehen stark verändert. Die Haare waren lang und offen, sie trug enge Röcke, taillierte Jacken und Stöckelschuhe und häufig ein auffälliges Dekolletée. »Eine Königin für den Élysée? Schön wie ein Filmstar, Mutter von vier Kindern, unverheiratet und Sozialistin«[213], schrieb Heiko Engelke im Klappentext seiner Biografie über Royal. An ihrer optischen Wandlung ist deutlich zu erkennen, wie sie ihren Körper auf dem Weg zur Macht bewusst inszenierte.

Royal hat Pendants in anderen Ländern, egal, ob sie sich bereits vor dem Weg zur Macht stark attraktiviert haben oder nicht. Das Phänomen, dass – nicht nur, aber immer öfter – besonders attraktive Menschen, vor allem Frauen, besonders hohe politische Funktionen besetzen, findet sich in verschiedensten westlichen Ländern[214]: Die Anwärterin auf das Amt der Vizepräsidentin bei der US-Präsidentschaftswahl 2008, Sarah Palin (44), war in ihrer Jugend Model und Anwärterin auf den Titel »Miss Alaska 1984«.

Als Spaniens Ministerpräsident José Luis Rodríguez Zapatero im April 2008 sein Kabinett zusammenstellte, berief er acht Minister und neun Ministerinnen ins Amt, vorwiegend dünn und attraktiv, einige von ihnen auffallend jung. Das Magazin *Der Spiegel* schrieb damals über das spanische Kabinett: »Die Damenriege ist auch ›Vogue‹-tauglich.«[215]

Italiens Ministerpräsident Silvio Berlusconi kommentierte die Bildung der spanischen Regierung in einem Radiointerview mit den Worten, Zapateros Kabinett sei »zu rosa«. Das könne in Italien nicht passieren, da gäbe es zu wenig qualifizierte Frauen. Wenig später, im Mai 2008 berief Berlusconi selbst vier auffallend junge (im Alter von 31 bis 41), auffallend attraktive Frauen zu Ministerinnen. Prompt wurde von einer »Verschönerung des Kabinetts« geschrieben. Jugendministerin Mara Carfagna (32) hatte eine offen bekannte Vergangenheit als TV-Showgirl und Nacktmodel, im Jahr 1997 war sie Miss-Italia-Anwärterin. »Wenn ich nicht schon verheiratet wäre, würde ich dich sofort zur Frau nehmen«, witzelte Berlusconi öffentlich Richtung Carfagna.[216]

Männliche Spitzenpolitiker müssen durch ihren Körper Fitness, Flexibilität, Wendigkeit, Durchsetzungsfähigkeit und Leistungsfähigkeit verkörpern, aber sie müssen ihr Geschlecht nicht in besonderem Maß mitbedenken. Politik ist traditionell männlich. Männer können nur dann aus ihrer Geschlechtsrolle fallen, wenn sie sich zu sehr inszenieren, wenn sie zu viel Wert auf Verschönerungen legen. Auch das ist in gewissem Sinn ein schmaler Grat. Trotzdem läuft ein Politiker keine Gefahr, im Zuge seines politischen Amts auf seine Männlichkeit angesprochen zu werden, solange er sich nicht in betonter Art und Weise verschönert.

Bei Frauen hingegen kommt zur Verkörperung von Management, Fitness, Wendigkeit, Leistungsfähigkeit und Durchsetzungsfähigkeit noch ein Faktor dazu: die Weiblichkeit. Für weibliche Politikerinnen ist Geschlecht in ihrer öffentlichen Darstellung immer und automatisch ein Faktor, nicht nur dann, wenn sie zu männlich wirken.

»Das Dilemma: Wenn eine Frau in der Öffentlichkeit nicht als Frau auffällt, fällt sie auf. [...] Wenn eine Frau in der Öffentlichkeit hingegen als Frau auffällt (und zumindest nach dieser Konvention unauffällig ist), hat sie ebenfalls bald ein Problem. [...] Schnell wird die Frau als ›Tussi‹ oder ›Sexobjekt‹ diskreditiert, ihr die Anerkennung als öffentliche Person versagt. Aus dem Dilemma folgt für viele ein ständiger Balanceakt, der keine Balance kennt.«[217]

Das Ideal

Kriterien von Schönheit

Als Model auf dem Laufsteg würde Marilyn Monroe heute vermutlich ausgepfiffen. Mit Kleidergröße 42 dürfte sie wohl bestenfalls Übergrößen vorführen. Die vier Kriterien des aktuellen Schönheitsideals sind Schlankheit, Jugendlichkeit, Fitness und Authentizität.

Keine nähere Betrachtung finden in diesem Buch Kriterien, die menschliche Gesichter als »schön« oder »nicht schön« kennzeichnen. Daher seien die wichtigsten Ergebnisse an dieser Stelle kurz erwähnt: Die vornehmlich soziobiologische und psychologische Attraktivitätsforschung[1] setzt sich seit Jahrzehnten eingehend mit der Attraktivität von Gesichtern auseinander und konnte dafür bestimmte Kriterien identifizieren. So wurde festgestellt, dass Gesichter, die durch Morphing (also die Überlagerung von Fotos realer Gesichter zu einem neuen, künstlichen Computergesicht) entstanden, als besonders attraktiv bewertet wurden. Dies führte zur so genannten »Durchschnittshypothese« und der verkürzten Formel »Je durchschnittlicher ein Gesicht, desto attraktiver«. Kriterien, die typische Merkmale von Kindergesichtern sind (etwa hohe Stirn, große Augen, zierlicher Kiefer und kleine Nase) wurden für Frauengesichter ebenso als besonders attraktiv bewertet wie Kriterien, die für Kindergesichter besonders untypisch sind (etwa volle Lippen und hervortretende Wangenknochen). Insgesamt konnten für Frauengesichter deutlich exaktere und detailreichere Kriterien von Attraktivität ausgemacht werden als für Männergesichter.

In diesem Buch wird auf die Attraktivitätsforschung des Gesichts jedoch nicht näher eingegangen, da es um Kriterien des Schönheitsideals geht, die den Körperbau sowie die Gesamterscheinung betreffen.

Schlankheit

Schlankeit zwischen Ideal und Realität

»90-60-90« lauten die Traummaße, nach denen frau sich richten soll. Eine ideale Frau soll um die Mitte so dünn sein wie ein durchschnittliches Kleinkind. Die ideale Taille einer erwachsenen Frau entspricht der durchschnittlichen Taille eines viereinhalbjährigen Kindes, wie Maßtabellen für Kleinkinderkleidung[2] zeigen. Dort ist die Taille für Vierjährige mit 59 Zentimetern, die Taille für Fünfjährige mit 61 Zentimetern definiert.

Der deutsche Kinder- und Jugendgesundheitssurvey (KiGGS)[3] untersuchte und vermaß in den Jahren 2003 bis 2006 in 167 deutschen Städten und Gemeinden 17.641 Jungen und Mädchen. Er kam bei 11-Jährigen auf einen durchschnittlichen Taillenumfang von 66,3 Zentimeter (Jungen) beziehungsweise 64,4 Zentimeter (Mädchen) und bei 17-Jährigen auf einen durchschnittlichen Taillenumfang von 77,3 Zentimeter (Jungen) und 71,3 Zentimeter (Mädchen). Auch der Hüftumfang deutscher Mädchen ist deutlich über dem Ideal für erwachsene Frauen: 13-jährige Mädchen haben durchschnittlich 89,7 Zentimeter Hüftumfang, 14-jährige 92,6 und 17-jährige 96,4. Die Realität zeigt demnach eine deutliche Kluft zum Ideal auf.

Das internationale Textilforschungszentrum *Hohensteiner Institute*[4] führt seit 1957 repräsentative Reihenmessungen an der deutschen Bevölkerung durch. Via 3D-Scanner werden je Reihenmessung rund 10.000 Frauen an je 2.000 Messpunkten vermessen, woraus sich Werte der durchschnittlichen Körpermaße ergeben. An diese Ergebnisse der Reihenmessungen passen die Bekleidungshersteller ihre Schnitte an, um so die Passform von Konfektionskleidung zu optimieren. Für Frauen liegen durchschnittlich alle zehn bis 15 Jahre neue Daten vor, für Männer seltener.

Das Ergebnis der jahrzentelangen Reihenmessungen der *Hohensteiner Institute* zeigt, dass Frauen immer größer und immer schwerer werden. So lag die Durchschnittsgröße deutscher Frauen im Jahr 1972 bei 162,1 Zentimetern, im Jahr 1983 bei 164,7 Zentimetern und im Jahr 1999 bei 168,7 Zentimetern. Ebenso stiegen Brustumfang, Taillenumfang und Hüftumfang: Im Durchschnitt lag der 1994 ermittelte Brustumfang um 1,7 Zentimeter über dem von 1981 ermittelten. Taillen- und Hüftumfang nahmen im gleichen Zeitraum durchschnittlich um 2,2 Zentimeter zu. Die Reihenmessung von 1994 belegt, dass damals nur noch 21 Prozent der Frauen mit ihrer Figur in Standardgrößen passten.

Die vom deutschen *Bundesministerium für Ernährung, Landwirtschaft und Verbraucherschutz* in Auftrag gegebene *Nationale Verzehrsstudie II*[5], erhoben in den Jahren 2005 bis 2007, ergab folgende Durchschnittsmaße deutscher Frauen: Deutsche Frauen sind durchschnittlich 1,63 Meter groß, 69,9 Kilogramm schwer, haben einen Taillenumfang von 83 Zentimetern, einen Hüftumfang von 103,6 Zentimtern und einen BMI von 26,1.

Diesem durchschnittlichen Realbild steht ein völlig konträres Idealbild gegenüber, nämlich 90-60-90 (Brust, Taille, Hüfte in Zentimetern). Selbst die gerade noch»ideale« Konfektionsgröße 38 sieht einen deutlich dickeren Körper vor. Größe 38 ist für 1,68 Meter große Frauen mit den Maßen 88-72-97 geschnitten. Von den Traummaßen 90-60-90 sind also sowohl Konfektionsgrößen als auch reale Frauen meilenweit entfernt. Beim aktuellen Schönheitsideal handelt es sich um einen an Unterernährung erinnernden Kunstkörper.

Der deutsche Durchschnittsmann war in den Jahren 2005 bis 2007 laut *Nationaler Verzehrsstudie II*[6] 1,77 Meter groß und 84,6 Kilogramm schwer. Er hatte einen BMI von 26,9, eine Taille von 94,8 Zentimetern und eine Hüfte von 103,3 Zentimetern.[7] Nun existiert ja bezeichnenderweise für Männer keine exakte Idealformel à la 100-85-100. Dennoch kann davon ausgegangen werden, dass reale Männer mit einem laut WHO bereits in leichtem Übergewicht einzustufenden BMI von 26,9 von den brusthaarlosen, muskelbepackten Idealmännern der Hochglanzmagazine weit entfernt sind.

Messungen[8] von Rekruten der deutschen Bundeswehr ergaben, dass auch Männer im letzten Jahrhundert deutlich größer und stärker wurden, wobei die Zunahme der Körperlänge seit den 1990er Jahren des 20. Jahrhunderts deutlich geringer ausfällt als in den Jahrzehnten davor. Dennoch: In den vergangenen 150 Jahren wurden durchschnittliche deutsche Rekruten um 15 Zentimeter größer. Dies ist vor allem auf einen besseren Ernährungsstandard und schlichtweg auf weniger Armut und größeren Reichtum zurückzuführen. In den Vergleichszeitraum fallen auch zwei Weltkriege, welche schlechtere Ernährung und einen durchschnittlichen Gewichtsverlust von 10 Prozent mit sich brachten. »Armut macht klein«, lautet die zugespitzte These von John Komlos, Anthropometrie-Experte an der Universität München. »Am Körper lässt sich der Lebensstandard einer Bevölkerungsgruppe ablesen.«[9]

Den Anstieg des durchschnittlichen Körpergewichts kann man darauf zurückführen, dass Menschen jahrhundertelang darauf trainiert waren, möglichst viel zu essen. Es gab nicht für alle genug, so aß man, sobald Essen vorhanden war, möglichst sofort und möglichst viel. Die Industrialisierung der Lebensmittelproduktion und bessere Konservierungs- und Transportmöglichkeiten führten am Beginn des 20. Jahrhunderts zu einem Überfluss an Nahrungsmitteln.[10]

Tatsache ist, dass sich die Körperproportionen der Bevölkerung in den letzten Jahrzehnten deutlich verändert haben – wir sind im Durchschnitt heute größer und kräftiger als unsere Eltern und Großeltern. Die erste Folge: Immer mehr Menschen haben Schwierigkeiten, im Handel Bekleidung mit optimaler Passform zu finden. Die zweite Folge: Körperideal und Körperrealität klaffen immer deutlicher auseinander, besonders für Frauen, weil für sie das Körperideal enger definiert ist. »Während die Frauenkörper immer mehr Raum einnehmen«, sagt Alice Schwarzer[11], »wird also das Ideal immer verschwindender. Diese sich kontinuierlich vergrößernde Kluft zwischen Ideologie und Realität muss die Frauen ja in die Schizophrenie treiben. Real werden sie von Jahr zu Jahr stärker, ideal aber sollen sie immer zarter sein.« Im realen Leben können nur Ausnahmeerscheinungen, und diese in den allermeisten Fällen nur unter dauerhafter Körperkontrolle, langfristig diesem Ideal entsprechen.

Auch Models, die Inkarnation des Schönheitsideals, leiden unter der geforderten Schlankheit, wie Bekenntnisse[12] immer wieder zeigen: »Ich finde mich nicht fett, aber drei Kilo müssen schon noch weg. Deswegen werde ich meine Ernährung reduzieren und mehr Sport treiben«, erklärte das brasilianische Model Maiara Fabri in einem Interview im Sender *3Sat*. Fabri wog zum Zeitpunkt des Interviews laut eigenen Angaben 49 Kilogramm bei einer Größe von 1,76 Metern. Sie hatte demnach einen BMI von 15,8 und wäre in vielen europäischen Ländern wegen ihres Untergewichts gar nicht zu Modeschauen zugelassen. Ruslana Korshunova stürzte sich im Juni 2008 von einem New Yorker Balkon in den Tod. Zum Zeitpunkt ihres Todes war das russische Model gut im Geschäft, kurz davor, eine Million Dollar im Jahr zu verdienen. Nach ihrem Tod sagte eine Freundin über sie: »Ich glaube, sie war sich ihrer Schönheit selbst nie ganz sicher«. Die Angst um den nächsten Job hätte sie zu einer »ständigen Diät« und zu permanenten Selbstzweifeln veranlasst. Und ein amerikanisches Model gestand einer Zeitschrift: »Ich kokse, um dünn zu bleiben. Koks nimmt das Hungergefühl. Koks ist das heimliche Erfolgsrezept vieler Topmodels.«

Warum aber wird Mode in der Werbung von so dünnen Frauen vorgeführt? Wer identifiziert sich damit, wenn er oder sie figürlich deutlich anders veranlagt ist? Und: Wer kann so etwas tragen? Tatsächlich macht die Modeindustrie mit den kleinsten Größen auch den kleinsten Umsatz. Thorsten Fuhrberg vom Verband lizenzierter Modellagenturen e.V. (VELMA) erklärte in einem Interview: »Wir machen mit Größe 34 nur drei Prozent des Umsatzes, von der Kindergröße 32 ganz zu schweigen.«[13] Kein Wunder, dass in Filialen internationaler Modeketten Kleiderständer und Regale häufig voll sind mit den Größen 32 und 34: nicht, weil sie besonders gefragt sind, sondern weil sie übrig bleiben.

Models entsprechen diesem Ideal tatsächlich, zumindest, wenn man ihren eigenen Homepages beziehungsweise den Homepages ihrer Agenturen Glauben schenken darf: Claudia Schiffer hat demnach bei einer Körpergröße von 1,81 Metern die Maße 88-62-91 (Brust-Taille-Hüfte in Zentimetern), Kate Moss bei einer Größe von 1,75 Metern 84-58-89, Agyness Deyn bei einer Größe von 1,75 Metern 78-60-88 und Giselle Bündchen bei einer Größe von 1,80 Metern 86-61-82. Cindy Crawford wurde bei einer Größe von 1,77 Metern und den Maßen 86-66-89 in den Medien als »Kurvenreiche«[14] bezeichnet – mit einer Taille, die bei einer groß gewachsenen Frau der Konfektionsgröße 34 entspricht. Der Realität zum Trotz haben die allermeisten professionellen Models Taillenmaße von viereinhalbjährigen Kindern, Hüftumfänge von 13-jährigen Mädchen und eine Körperlänge von Männern.

Elle MacPherson, »The Body« genannt, wurde im September 2008 in einer anlässlich der Londoner Modewoche vom britischen Modehaus *Debenhams* in Auftrag gegebenen Umfrage an 3.000 Frauen zum »Best Model ever« gekürt. Platz zwei erzielte Cindy Crawford, gefolgt von dem 1960er Jahre-Model Twiggy auf Platz drei. Im Pressetext der Veranstalter[15] kommentierte eine Sprecherin des veranstaltenden Modehauses das Ergebnis mit der Interpretation, Frauen bevorzugten heute kurvigere Figuren: »Women prefer curvier figures. They go for girls like Elle and Cindy.« Die Medien[16] druckten ihre Interpretation ab, etwa mit den Worten: »Mit Elle Macpherson gewann ein ›normal gebautes‹ Top-Model« oder »Kurvige Elle MacPherson schlägt magere Twiggy«. In derselben Pressemitteilung, die den Trend zu »kurvigerem« Geschmack kommentiert, sind die Maße der 1,84 großen 44-jährigen Elle MacPherson mit 36-25-25 Inches angegeben, was 91-64-87 Zentimetern entspricht. Was bitte ist daran »normal gebaut« oder »kurvig«? Weil sie vier Zentimeter mehr Taille hat, als dem Ideal entsprechen würde und damit bei einer Größe von 1,84 Metern gerade schon in Konfektionsgröße 34 passt?

Interessanterweise bleibt bei Meldungen über die Körpermaße von Models meist deren Gewicht ungenannt. Es könnte uns erschrecken, wenn sich herausstellte, dass beispielsweise eine 1,85 Meter große Frau nur 60 Kilogramm wiegt. Die so genannten »fülligeren« oder »kurvigeren« Models sind bei näherer Betrachtung dürr. Auch euphemistische Meldungen wie die obigen ändern nichts daran, dass Ideal und Realtität weit auseinanderklaffen. »Frauen wird heute ein hochstilisiertes Klischee von Attraktivität als Sollwert entgegengehalten, das für die individuelle Beschaffenheit ihrer Körper keinen Spielraum mehr läßt.«[17]

Doch die Natur hat anderes als das Magerideal vorgesehen: Frauen brauchen einen gewissen Fettanteil, damit ihre Regelblutung einsetzt. Bei Frauen, deren Fett-Muskel-Verhältnis unter 22 Prozent fällt, sind Hormonstörungen und Unfruchtbarkeit weit verbereitet.[18] Besonders der Fettansatz im Bereich der Oberschenkel hat im ausgewogenen Maß die Funktion eines Depots für etwaige Hungerzeiten. Wären Frauen so dünn wie gängige Schaufensterpuppen, wären sie unfruchtbar und zu dünn, um zu menstruieren.

Frauen haben einen deutlich höheren Fettanteil als Männer, und das von Geburt an in jedem Lebensalter und in allen Kulturen, nämlich um zehn bis 15 Prozent.[19] Welche Bedeutung dem Körperfett zukommt, lässt sich für medizinische Laien erst erahnen, wenn man bedenkt, dass normalgewichtige Männer einen durchschnittlichen Körperfettanteil von 15 bis 20 Prozent haben und normalgewichtige Frauen von durchschnittlich 30 Prozent. Auch für deutsche Kinder und Jugendliche ist dieser höhere Körperfettanteil von Mädchen gut belegt.[20]

Ausgeweitet wurde das Ideal Schlankheit mittlerweile auch auf die Zeitspanne der Schwangerschaft: Victoria Beckham, Heidi Klum und Angelina Jolie exerzieren vor, dass man als Hochschwangere blendend und durchtrainiert aussehen und nach einer Geburt – im Falle Jolies sogar nach einer Zwillingsgeburt – binnen weniger Wochen wieder schlank wie eh und je sein kann. Die öffentliche Präsenz hochschwangerer, prominenter Frauen enttabuisiert Schwangerschaft zwar, macht andererseits aber auch klar, dass – wer im Geschäft bleiben will – sich auch in dieser Zeit nicht »gehen lassen« darf. Demnach ist Schönheit auch für Hochschwangere machbar.

Die bekannte Essstörungesexpertin Susie Orbach[21] berichtet aus Großbritannien, dass sich immer mehr prominente Frauen im achten Schwangerschaftsmonat ihre Kinder mittels Kaiserschnitt holen lassen, um die Ausdehnung des Bauches in den letzten Schwangerschaftswochen zu verhindern. »Sie ertragen es nicht, im letzten Monat so ›dick‹ zu sein« und wollten das Ausleiern der Bauchhaut verhindern, so Orbach. »Wir haben es heute mit einer Müttergeneration zu tun, die schon voll unter dem Schlankheitswahn-Bombardement der Medien aufgewachsen ist«, konstatiert Orbach.

Dabei ist der Bauch ohnehin eine besonders sensible Körperzone. Er gilt als »Nabel der Welt« und ist eine jener Körperzonen, deren Berührung nur bei großer Vertrautheit und Intimität legitim ist.[22] Tina Ebbing[23] reflektiert in ihrem Buch *Körpermitte* den historischen und gegenwärtigen Zugang zum Bauch und zeigt dabei auf, dass Bilder vom Bauch auch in hohem Maß kulturell geprägt und damit Ausdruck von Normen, Werten und Weltbildern sind.

Gewicht und Gesundheit

In den 1940er und 1950er Jahren entsprach für Frauen Kleidergröße 40/42 dem Schönheitsideal, wodurch es auch als schön galt, dass eine 1,65 Meter große Frau zwischen 70 und 75 Kilo wog.[24] Damit war diese Figur nicht nur schön, sondern auch normal und zulässig. Heute ist eine 1,70 Meter große Frau ab einem Gewicht von 72 Kilo offiziell und nach WHO-Kriterien als übergewichtig eingestuft.

Tatsächlich grassieren hohe Zahlen bezüglich Übergewicht:[25] Die WHO geht davon aus, dass es im Jahr 2005 weltweit 1,6 Milliarden übergewichtige Erwachsene (ab 15 Jahren) gab. Davon waren rund 400 Millionen adipös, also fettleibig. Der deutsche *Mikrozensus 2003* ergab, dass unter den 18- bis 90-jährigen Deutschen 58 Prozent der Männer und 41 Prozent der Frauen übergewichtig sind. Laut einer 2007 veröffentlichten Studie der deutschen Adipositas-Gesellschaft sind 70 Prozent der Männer und 50 Prozent der Frauen übergewichtig. Ähnliche Ergebnisse brachte die 2008 veröffentlichte, vom deutschen *Bundesministerium für Ernährung, Landwirtschaft und Verbraucherschutz* in Auftrag gegebene *Nationale Verzehrsstudie,* welche das Ernährungsverhalten von rund 20.000 deutschen Erwachsenen im Alter von 18 bis 80 Jahren untersuchte. Auch sie errechnete einen hohen Anteil an Übergewichtigen: Demnach sind 66 Prozent der Männer und 50,6 Prozent der Frauen übergewichtig.

Geht man mit offenen Augen durch die Straßen, erscheinen diese Zahlen sehr hoch. Zwei von drei Männern und jede zweite Frau übergewichtig? Das erscheint in mitteleuropäischen Gefilden doch viel. Die oben zitierten und andere renommierte Studien klassifizieren nach dem Body-Mass-Index (BMI). Die nach dem BMI festgelegte Formel für Unter-, Normal- und Übergewicht klassifiziert ab einem BMI von 25 als »übergewichtig«. Diese Grenze ist bei 1,60 Zentimetern ab einem Gewicht von 64 Kilogramm, bei 1,65 Metern ab 68 Kilogramm, bei 1,70 Metern ab 72 Kilogramm, bei 1,80 Metern ab 81 Kilogramm und bei 1,90 Metern ab 90 Kilogramm erreicht.

Was hinterfragt werden muss, wenn man sich dem Schönheitsideal nähert, ist nicht nur das dünne Ideal an sich, sondern auch seine medizinisch-wissenschaftliche Untermauerung und die oft fehlende Differenzierung von Übergewicht: In öffentlichen Meldungen wird üblicherweise nicht nach der Intensität von Übergewichts (leichtes oder starkes Übergewicht) differenziert. Auch der hohe Anteil an Übergewichtigen, wie er immer wieder publiziert wird, nährt sich aus der engen Definition, wonach ein Mensch ab einem BMI von 25 als »übergewichtig« gilt. Dabei wurde dieser strenge Maßstab erst 1996 von der WHO festgelegt. Als die Nationalen Gesundheitsinstitute der USA (*NIH*) die neue Definition im Jahr 1998 übernahmen, wurden auf einen Schlag 35 Millionen beschwerdefreie Amerikaner zu übergewichtigen Risikoträgern.[26]

Aus nicht Evidenz basierter Alltagserfahrung lässt sich dazu ergänzen, dass Medienberichte über die hohe Anzahl von Übergewichtigen häufig mit extrem dicken, oftmals halb nackten Menschen illustriert werden, bei denen sich Speckring über Speckring wölbt, was den Eindruck erweckt, alle im Artikel gemeinten Übergewichtigen (also auch die 1,70 Meter großen mit 72 Kilogramm) wären so dick wie die Abgebildeten.

Diese enge Definition von Übergewicht sowie die negative und bildlich überzeichnete mediale Präsenz des Themas Übergewicht müssen bedacht werden, wenn über Ursachen eines hinsichtlich Gewicht negativen Körpergefühls gesprochen wird. Dabei geriet Körperfett erst allmählich in Verruf. Bis etwa 1900 galt Körperfett als ein besonderer Schutz vor Krankheiten, etwa vor Tuberkulose.[27] Erst danach wurde Übergewicht von Seiten der Medizin als Gesundheitsrisiko erkannt und kommuniziert.

Die Intensität und Generalisierbarkeit eines Gesundheitsrisikos durch leichtes Übergewicht ist bis heute umstritten. Ein generalisierbares Gesundheitsrisiko bei starkem Übergewicht (ab einem BMI von 30) gilt als wissenschaftlich erwiesen und wird selbst von Kritikern der BMI-Definition nicht angezweifelt. Einen BMI ab 30 hat man beispielsweise bei einer Körpergröße von 1,60 Metern mit 77 Kilogramm, mit 1,65 Zentimetern ab

82 Kilogramm, mit 1,70 Metern ab 87 Kilogramm und mit 1,80 Metern ab 97 Kilogramm.

Darunter liegt jedoch in mancherlei Hinsicht eine Grauzone. Strittig ist beispielsweise, ob bereits Menschen mit einem BMI von 25 bis 29,9 generelle Zielgruppe von gesundheitlichen Interventionen sein sollten, da es wenig empirische Belege dafür gibt, dass bereits bei diesem BMI kausal auf das Körpergewicht zurückführbare Gesundheitsgefährdungen bestehen.[28] Kritisch betrachten sollte man auch die Tatsache, dass Studien zu Übergewicht und Fettleibigkeit häufig durch Pharmakonzerne und Diätproduktefirmen finanziert werden.[29]

Als wichtiger gesundheitsförderlicher Faktor für übergewichtige Menschen hat sich regelmäßige Bewegung herausgestellt.[30] Darüber hinaus stellt die typisch männliche Apfelfigur (dicker Bauch) ein größeres Gesundheitsrisiko dar als die typisch weibliche Birnenfigur (dicke Hüften und Oberschenkel).[31]

Als besonders zweifelhaft hat sich das erhöhte Sterberisiko herausgestellt, welches häufig generalisiert mit »Übergewicht« in Verbindung gebracht wird.[32] Die US-amerikanischen Wissenschaftsgruppe Katherine Flegal, Barry Graubard, David Williamson und Mitchell Gail[33] untersuchten in einer Metaanalyse alle verfügbaren Sterbedaten amerikanischer Todesfälle Erwachsener der Jahre 1971 bis 1994 auf einen Zusammenhang mit dem Körpergewicht der Verstorbenen. Die Analyse der rund 2,3 Millionen Todesfälle ergab, dass die Sterblichkeit bei Menschen mit Adipositas (BMI ab 30) und Untergewicht (BMI ab 18,5 und weniger) signifikant erhöht war. Die höchste Lebenserwartung hatte demnach jedoch nicht nur die Gruppe der Normalgewichtigen (BMI 20 bis 24,9), sondern auch die Gruppe der leicht Übergewichtigen (BMI 25 bis 29,9).

In öffentlichen Diskussionen kommt es kaum zu differenzierten Überlegungen, denn Schreckensmeldungen und Horrorszenarien unterscheiden selten zwischen leichtem Übergewicht (in der Fachwelt »Prä-Adipositas« genannt) und Adipositas. Wenn man Meldungen wie beispielsweise »Fast jede(r) Zweite in Deutschland hat Übergewicht«[34] liest, kann mit hoher Wahrscheinlichkeit davon ausgegangen werden, dass es sich um den Anteil von Menschen mit einem BMI ab 25 handelt. Manche (selbst renommierte) Studien[35] unterscheiden auch in den Originaldaten nicht zwischen leichtem Übergewicht und Adipositas.

Eine rühmliche Ausnahme hinsichtlich Differenzierung bildet der deutsche *Datenreport 2008*:[36] Dieser nennt keine Gesamtzahl von Übergewichtigen, sondern unterscheidet von vornherein zwischen den verschiedenen Kategorien und räumt im gleichen Atemzug ein, dass generalisierbare gesundheitliche Beeinträchtigung durch leichtes Übergewicht umstritten ist, weshalb man sich zu einer ausschließlich differenzierten Aufschlüsselung entschloss. Ich habe die einzelnen Übergewichtskategorien dennoch summiert und komme auf die wohlbekannten Zahlen, wonach die Hälfte der Deutschen übergewichtig sei, genauer: 49 Prozent in den Jahren 2002 und 2004 und 50 Prozent im Jahr 2006. Nur: Je 35 Prozent dieser 49 beziehungsweise 50 Prozent hatten lediglich leichtes Übergewicht und befanden sich somit in jenem Gewichtsbereich, welcher als generalisierbarer kausaler Faktor einer Gesundheitsgefährdung wissenschaftlich umstritten ist. Starkes Übergewicht (BMI ab 30) hatten 15 (Jahre 2002 und 2004) beziehungsweise 16 Prozent (2006).

Diese Daten des *Datenreports 2008* zeigen, dass mehr als zwei Drittel der an der viel zitierten »Epidemie des Übergewichts« Beteiligten nur leicht über dem Normalgewicht liegen. Dies macht die generalisierbare Gesundheitsgefährdung wirklich fettleibiger Menschen, die es zweifelsohne gibt, nicht geringer, aber es relativiert monströse Zahlen.

Auch der viel zitierte Anstieg von Übergewicht bei Kindern und Jugendlichen stellt sich in einem anderen Licht dar, wenn man leichtes Übergewicht von Adipositas trennt. Das Berliner *Robert Koch-Institut*[37] erhob im von 2003 bis 2006 erhobenen Kinder- und Jugendgesundheitssurvey (KiGGS) unter anderem die Körpermaße von Kindern und Jugendlichen. Daraus ergab sich, dass 15 Prozent der 3- bis 17-jährigen Deutschen übergewichtig sind. Von diesen 15 Prozent fallen jedoch 8,7 Prozent in die Gruppe leichten Übergewichts und nur 6,3 Prozent in die Gruppe der Adipositas. Schlimm genug, aber ganz so drastisch wie oft dargestellt ist es also nicht. Tatsächlich ist der Anteil der stark übergewichtigen, adipösen Kinder und Jugendlichen (BMI ab 30) mit 6,3 Prozent sogar geringfügig geringer als der Anteil der untergewichtigen Kinder und Jugendlichen. Laut KiGGS sind 7 Prozent der 18.000 untersuchten deutschen 3- bis 17-Jährigen untergewichtig.

Auch in einer 2007 (allerdings ausschließlich an Studentinnen) durchgeführten deutschen Studie[38] stellte sich Untergewicht als größeres Problem als Übergewicht dar. Dabei lag der durchschnittliche BMI bei 21,1, also im Bereich unteren Normalgewichts. 13,9 Prozent der untersuchten Studentinnen hatten Untergewicht (BMI kleiner gleich 18,5), 10,3 Prozent fielen in die Kategorie Übergewicht (BMI ab 25).

In der öffentlichen Diskussion wird verschwiegen, dass die Bekämpfung von Übergewicht nicht nur ein willkommenes, gut vermarktbares Thema für die Politik gleichermaßen wie für die Medien ist, sondern auch ein gutes Geschäft. Derzeit profitieren davon vor allem die Pharmaindustrie und die Diätindustrie.

»(Natur-)Wissenschaft dient heute vielfach nicht mehr vorrangig der Aufklärung, sondern stärker der Gesundheitsmarkterschließung und der Absicherung politisch initiierter und medial propagierter Kampagnen. So notwendig angesichts der sehr wohl bestehenden und nicht gering zu veranschlagenden Gesundheitsgefährdungen präventive, kurative und auch klinische Strategien sind, so führt die Dramatisierung und Moralisierung von Körperdefiziten seitens vieler Mediziner jedoch nicht weiter.«[39]

Wie sehr dabei mitunter Daten unkritisch verbreitet werden, zeigt eine Kampagne, welche im Jahr 2000 über Österreich schwappte. »Die Österreicher: Um 160.000 Sauen zu schwer« und »Die Österreicher haben 18 Millionen Kilo Übergewicht« hieß es damals, und sämtliche – auch renommierte – Medien übernahmen diese Schlagzeile.[40] Die darin zitierte »Studie« stellte sich als Hochrechnung einer seit den 1970er Jahren durchgeführten Gewichtsmessung an US-amerikanischen Krankenschwestern, der so geannten *Nurses' Health Study*, heraus. Es wurden also Daten, die an einer sehr spezifischen Kohorte erhoben wurden, aus einem anderen Land und einem anderen Erhebungszeitraum stammten, einfach auf Gesamtösterreich des Jahres 2000 hochgerechnet. Auftraggeber der Hochrechnung und damit wohl auch der PR war eine Pharmafirma, die eine Anti-Fett-Pille vertreibt. Die *Nurses' Health Study* gilt trotz umstrittener Methode als «Kronzeugin gegen den Killer Übergewicht« und wird wie selbstverständlich auch auf andere Länder und Gesamtbevölkerungen übertragen, recherchierte Nicolai Worm[41] bereits 1998.

Ein ähnliches Beispiel unseriöser Berechnungen und ihrer unkritischen Verbreitung durch renommierte Medien recherchierte Uwe Spiekermann:[42] Im April 2007 versandte die *International Association for the Study of Obesity* eine Pressemitteilung, wonach die Deutschen die höchsten Adipositas- und Übergewichtsraten Europas aufwiesen. Auch diese Pressemitteilung wurde unkritisch von fast allen führenden Medien aufgegriffen. Die Daten beruhten jedoch auf Daten des Gesundheitsmonitors 2003 der *Bertelsmannstiftung* und waren methodisch nicht vergleichbar mit den Daten der anderen zitierten europäischen Staaten.

Medizinjournalist Werner Bartens resultiert aus den oft unseriös kommunizierten Daten: »Die Gefahren durch erhöhtes Gewicht werden von Laien wie Medizinern immer wieder beschworen. Eine riesige Diät- und Lebensmittelindustrie lebt davon, Menschen ein schlechtes Gewissen und Gesundheitsrisiken einzureden. Doch die wissenschaftlichen Belege dafür sind dünn.«[43]

In seinem Buch *Die Krankheitserfinder*[44] zeigt Jörg Blech auf, dass große Gruppen von Menschen oft über Nacht zu Patientinnen und Patienten gemacht werden, indem eine medizinische Norm definiert wird. Eine medizinische Norm von »gesunden« Werten bedingt immer auch eine medizinische Norm von »kranken«, behandlungsbedürftigen Werten. So wurden durch die Festlegung der Norm, ab welchem Wert der männliche Testosteronspiegel zu niedrig sei, über Nacht 20 Prozent der 60-jährigen und 35 Prozent der 80-jährigen Männer zu Patienten. Durch die von der WHO 1993 festgelegte, enge Definition von Osteoporose erkrankten mit einem Schlag 31 Prozent der Frauen zwischen 70 und 79 Jahren und 36 Prozent der Ab-80-jährigen Frauen. Krankheit macht behandlungswürdig, in Form von Therapien, aber auch in Form von Medikamenten. Und tatsächlich hat die Pharmaindustrie größtes Interesse daran, dass möglichst viele Menschen als krank definiert werden. In Arbeitsgruppen zur Festlegung medizinischer Normen haben, wie Blech aufzeigt, Pharmafirmen ihre Finger im Spiel, indem sie Experten entsenden oder empfehlen, Forschung und Kongresse finanzieren oder bei Expertisen hilfreich zur Seite stehen.

Schlankheit und Rauchen

Betrachtet man den Zusammenhang von Schlankheit und Zigarettenkonsum, wird eines deutlich: Der Wunsch nach einer guten Figur ist ein wichtiger Faktor, weshalb Menschen zu rauchen beginnen beziehungsweise nicht mit dem Rauchen aufhören. Frauen setzen dabei Nikotin deutlich häufiger als Männer zur Gewichtskontrolle ein.[45] Die Angst vor einer Gewichtszunahme hält Frauen einerseits davon ab, mit dem Rauchen aufzuhören, andererseits kann Schlankheit beziehungsweise der Erhalt der Figur eine Motivation dafür sein, mit dem Rauchen zu beginnen.

So zählt Schlankheit (»um schlank zu bleiben«) zu den wichtigsten Faktoren, warum Jugendliche zu rauchen beginnen, wie das Österreichische *Institut für Jugendforschung* ausführt.[46] Die deutsche *KiGGS-Studie* 2007 stellte fest, dass 14- bis 17jährige Mädchen mit Essstörungen repräsentativ häufiger rauchen. Vor allem der Anteil täglicher Raucherinnen ist bei magersüchtigen Mädchen im Vergleich zu nicht-magersüchtigen Mädchen deutlich erhöht.[47]

Das *Deutsche Krebsforschungszentrum (DKFZ)* Heidelberg[48] wiederum untersuchte die geschlechtsspezifischen Unterschiede bei einem Rauchstopp: Frauen haben im Vergleich zu Männern eine geringere Motivation für einen Ausstiegsversuch, ein geringeres Vertrauen in den Erfolg eines Rauchstopps und befürchten in stärkerem Ausmaß, sie könnten durch einen Rauchstopp an Gewicht zunehmen.

Auch eine 2006 publizierte dänische Studie[49] bestätigt den Zusammenhang von Schlankheitswunsch und Rauchen: Sorge um das Gewicht ist demnach ein wichtiger Faktor für einen Rückfall nach bereits erfolgtem Rauchstopp: Jeder dritte (32 Prozent) männliche Raucher und jede zweite (52 Prozent) weibliche Raucherin, welche bereits erfolglos versucht hatte, mit dem Rauchen aufzuhören, gab an, dass die Sorge um die Gewichtszunahme ein Grund für den Rückfall war. Unabhängig davon, ob und wie viel sie rauchten, waren Frauen besorgter um ihr Gewicht als Männer.

Für das Ziel »Schlankheit« wird also ein großes Gesundheitsrisiko in Kauf genommen. Rauchen stellt laut WHO[50] die größte vermeidbare Todesursache weltweit dar und ist Ursache zahlreicher Erkrankungen. [Für das 20. Jahrhundert werden von der WHO rund 100 Millionen Todesfälle kausal auf das Rauchen zurückgeführt, davon allein 2008 fünf Millionen.] Für das Jahr 2030 werden 8 Millionen Tabaktote prognostiziert. 80 Prozent dieser Todesfälle werden in Entwicklungs- und Schwellenländern erwartet, weil die Tabakindustrie dort gezielt ihren Markt ausweitet. Angesichts dessen wird um der Schlankheit willen eine massive Gefährdung der eigenen Gesundheit – und, wenn in Gegenwart Anderer geraucht wird – auch der Gesundheit Anderer in Kauf genommen.

Die Verbindung Zigarette und »schlank« nutzen Konzerne gezielt: Da der schlankmachende Effekt von Zigarettenkonsum nicht belegbar ist, wurde etwa in internen Forschungen die Beimengung von Appetitzüglern in Zigaretten getestet, um so eine Zigarette zu schaffen, über die man endlich öffentlich behaupten könne, dass sie zur Gewichtskontrolle beiträgt.[51] Diese Zigarette kam nie auf den Markt.

Tatsächlich macht nicht Rauchen schlank, sondern Rauchstopp dick. Mit anderen Worten: Wer zu rauchen beginnt, nimmt dadurch nicht ab, aber wer zu rauchen aufhört, nimmt mit großer Wahrscheinlichkeit zu. Die Mehrheit der Raucherinnen und Raucher nimmt nach dem Rauchstopp einige wenige Kilogramm zu, wobei manche auch gar nicht zunehmen. Die durchschnittliche Höhe der Gewichtszunahme differiert in unterschiedlichen Studien[52]: Studien von Klesges und Swan/Carmelli ermittelten durchschnittlich vier bis fünf Kilogramm Gewichtszunahme, wobei 13 Prozent der Ex-Rauchenden elf Kilogramm oder mehr zunehmen. Eine andere Untersuchung ergab, dass 10 Prozent nach einem Rauchstopp bis zu 10 Kilogramm zunehmen. Wieder eine andere Untersuchung fand heraus, dass täglich rauchende Menschen einen niedrigeren Body-Mass-Index haben als Menschen, die nie geraucht hatten. Demnach haben täglich rauchende Männer einen 3 Prozent niedrigeren BMI als nie rauchende Männer und täglich rauchende Frauen einen um 5 Prozent niedrigeren BMI als nie rauchende Frauen.

Zurückzuführen ist diese Gewichtszunahme vorrangig auf eine erhöhte Kalorienzufuhr nach Rauchstopp, aber auch teilweise auf die tabakassoziierte Beschleunigung des Stoffwechsels.[53] Rauchen verursacht im Körper einen erhöhten energetischen Grundumsatz, weil dieser mit den über die Zigarette zugeführten Schadstoffen fertig werden muss. Dieser erhöhte energetische Grundumsatz entspricht durchschnittlich 200 Kilokalorien täglich[54], was einer Handvoll Erdnüssen, 30 bis 40 Gramm Schokolade oder 200 Milliliter Bier entspricht.

Ausschlaggebend für die Gewichtszunahme nach Rauchstopp ist aber die vermehrte Kalorienzufuhr, die über diese stoffwechselbedingten Faktoren hinausgeht. Und diese ist auf verschiedene Faktoren zurückzuführen: Ein Faktor ist, dass Rauchen Geschmacks- und Geruchssinn vermindert und ein Rauchstopp demnach dazu führt, dass Essen wieder mehr gerochen, geschmeckt und dadurch genossen werden kann. Rauchen vermindert auch das Hungergefühl, welches sich nach einem Rauchstopp wieder auf dem früheren Level einpendelt.

Ein weiterer wichtiger Faktor ist, dass Raucherinnen und Raucher schlicht weniger Zeit zum Essen haben. Pausen werden häufig nicht für Zwischenmahlzeiten, sondern fürs Rauchen genutzt. Bei einem Rauchverhalten von 20 Zigaretten täglich und unter der Annahme, dass Rauchende vier Minuten für das Rauchen einer Zigarette benötigen und eine Minute vor dem Anzünden und drei Minuten nach dem Ausdämpfen üblicherweise nichts essen, bleiben nach einem Rauchstopp täglich 160 Minuten mehr Zeit, um zu essen. Das sind knapp drei Stunden. Diese Zeit entspricht bei einer angenommenen Wachzeit von täglich 16 Stunden 16,7 Prozent der täglichen Zeit, welche ein ehemals rauchender Mensch mehr zur Verfügung hat und welche er zuvor damit zubrachte, in kurzen Abständen etwas zum Mund zu führen.

Wer jahrelang rauchte, hat auch die Hand-zu-Mund-Bewegung extrem gefestigt. Bei angenommenen zehn Bewegungen von der Hand zum Mund pro Zigarette und 20 Zigaretten täglich sind dies täglich 200 Bewegungen zum Mund. Wer vor einem Rauchstopp angenommen zehn Jahre lang geraucht hat, hat dieses Verhalten durch 730.000 zusätzlich zum Essen ausgeführte Führungen der Hand zum Mund verinnerlicht.

Viele Studien[55] zeigen darüber hinaus, und auch dies ist ein wichtiger Faktor für die Gewichtszunahme nach Rauchstopp, dass rauchende Menschen generell körperlich inaktiver sind als nichtrauchende und dass sie ungesünder und unkontrollierter essen. Diese Gewohnheiten körperlicher Inaktivität und unkontrollierteren Essens nach einem Rauchstopp beizubehalten, führt – vor allem gepaart mit mehr freier Zeit, einem leicht niedrigeren Grundumsatz, verbessertem Geruchs- und Geschmackssinn sowie mit der starken Konditionierung, Hunderte Male täglich etwas zum Mund zu führen – zur Gewichtszunahme.

In *Nichtrauchen und trotzdem schlank* rät Psychologe Peter Lindinger[56] Menschen, die mit dem Rauchen aufhören wollen, für sich selbst einen akzeptablen Puffer der Gewichtszunahme zu definieren. Wer aus ästhetischen Gründen keinerlei Puffer akzeptieren kann, solle vor dem Rauchstopp einen Puffer schaffen, in dem wenige Kilogramm an Gewicht abgebaut werden. Keinesfalls solle man gleichzeitig zum Rauchstopp Diät halten, aber stattdessen ein verstärktes Aktivitätsprogramm absolvieren. »Rauchen ist der gefährlichste Schlankhalter, den man sich vorstellen kann«, so Lindinger.

Tatsächlich macht also nicht Rauchen schlank, sondern ein Rauchstopp führt aus einer Kombination verschiedenster Gründe durchschnittlich zu einer Gewichtszunahme, die sich jedoch mittelfristig häufig wieder stabilisiert. Die Tabakindustrie weiß um die Assoziation von Rauchen und Schlankheit und suggeriert sie permanent. Obwohl nur belegbar ist, dass ein Rauchstopp durchschnittlich eine Gewichtszunahme mit sich bringt, nicht jedoch, dass Rauchbeginn zu Gewichtsabnahme führt, vermittelt die Tabakindustrie die Assoziation »rauchen=schlank« durch Marketing auf verschiedensten Ebenen. Dabei kommt vor allem indirekte Werbung zum Einsatz. Unterschwellige Maßnahmen wie Produktgestaltung, Verpackung, Produktplatzierung und Sponsoring sollen die Assoziation von »Rauchen und »Schlank« aufrecht erhalten. Dabei geht es vorrangig um den Erstkontakt mit der Zigarette, wie interne Dokumente der Tabakindustrie zeigen:

»Halten Sie sich vor Augen, dass die meisten RaucherInnen kaum eine Ahnung vom Teer- oder Nikotingehalt ihrer Marke haben. Sie haben nur eine sehr allgemeine Vorstellung. Es scheint, dass sie bei der Auswahl ihrer Zigarette eine Entscheidung treffen, möglicherweise aufgrund von aktuellen Daten, vielleicht aufgrund von Behauptungen oder Namen, und sobald diese Entscheidung einmal gefallen ist, vergessen sie den Grund dafür. Die Wahrnehmung ist wichtiger als die Wirklichkeit [...].«[57]

Marken, die auf Frauen abzielen, werden bewusst platziert. Sie projizieren Themen, die zuvor als frauenspezifisch erforscht wurden – beispielsweise Dünnsein, Style, Glamour, Zufriedenheit, sexuelle Attraktivität, soziales Eingebettetsein, Athletik, Befreiung, Freiheit und Unabhängigkeit.[58] So sponsert die Tabakindustrie nicht nur Veranstaltungen im Frauen-Sport, Tanz-Events, Modekataloge, Modeshows, Preise für Modedesign und Hollywoodfilme, in denen fitte, schlanke, unabhängige, selbstbewusste Frauen rauchen, sondern auch Frauenorganisationen und Frauen- und Geschlechterforschung.[59] All dies trägt dazu bei, die Assoziation von Rauchen und Mode, Fitness und Schlankheit zu verstärken.

Allein die Namen der speziell für Frauen entwickelten Marken suggerieren einen Zusammenhang von Rauchen und Minimierung, wobei die suggerierte Minimierung sowohl auf Gesundheitsgefährdung als auch auf Gewicht bezogen ist. Spezielle Zigarettenmarken für Frauen sind seit den 1960er Jahren am Markt und hießen beispielsweise *Silva Thins*, *Virginia Slims*, *Vogue Super Slim*, *Slim Line* oder *Minima*. In einem internen Dokument der Tabakindustrie heißt es beispielsweise über das Marketing zur Marke *Virginia Slims*:

»Die meisten jungen Mädchen suchen Informationen darüber, wie sie selbstsicher, attraktiv und beliebt werden. Gewichtskontrolle ist vielen jungen Mädchen ein besonders wichtiges Anliegen. Philip Morris' Assoziation der Marke Virginia Slims mit den Bildern von schlanken und attraktiven Frauen, stellt für junge Mädchen, die sich mit ihrem Gewicht beschäftigen, einen erheblichen Anreiz dar, Virginia Slims zu rauchen.«[60]

Die Assoziation von Rauchen mit Mode und Schlanksein ist kein neues Phänomen, sondern wird von der Tabakindustrie seit Jahrzehnten massiv forciert.[61] Geworben wird seit Jahrzehnten mit sehr schlanken Frauen und Slogans wie beispielsweise »Schlank steht mir« (*Slim Line* 1987) oder »To keep a slender figure« (*Lucky Strike* 1930). Auch die für Frauen konzipierten schmäleren, längeren Zigaretten, setzen dieses psychologische Element fort. Die Marke *Marlboro* entwickelte eine Zigarettenmarke speziell für geschminkte Frauen. Erstmals in den 1920er Jahren eingesetzte rote Filter an für geschminkte Frauen entwickelten Zigaretten assoziieren eine Verlängerung des rot geschminkten Mundes durch die Zigarette.

Die jahrzehntelang aufgebaute Assoziation von Rauchen und Schlanksein ist Ergebnis eines guten Lobbyismus, der Früchte trägt. Die Prävalenz des Rauchens zeigt eine geschlechtsspezifisch unterschiedliche Entwicklung:[62] Nach wie vor ist der Raucheranteil bei Männern höher als bei Frauen. Seit mehreren Jahrzehnten geht in Industrienationen jedoch die Raucherquote der männlichen Bevölkerung deutlich zurück, während sich bei den Frauen diese Entwicklung nicht feststellen lässt. Bei Frauen ist der Raucheranteil nur geringfügig rückläufig beziehungsweise in einigen Gruppen von Frauen sogar steigend. Besondere Zuwachsraten verzeichnen die Gruppe der jungen Frauen und die Gruppe der sozialökonomisch benachteiligten Frauen.

Prognosen gehen für die Zukunft von einem weltweit starken Anstieg des Rauchens bei Frauen aus:[63] Bis 2025 wird weltweit ein leichter Rückgang in der Raucherquote von Männern erwartet, angetrieben von einem starken Rückgang in hoch entwickelten Ländern, welchem ein erwarteter Anstieg der Raucherquote von Frauen um 20 Prozent gegenübersteht, verursacht durch mehr Raucherinnen sowohl in Entwicklungsländern als auch in industrialisierten Ländern.

Um weiterhin Gewinne zu machen, muss die Tabakindustrie täglich rund 4.000 Menschen dazu bringen, mit dem Rauchen zu beginnen. Denn weltweit sterben täglich rund 1.100 RaucherInnen, und weitere 3.000 hören auf zu rauchen.[64] Da die Tabakindustrie besonders bei jungen Frauen, sowohl in Entwicklungsländern als auch in hochentwickelten Ländern, Potenzial sieht, kann davon ausgegangen werden, dass sie die Bedürfnisse und Wünsche von Mädchen und Frauen weiterhin umfassend erforschen lässt und daher weiterhin auf den Zusammenhang von Rauchen und Schönheit setzen wird.

Die Schweizer *Lungenliga* griff das Thema Schönheit und Rauchen auf andere Weise auf: Sie verdeutlichte mit ihrer Rauchstopp-Kampagne 2008 ebenfalls einen Zusammenhang von Schönheit und Rauchen, jedoch in umgekehrter Ausrichtung. Die Kampagne entkoppelte Schönheit vom Gewicht und koppelte sie mit vorzeitiger Alterung der Haut sowie mit dem Schaden für Haare, Nägel und Zähne. Testemonial der Kampagne war

Jennifer Ann Gerber, Miss Schweiz 2001, die in Informationsmaterialien folgend zitiert wird: »Wir Frauen tun einiges für unsere Schönheit. Und wir wollen davon möglichst lange etwas haben. Ich habe mich darum fürs Nichtrauchen entschieden. Der Effekt ist offensichtlich.«[65] Auf der Homepage wird Frauen mittels Aging-Software am eigenen Gesicht gezeigt, wie unterschiedlich der Alterungsprozess von Nichtraucherinnen und Raucherinnen verläuft.

Schlankheit im Überfluss

»Die Perversion ist eine doppelte: Man muss schon in einer Überflussgesellschaft leben, um Essen so zum Spielball machen zu können. Man muss schon im Patriarchat leben, um als Frau so zu hungern«, sagte Alice Schwarzer[66] im Jahr 1986. Das Ideal der Schlankheit tritt in einer Zeit ein, in der die Mehrheit der in westlichen Ländern lebenden Menschen genug zu essen hat. Wir leben in einer Zeit des Überflusses. Gleichzeitig hungert ein Drittel der Menschheit. Laut Welthunger-Index[67] herrschte im Jahr 2008 in 33 Ländern eine sehr ernste bis gravierende Hungersituation. 923 Millionen Menschen weltweit, das entspricht knapp einem Sechstel der Weltbevölkerung, hungern ständig. 907 Millionen der hungernden Menschen leben in Entwicklungsländern, angeführt von Ländern in Subsahara-Afrika wie der Demokratischen Republik Kongo, Eritrea, Burundi, Niger und Sierra Leone.

Der Logik folgend, dass immer das schwer Erreichbare »schön« ist, wird in Ländern, die mit Hunger zu kämpfen haben, die überladend dicke Frau zum Statussymbol ihres Ehemannes: Eine dicke Ehefrau bedeutet in armen Ländern, dass jemand wohlhabend ist. So gilt in manchen zentralafrikanischen Ländern die Zwangsmästung junger Frauen als Voraussetzung einer guten Ehe.[68] Junge Frauen werden von Müttern, Großmüttern und Tanten dazu angehalten, möglichest viel zu essen, um ihrem Verlobten zu gefallen und zu verkörpern, dass man eine »gute Partie« ist.

Auch in westlichen Industriegesellschaften gibt es Hunger und Armut, die Schere klafft auseinander. Aber Hunger ist dennoch die Ausnahme, nicht die Regel. Den meisten Menschen geht es gut. Im Normalfall ist Essen so ausreichend vorhanden oder leistbar, dass wir es uns selbst versagen müssen im Kampf um die schlanke Linie. In den reichen Industrienationen hungern Menschen, vor allem Frauen, freiwillig, um am Laufsteg der Gesellschaft mithalten zu können.

Dabei ist für Gewinn und Erhalt eines schlanken Körpers eine gehörige Portion Askese nötig. Diese Rückkehr zur Askese erfolgt just in einer Zeit, in der für viele Essen im Überfluss vorhanden ist. Ein asketischer, schlanker Körper steht dabei für Werte, die in der gegenwärtigen Gesellschaft zählen: Disziplin, Management, Fitness, Gesundheit.

Die Rückkehr zur selbst gewählten Askese geht einher mit einer Hochkonjunktur und einer gleichzeitigen Entwertung des Themas Essen: Essen findet im Vergleich zu früheren Generationen häufiger als »Nebenbei-Handlung ohne eigene Aufmerksamkeit«[69] statt. Der Anteil an Ausgaben für Nahrungsmittel an den gesamten Privatausgaben sank deutlich: Betrug in Deutschland der prozentuelle Anteil für Ausgaben für Nahrungs- und Genussmittel im innerhäuslichen Bereich in den Jahren 1962/1963 noch 39,3 Prozent, so sank dieser Anteil bis zum Jahr 1998 auf 16,4 Prozent, wie an der Technischen Universität München[70] errechnet wurde. Gleichzeitig stieg der Anteil von Ausgaben für Nahrungs- und Genussmittel im außerhäuslichen Bereich (Gaststätten) im selben Zeitraum von rund 2 auf knapp 5 Prozent. Auch die Verbilligung gewisser Nahrungsmittelsegmente trägt zu einer Entwertung des Essens bei, das »schleichend zu einer Marginalie ohne besonderen Wert wird«[71].

Gleichzeitig wird das Thema Essen zelebriert und erhält viel mediale Aufmerksamkeit.[72] Kein Fernsehtag kommt ohne Kochsendungen aus, Köche (meist männlich, obwohl dies der geschlechtlichen Alltagsrealität der Nahrungszubereitung nicht entspricht) wurden zu viel portraitierten Stars, und Kochbücher erhalten zentrale Plätze in Buchhandlungen, was Rückschlüsse auf die Kaufkraft dieses Segments zulässt. Der moderne Mensch ist konfrontiert mit unglaublich vielen Tipps hinsichtlich richtigem und falschem Essverhalten beziehungsweise gesunden und ungesunden Lebensmitteln. Mehr als ein Viertel der Deutschen (28 Prozent) nehmen Supplemente ein, also Nahrungsergänzungsmittel und angereicherte Medikamente. Die Einnahme von Supplementen erfolgt von deutlich mehr Frauen als Männern (31 zu 24 Prozent).[73] Auch eine neue Form der Essstörung wurde definiert: die *Orthorexia nervosa*, übersetzbar mit »krankhaftem Gesundessen«.[74]

In diesem Spannungsfeld positionierte sich der schlanke Körper als Ideal und Diät als das Mittel der Wahl, um sich zu verschönern. Über die Verbreitung von Diäten gibt es wenig verlässliche Statistiken, da sie auf Selbstreporten basieren und hinter den Antworten ein starkes Moment sozialer Erwünschtheit vermutet werden kann.

Laut der 2006 erhobenen und 2008 veröffentlichten *Nationalen Verzehrsstudie II* [75] halten 12 Prozent der Deutschen Diät, davon 5 Prozent mit dem Ziel, ihr Gewicht zu reduzieren und 7 Prozent aus gesundheitlichen Gründen. Während Diäten aufgrund von Erkrankungen (etwa Diabetes mellitus, Fettstoffwechselstörungen) erst ab dem Alter von 51 Jahren deutlich zunahmen, war Gewichtsreduktion für junge Frauen der Hauptgrund dafür, eine Diät einzuhalten. Mit einem Prozentsatz von 8 Prozent aller Frauen in den beiden unteren Altersklassen (14 bis 34 Jahre) lagen sie mehr als doppelt so hoch wie die gleich alten Männer mit 3 Prozent. Bei den Frauen nahm in dieser Untersuchung die Häufigkeit einer Reduktionsdiät im Laufe des Lebens kontinuierlich bis 4 Prozent bei den Seniorinnen (65 bis 80 Jahre) ab. Männer hielten über alle Altersklassen mit einer Häufigkeit von 3 bis 4 Prozent eine Reduktionsdiät. Andere Studien[76] gehen insgesamt von deutlich höheren Zahlen aus.

Viele junge Menschen setzen sich also bewusst dem Hunger aus. Gleichzeitig ist ein gegenteiliges Phänomen zu beobachten: In der Überflussgesellschaft gelingt es offenbar nicht immer, Kindern die Entwicklung eines selbstbestimmten Gefühls für Hunger und Sattheit zu ermöglichen. In einem berührenden Selbsterfahrungsbericht schilderte Greta Mitterweiß[77] in der Zeitschrift *Eltern*, dass in Deutschland für die Mehrzahl der Kinder ein grundsätzliches Gefühl ausstirbt: der Hunger. Kinder hätten ständig Essen zur Verfügung, und falls Eltern selbst nicht immer etwas dabei haben, bekämen es Kinder am Spielplatz von fremden Menschen angeboten. Motto: »Wir haben genug, macht nichts, dass es deine Mama – dein Papa vergessen hat.« Kindern werde keine Ruhephase zwischen den Mahlzeiten mehr zugemutet und damit auch kein Gefühl des kurzen Hungers und der Unterscheidung zwischen satt und hungrig. »Menschen um die 30 erinnern sich vielleicht noch daran«, schreibt Mitterweiß, »Hunger, das ist dieses Grummeln nach drei Stunden im Schwimmbad, nach einem Nachmittag Baumhausbau, einem Fahrradausflug«. Heute werde man als Mutter schief angeschaut, wenn man bei einem einstündigen Spielplatzbesuch keine Notfalls-Jause mithabe.

Der WHO-Bericht *The Challenge of Obesity in the WHO European Region and the strategies for response* unterstreicht die Wichtigkeit, Kinder zum Essen gesunder Lebensmittel zu animieren, sie aber mitunter auch selbst entscheiden zu lassen, was und wie viel sie essen wollen. In einer Studie[78] wurde belegt, dass Eltern, die das Essen ihrer Kinder stark regulieren und kontrollieren, selbst häufig Probleme in der Regulation ihres Essverhaltens haben. Eine 1994 veröffentlichte US-amerikanische Studie[79] an 77 Kindern im Alter von 2 bis 4 Jahren zeigte, dass Kinder, deren Essverhalten stark kontrolliert und reglementiert wurde, im Vergleich zu weniger streng kontrollierten Kindern weniger fähig waren, ihre Kalorienzufuhr in einem gesunden Ausmaß selbst zu regulieren.

Bezüglich Essen ist einiges aus den Fugen geraten: Wir haben gleichzeitig die Phänomene Welthunger auf der einen und Adipositas und Magersucht auf der anderen Seite. Verschiedene politische Aktivitäten widmen sich diesen Phänomenen.

Politische Kampagnen zu Gewicht

Der menschliche Körper – genauer gesagt: vorrangig sein Körpergewicht – steht heute im Zentrum zahlreicher politischer Aktionen. Es gibt einerseits Kampagnen gegen das ausgeprägte Dicksein, andererseits Kampagnen gegen das ausgeprägte Dünnsein. Immer jedoch sind diese Kampagnen separiert, so, als hätten diese beiden Probleme nichts miteinander zu tun und wären nicht Auswüchse ein und derselben Sache. Sowohl Magersucht als auch Adipositas sind im gegenwärtigen Ausmaß Wohlstandsphänomene. Da Essen gleichzeitig normal und lebensnotwendig ist, können sie als Folgen entarteten Normalverhaltens bezeichnet werden.

Erste Kampagnen gegen das Übergewicht kamen bereits in den 1990er Jahren auf. Sie waren und sind Ausdruck dessen, dass die Überflussgesellschaft durch die allzeitige Verfügbarkeit von Nahrungsmitteln in Kombination mit weniger Bewegung in großem Stil Körperformen hervorbringt, denen politisch einflussreiche Expertinnen und Experten gesundheitsgefährdende Wirkung zuschreiben. Pauschal Diäten gegen das Dicksein zu proklamieren, ist wegen des so genannten Jojo-Effekts (also einer neuerlichen Zunahme an Körpergewicht nach Reduktionsdiät) fachlich umstritten, wie Nicolai Worm[80] umfassend analysiert.

Die WHO verabschiedete 2003 den *National Action Plan against Obesity*. Übergewicht steht also im Zentrum internationaler Gesundheitsstrategien ebenso wie nationaler und regionaler Initiativen. Dass der Anteil adipöser Menschen in einigen Ländern trotz jahrelanger Kampagnen wächst, etwa den USA, stellt in Frage, ob diese Strategien alle relevanten Faktoren einbeziehen.

Kritikerinnen und Kritiker führen an, dass das Körpergewicht den Staat nichts angehe. So sprechen Rogan Kersch und James Morone[81] von einer

»Dämonisierung des Konsumenten« sowie einer »Dämonisierung der Industrie«. Sie fordern, bei politischen Kampagnen zum Körpergewicht Gegenargumente wie den »Schutz der Privatsphäre, Bürgerrechte, Eigentumsrechte und das Recht der Gewohnheit« zu berücksichtigen.

Kersh und Morone führen auch aus, dass jedes Beispiel staatlicher Intervention nur dann politische Einflussnahme gewinnt, »wenn sich ein ›Fenster der Möglichkeiten‹ öffnet. [...] Ohne die passenden Umstände, den richtigen Zeitpunkt, Glück, oder ein brauchbares politisches Konzept, das nur noch darauf wartet, im richtigen Moment umgesetzt zu werden, wird es nicht funktionieren.«[82] Sie nennen sieben Voraussetzungen, welche in unterschiedlicher Intensität, aber in Kombination nötig sind, um großflächige »Regierungsinterventionen in die Privatsphäre« auslösen zu können: soziale Ächtung eines unerwünschten Verhaltens, Kreuzzüge durch die Medizin im Namen der Gesundheit, Selbsthilfe, Dämonisierung der Konsumenten unerwünschten Verhaltens, Dämonisierung der Industrie, Massenbewegungen und Aktivität von Interessensverbänden.

Um bei Kersh und Morone zu bleiben, ist im beginnenden 21. Jahrhundert für großflächige körpergewichtsbezogene Regierungsinterventionen ein »Fenster der Möglichkeiten«[83] offen. Denn neben Übergewicht beginnt sich nun auch Untergewicht als politisches Thema zu etablieren. Es boomen also parallel sowohl politische Kampagnen zur Eindämmung der Fettsucht als auch zur Eindämmung der Magersucht.

Welche Gründe führen dazu, dass sich in der Politik ein neues Thema herausbildet? Wie kommt es dazu, dass nach teilweise jahrzehntelangen Kampagnen gegen das Übergewicht nun auch Untergewicht in den Focus gerät? Offensichtliche Gesundheitsgefährdung durch Schlankheitsideale, ein stärkeres Augenmerk auf Gesundheitsförderung und Prävention, ein durch Wissenschaft, Medien und einzelne engagierte Expertinnen aufbereiteter »Boden« und gute Vermarktbarkeit des Themas sind meiner Einschätzung nach die vier wichtigsten Wurzeln für Kampagnen zu Magersucht. Sie führten dazu, dass sich die Politik allmählich mit Handlungsmustern im Umgang mit dem Schlankheitsideal und seiner Auswüchse auseinandersetzte. Besondere Triebfeder waren auch Einzelschicksale.

Im August 2006 brach Luisel Ramos, Model aus Uruguay, in Spanien unmittelbar nach einem Auftritt am Laufsteg tot zusammen. Das 1,78 Meter große Model hatte sich innerhalb weniger Wochen von 62 auf 50 Kilogramm und damit auf einen Body-Mass-Index von 15,7 gehungert, um bei der »Woche der Mode« in Montevideo möglichst dünn zu sein. Die letzten drei Tage vor ihrem Auftritt hatte sie überhaupt nichts mehr gegessen. »Wenn du abnimmst, kannst du es schaffen«, hatte die Agentur zuvor zu ihr gesagt.[84] Die 22-Jährige starb am Beginn ihrer vielversprechenden Karriere unmittelbar nach einem Lauf über den Catwalk. Ursache war Herz-Kreislauf-Versagen, verursacht durch Hungern.

Das brasilianische Model Ana Carolina Reston Macan war 21 Jahre alt, als sie im November 2006 als Folge ihrer Magersucht verstarb. Zuletzt wog sie bei einer Größe von 1,74 Metern 40 Kilogramm und hatte damit einen BMI von 13,2. Zur Orientierung: Die WHO stuft einen BMI unter 18,5 als Untergewicht ein. Reston Macan verstarb an allgemeinem Organversagen als Folge von Hungern.

Die Todesfälle von Ramos und Reston Macan verstärkten eine Diskussion um die Gewichts- und Magerkeitsgrenze bei Fotomodellen. Diese ging vorranging von Spanien und Großbritannien aus, setzte sich dann auch in anderen europäischen Staaten, etwa ab 2007 in Deutschland, fort und hatte durchaus politische Konsequenzen.

Spanien verbot extrem dünnen Models bereits ab 2006, bei der Madrider Modewoche aufzutreten. Seither dürfen nur Models über den Laufsteg, die einen BMI von mindestens 18 vorweisen können, was beispielsweise bei einer Größe von 1,75 Metern bedeutet, mindestens 57 Kilogramm zu wiegen. Wobei das Wort »Verbot« hier etwas relativiert werden muss: Die Stadt Madrid ist einer der Hauptsponsoren der alljährlichen Madrider Modemesse und konnte daher eine Form der Einflussnahme nutzen, den die freie Marktwirtschaft zulässt, nämlich Sponsoring an bestimmte Bedingungen zu knüpfen.

Den Veranstaltern blieb nur übrig, sich zähneknischernd zu fügen, was einige Entscheidungsträger dazu veranlasste, die Flucht nach vorn anzutreten. So sagte die Leiterin der Madrider Modeschau, Leonor Pérez Pita: »Ich will keine Skelette auf dem Laufsteg.« Auch der Modemacher Antonio Pernas, der alle seine 18 Models austauschen musste, fügte sich: »Die jungen Frauen orientieren sich an dieser Industrie. Wir sollten gesunde Models zeigen.« Jesús del Pozo, Vizepräsident der *Spanish Association of Fashion Designers*, sagte in einem Interview, dass über 40 Prozent der Models ausgeladen werden mussten. Auch das damals bekannteste spanische Model, Esther Cañadas, durft mit ihrem BMI von 14 nicht auf den Laufsteg. Die Modewelt in New York und Paris war entsetzt. »Man kann Geschmäcker und Farben nicht diktieren«, protestierte beispielsweise Didier Grumbach, der Präsident des französischen Verbandes der Modeindustrie.[85]

Spanien hatte davor einen erfolglosen Versuch unternommen, das Problem wachsender Prävalenzzahlen von Essstörungen in den Griff zu bekommen[86]: Bereits 1999 hatte das spanische Gesundheitsministerium Empfehlungen an die Modeindustrie zum Ausladen zu dünner Models gegeben, nachdem Studien gezeigt hatten, dass rund eine Million Spanierinnen – von rund 20,5 Millionen – magersüchtig oder bulimisch waren. Nachdem diese Empfehlungen auf taube Ohren gestoßen waren und Reaktionen ausblielen, folgten 2006 endgültig Konsequenzen – diesmal mit Erfolg im Sinne eines ersten Schritts.

2006 verabschiedete auch Italien eine Vorschrift, nach der an Modeschauen teilnehmende Models mindestens 16 Jahre alt sein und einen BMI von über 18 haben müssen. Ebenfalls 2006 forderte auch die britische Kulturministerin Tessa Jowell kurz vor dem Auftakt der Londoner Fashion Week die Organisatoren dazu auf, dem spanischen Modell zu folgen. In Schweden, Italien und Großbritannien gab es daraufhin breit angelegte Kampagnen. Andere Länder folgten mit kleineren Kampagnen, etwa Österreich[87], wo im Jahr 2007 die vorwiegend auf die Bundeshauptstadt konzentrierte Medienkampagne »Wenn die Seele hungert – wer zuviel abnimmt, verliert mehr als nur ein paar Kilo« umgesetzt wurde.

Eines braucht es bei Kampagnen immer: Vordenkerinnen und Motoren, die Jahre vor der Umsetzung den Boden aufbereiten und Dinge thematisieren sowie Politikerinnen und Politiker auf Entscheidungsebene, die gewillt sind und die nötige Unterstützung finden, um ein Thema in politische Handlungen umzusetzen. In Großbritannien war Susie Orbach, Psychologin und ehemalige Therpeutin von Lady Diana, jahrzehntelange Vorkämpferin und Motor dieser Entwicklung. In Deutschland war dies unter anderem die feministische Zeitschrift *Emma* mit Frontfrau Alice Schwarzer, die sich seit Ende der 1970er Jahre des Themas konsequent und gepaart mit konkreten politischen Forderungen annahm. 1984 erschien der bahnbrechende *Emma*-Sonderband »Durch dick und dünn«, und ab 2007 startete *Emma* mit drei Ministerinnen, allen voran Gesundheitsministerin Ulla Schmidt, die Kampagne »Leben hat Gewicht«.

Die deutsche Kampagne »Leben hat Gewicht«[88] wurde von allen drei zuständigen Ministerinnen mitgetragen: Bundesgesundheitsministerin, Bundesfrauenministerin und Bundesforschungsministerin. Essstörungen wurden im Rahmen des *Nationalen Aktionsplans* der Bundesregierung zur Prävention von Fehlernährung, Bewegungsmangel, Übergewicht und damit zusammenhängenden Krankheiten thematisiert, freiwillige Vereinbarungen mit der Mode- und Werbebranche getroffen, Handlungsmodelle entwickelt. Durch Einbindung von Sportvereinen, Schulen und Ärzteschaft wurde das Ziel verfolgt, an der Entwicklung eines positiveren Körpergefühls mitzuwirken.

Im Juli 2008 unterzeichneten Vertreter von IGEDO Company, Deutschem Mode-Institut, GermFashion Modeverband Deutschland e.V. und Verband lizenzierter Modellagenturen e.V. die »Nationale Charta der deutschen Textil-und Modebranche im Rahmen der ›Initiative Leben hat Gewicht‹«[89] und forderten Branchenkollegen auf, es ihnen gleich zu tun. »Die Modeindustrie bekennt sich zu ihrer gesellschaftlichen Verantwortung«, steht in der Charta zu lesen. Ziel sei es, »einen Prozess des Umdenkens bei Kindern, Jugendlichen und Erwachsenen in Bezug auf geltende Schönheitsideale in Gang zu setzen«, etwa, indem sich die unterzeichnenden Vertreterinnen und Vertreter der Mode- und Werbeindustrie dazu verpflichten, »bei all ihren Aktivitäten die Vielfalt in der Darstellung von Körperbildern zu fördern und jede stereotype Form zu vermeiden.« Gemeinsam mit Medien, Werbung, Wirtschaft und Politik solle »das oft vermittelte gesundheitsschädigende Körperbild korrigiert werden.«

Jugendlichkeit

Jugendlichkeit in einer alternden Gesellschaft

Wir leben in einer Gesellschaft, die immer älter wird, wollen aber als Individuen zugleich nicht altern. Eine riesige Anti-Aging-Industrie hilft uns dabei. Meine These ist, dass es dem Einzelnen vorrangig um eine verinnerlichte Jugendlichkeit und Identitätsstabilisierung geht, welcher über das Äußere Ausdruck verliehen werden soll. Auf Seiten des Marktes jedoch, und das ist der zweite Teil der These, wird diese Abspaltung in inneres und äußeres Alter bewusst betont und verstärkt. Hier trifft Industrie auf Lebensgefühl sowie auf Altersstereotype und hilft gleichzeitig, selbige mitzuproduzieren.

Dass der Körper altert, ist der normale Lebensprozess, der dennoch oft schwer anzunehmen ist. Wünsche, diesen Prozess aufzuhalten, sind verständlich und geschichtlich nicht neu, wie Vorstellungen über den Jungbrunnen zeigen. Neu ist: Wir werden als Gesellschaft immer älter.

Die Lebenserwartung in westlichen Industrienationen nimmt stetig zu:[90] Wie das *Statistische Bundesamt* mitteilt, betrug die durchschnittliche

Lebenserwartung in Deutschland 2005/2007 für neugeborene Jungen 76,9 Jahre und für neugeborene Mädchen 82,3 Jahre. Das sind 0,7 beziehungsweise 0,5 Jahre mehr als noch zwei Jahre davor. In Österreich stieg die Lebenserwartung vom Jahr 1981 bis zum Jahr 2007 um 6,5 (Frauen) bzw. 8,1 (Männer) Jahre und lag für 2007 geborene Mädchen bei 82,9, für 2007 geborene Jungen bei 77,3 Jahren. In der Schweiz haben 2007 geborene Mädchen sogar eine Lebenserwartung von 84,2 Jahren, Jungen von 79,4 Jahren, was einem Anstieg um 1,1 Jahre bei Frauen und um 2 Jahre bei Männern seit 2001 entspricht.

Auch für ältere Menschen ist die Lebenserwartung folglich weiter angestiegen:[91] In der Schweiz können Männer im Alter von 65 Jahren davon ausgehen, weitere 18,5 Jahre zu leben. 65-jährige Frauen können mit 21,9 weiteren Lebensjahren rechnen. In Deutschland beläuft sich die Lebenserwartung von 60-jährigen Männern nach der Sterbetafel 2005/2007 auf weitere 20,7 Jahre, und 60-jährige Frauen können statistisch gesehen weitere 24,6 Lebensjahre erwarten. Durchschnittlich umfasst das Alter eine längere Zeitspanne als Kindheit und Jugend zusammen.

Sylvia Buchen und Maja Maier sprechen im Zusammenhang mit diesen demografischen Veränderungen von einer »ideologischen Demografisierung sozialer Probleme«[92]: Einerseits werde in einer negativen Rhetorik vor einer »schrumpfenden« und »vergreisten« Gesellschaft gewarnt und damit der Generationenkonflikt ins Zentrum gerückt. Andererseits werde ein Ideal des Alters propagiert, welches direkt an den Diskurs der New Economy anschließt – indem für alte Menschen Aktivität, Selbstverantwortung und die Bereitschaft zu lebenslangem Lernen ins Zentrum rücken.

Alter kann heute im Vergleich zu früheren Jahrzehnten durchschnittlich gesünder, schmerzfreier, finanziell und sozial unabhängiger, weniger ohnmächtig und qualitativ besser gelebt werden. Dies mindert nicht die Relevanz von Problematiken wie Altersarmut, frühen gesundheitlichen Problemen, Depressionen oder Vereinsamung im Alter. Aber insgesamt und durchschnittlich ist Altern heute nicht nur ein längerer, sondern auch ein angenehmerer Prozess als er es für frühere Generationen war.

Menschen werden also durchschnittlich nicht nur deutlich älter als frühere Generationen, sie werden es auch in besserer objektiver und subjektiver Gesundheit. In Österreich stieg die Zahl der in guter Gesundheit verbrachten Jahre sogar noch stärker als die Lebenserwartung, nämlich von 1991 bis 2006 um 6,3 Jahre bei den Frauen bzw. um 6,1 Jahre bei den Männern. Damit erhöhte sich auch der prozentuelle Anteil der in subjektiv gutem Gesundheitszustand verbrachten Lebenszeit an der gesamten Lebenserwartung. Dieser Indikator stieg bei den Männern zwischen 1991 und 2006 von 77 auf 80 Prozent, bei den Frauen von 72 auf 76 Prozent ihrer gesamten Lebenszeit.[93]

Viele »jüngere Alte« – man spricht in diesem Zusammenhang in Abgrenzung zum Begriff »viertes Lebensalter« oder »Hochbetagte« auch vom »dritten Lebensalter« – sind abgesehen von kleineren Beschwerden gesund, fit und aktiv. Selbst hochbetagte Menschen fühlen sich in vielen Fällen nicht generell dem Leben ausgeliefert und ohnmächtig. Sie verfolgen, wie Herrad Schenk[94] ausführt, Ziele, auch wenn diese eher kurzfristig sind.

Ältere Menschen ziehen sich heute insgesamt anders an – modebewusster und farbenfroher. Sie verwenden Kosmetika, haben ihre Zähne in besserem Zustand, wirken im Allgemeinen körperlich weniger erschöpft, weniger abgearbeitet und weniger verbraucht und sehen durchschnittlich deutlich jünger aus als Gleichaltrige früherer Generationen. Ein Zukunftsforscher[95] projizierte bei einem Vortrag Fotos von Paaren aus den 1950er Jahren und den 1990er Jahren an die Wand – jeweils Mann und Frau, jeweils im Alter von rund 40 Jahren und von rund 60 Jahren. Der körperliche Wandel war beeindruckend: Die 40-Jährigen der 1950er Jahre sahen aus wie die 60-Jährigen der 1990er Jahre.

Die durchschnittlich gesünder und qualitativ besser verlebten Jahre jenseits der 60 führten auch dazu, dass ein neues Marktsegment gefunden wurde: Die »jungen Alten«, die Zielgruppe »50 plus«, die »Silver Agers«. Noch in den 1990er Jahren agierte die Werbung beinahe ausschließlich mit jungen bis sehr jungen Menschen. Ein Sprecher des Modehauses *Valentino* sagte in einem Interview: »Ein jüngeres Gesicht sieht immer besser aus als das einer 25jährigen«, und eine New Yorker Modelagentin erklärte: »Wir nehmen auch deshalb ganz junge Models, weil die älteren oft Züge von Verbitterung und Angst um den Mund haben.«[96] Über weite Werbestrecken hat sich an den sehr jungen Werbeträgerinnen nichts geändert, aber es ist Aufbruch zu beobachten.

Für viel Beachtung sorgte ab 2005 eine Kampagne der Kosmetikfirma *Dove*, die neben im Gesicht zwar besonders hübschen, aber vollschlanken Frauen in Unterwäsche auch mit alten Frauen warb. So erregte die mit der damals 96-jährigen Britin Irene Sinclair beworbene »Pro Aging«-Kampagne von *Dove* weltweit Aufmerksamkeit. Gerade die Tatsache, dass eine alte Frau in der Kosmetikwerbung viel Beachtung fand, lässt Rückschlüsse auf die Normalität zu. Denn obwohl es mittlerweile Ausnahmen gibt und obwohl diese Ausnahmen zunehmen, ist Werbung noch immer klar jugenddominiert. »Das Ideal, das die Werbung veranschaulicht, ist das einer sich stets neu entwerfenden, operativ veränderlichen, ewig jungen und fitten körperlichen Identität – das Stichwort lautet *no aging*. Es ist das Ideal eines im Präsens genießenden Leibes, dem vor allem eines fehlt: das Altern.«[97]

Die Werbung mit älteren Menschen nimmt vor allem deshalb langsam zu, weil alte Menschen zu einer lukrativen Zielgruppe geworden sind. Die Wirtschaft entdeckt, dass sich ältere Menschen lieber von ihresgleichen etwas empfehlen lassen als von ihrer Enkelgeneration. Ältere Werbeträgerinnen und -träger sind zwar auch meist schlank, haben außergewöhnlich hübsche Gesichter und wirken fit, aber sie sind älter, und dies allein ist eine enorme Veränderung. Die Alten sind also die relativ neu entdeckte, finanzkräftige Zielgruppe vieler Produkte und Dienstleistungen.

»Wenn die Wirtschaft die ›Generation Silber‹ entdeckt und vom Kosten- zum Marktfaktor befördert […], dann sagt das mehr über die Stabilität und den Geist der neoliberalen Gegenwartsgesellschaft aus als über die Situation und die Probleme der ›Master Consumers‹ und ›Golden Agers‹: Unternehmen ist es gleichgültig, ob sie Waren und Dienstleistungen an Alte, Junge, Frauen oder Männer verkaufen, die Logik der Wirtschaft reagiert nicht auf askriptive Merkmale, sondern auf Zahlungsfähigkeit.«[98]

An anderer Stelle wurde ausgeführt, dass Menschen vor dem Hintergrund von Neoliberalismus und Modernisierung nach dem gesellschaftlichen Grundprinzip agieren, das Leben selbst in die Hand zu nehmen, es einem Projekt gleich zu gestalten und damit auch die Verantwortung dafür zu übernehmen. Eigenverantwortlichkeit lautet eine wichtige Maxime unserer Zeit. Dieser grundsätzliche Zugang zum Leben wirkt sich auch auf das Körperideal aus: Die Forderung nach Aktivität und Selbstverantwortung im Alter trifft auch – oder gerade – den Körper. Es ist normal, dass sich auch alte Menschen körperlich nicht »gehen lassen«. Sich schön zu machen, ist kein Phänomen der Jugend oder des mittleren Lebensalters mehr, sondern beschäftigt Alte wie Junge gleichermaßen.

Das zweite Credo des Schönheitsideals ist daher die Jugendlichkeit, wobei der Terminus »Jugendlichkeit« im Gegensatz zu »Jugend« sowohl die innere als auch die äußere Dimension beinhaltet. Als schön gilt, wem man das gelebte Leben nicht in seiner vollen Dimension ansieht. Als schön gilt, wer zumindest innerlich vor Jugendlichkeit sprüht. Gleichzeitig existiert der paradoxe Wunsch, alt zu werden und auch das Wissen darüber, statistisch eine deutlich höhere Lebenserwartung zu haben als noch unsere Eltern oder Großeltern.

Eine von Norbert Kluge und Marion Sonnenmoser von der Universität Landau veröffentlichte Studie[99] stellte fest, dass nicht, wie oft rezipiert, die Jugend hervorstechend schönheitsorientiert ist, sondern in gleichem, vereinzelt auch stärker ausgeprägtem Maß Menschen im mittleren Lebensalter, und hier vor allem Frauen. Frauen jeden Alters stellen sich demnach öfter auf die Waage als Männer, am häufigsten wiegen sich jedoch nicht junge Frauen, sondern Frauen mittleren Alters (hier: 44 bis 55 Jahre).

Der Wunsch, jünger auszusehen, als es die Natur vorgesehen hätte, trifft Angehörige westlicher Kulturkreise in besonderem Maße. Dass ethnische und kulturelle Einflüsse das Erleben der mittleren Jahre bestimmen, stellte Sharon Wray[100] von der University of Huddersfield in einer qualitativen Untersuchung fest. Die befragten und über 19 Monate hinweg beobachteten Frauen stammten aus Europa (England), Indien und Afrika. Es zeigte sich, dass sich die Europäerinnen in ihren mittleren Jahren teilweise intensiv mit ihrem Altern auseinandersetzten und dieses vor allem mit körperlichen Veränderungen in Verbindung brachten. Sie empfanden eine große Diskrepanz zwischen ihrem Selbstbild und ihrem Äußeren: Innerlich waren sie jung, äußerlich alterten sie. Daher dachten sie über Möglichkeiten nach, die ihnen helfen könnten, ihre körperliche Jugendlichkeit zu erhalten. Die afrikanischen Befragten hingegen beachteten ihre mittleren Jahre kaum. Es fehlte ihnen schlicht die Zeit zur Beschäftigung mit ihrem Äußeren. Gleichzeitig war es in der Kultur der Befragten nicht üblich, dem körperlichen Altern Beachtung zu schenken. Die indischen Frauen berichteten, dass sie ihre körperlichen Veränderungen bemerken, aber sie nicht für besorgniserregend halten. Sie empfanden keine Diskrepanz zwischen ihrem Inneren und ihrem Äußeren und dachten nicht über Verjüngungsmöglichkeiten nach.

Ein Merkmal unserer Zeit ist die Unterscheidung zwischen tatsächlichem und gefühltem Alter, die sich in dem Satz »Ich fühle mich noch nicht so alt, wie ich bin« zusammenfassen lässt. Die Aufspaltung des Selbst in mehrere Lebensalter ist häufig anzutreffen und wird durch industrielle Angebote und durch Werbeslogans bewusst unterstützt und herausgefordert. »Jüngeres Aussehen für einen starken Auftritt« lautete 2008 der Slogan der Anti-Age-Produkte von *Nivea for men*. Unter dem Schlagwort »Age Scan« bieten »Anti-Aging-Insitute«[101] Tests an, um das vermeintlich »wahre«, das »innere« Alter festzustellen.

Viele Menschen operieren heute mit der Vorstellung, ein tatsächliches, per Geburtsurkunde definiertes und ein inneres, biologisches, wahres, gefühltes Alter zu haben, wobei die Begrifflichkeiten variieren. Diese Aufsplittung in zwei parallele Alter geht einher mit einer Abspaltung der Wahrnehmung von biologischen Gegebenheiten.

Studien[102] belegen dies: Für eine Studie der University of Michigan in Zusammenarbeit mit dem Max-Planck-Institut Berlin wurden rund 500 70-Jährige zur Einschätzung ihres persönlich gefühlten Alters gefragt. Das gefühlte Alter lag im Schnitt 13 Jahre unter dem tatsächlichen Alter. Frauen schätzten ihr gefühltes Alter näher ihrem tatsächlichem Alter ein als Männer. Schlechte Gesundheit verringerte die Kluft. Eine Umfrage des Meinungsforschungsinstituts *Emnid* fand heraus, dass sich die meisten Deutschen über 30 Jahre jünger fühlen als sie wirklich sind, wobei die Diskrepanz mit zunehmendem Lebensalter steigt. So fühlten sich in der vorliegenden Studie Menschen zwischen 30 und 39 Jahren um durchschnittlich drei Jahre und einen Monat jünger als sie waren, Menschen zwischen 50 und 59 hingegen um sechs Jahre und zwei Monate. Dieselbe Studie ergab auch, dass sich junge Leute bis 30 im Durschnitt um acht Monate älter einschätzten als sie waren.

Im Alltag geht es jedoch meist nicht um ein konkretes zweites Alter, sondern darum, sich jung, *noch* jung, *wieder* jung oder zumindest *innerlich* jung zu fühlen und zu geben. Ein wahrer Quell gespaltener Altersdefinitionen sind Kontaktanzeigen. Da[103] heißt es beispielsweise »Omas mit 70, sexy wie 60, agil wie 50 gibt es immer mehr. Einer von ihnen möchte ich, Opa, 72, begegnen«. Häufiger sind gespaltene Altersangaben jedoch auf sich selbst gerichtet: »Wiener im besten Alter, schlank, dunkler Typ, optisch und körperlich wie Mitte 30«, »Hausmann, 60, Raucher, gut und jünger aussehend«, »Attraktive, jung gebliebene Mama«, »Universalgelehrter, bald 50, wird regelmäßig auf ein bis zwei Jahrzehnte jünger geschätzt« oder »Wienerin, 60, auch äußerlich jung und hübsch geblieben«.

Was geht in Menschen vor, wenn sie ihr tatsächliches Alter abspalten von jenem Alter, das sie fühlen? Welche Bilder von Alter haben sie im Kopf? Bilder ihrer Großeltern, die mit großer Wahrscheinlichkeit tatsächlich mit 40 aussahen wie heute 60-Jährige und mit 60 wie heute 80-Jährige? Wer sich darauf beruft, sich mit 60 zu fühlen wie mit 50, muss ein inneres Bild vom Alter »60« haben. Eine Beurteilung aus Selbsterfahrung ist nicht möglich. Oder war der Mensch, der sich »mit 60 noch wie 50« fühlt, davon ausgegangen, in diesem Jahrzehnt einen biografischen Bruch zu erleben, der ihm auch das neue Alter fühlbar machen würde? Ging er davon aus, weniger Lust am Tanzen zu haben, weniger unternehmungslustig oder kränklicher zu werden – und als dies nicht eintraf, war auch das neue Alter noch nicht fühlbar? Hatte er für dieses Jahrzehnt noch Pläne, die nicht verwirklicht werden konnten? Oder war schlichtweg alles gleich oder sehr ähnlich geblieben, und unter der Annahme, es hätte sich doch etwas verändern müssen, wird auch das neue Alter nicht als real wahrgenommen?

Sigrun-Heide Filipp und Anne-Kathrin Mayer[104] stellten fest, dass es sich bei Altersstereotypen um Übergeneralisierungen handelt: Der Zustand Alter wird demnach mit Eigenschaftszuschreibungen verknüpft, die undifferenziert und ohne Überprüfung, ob sie auf die jeweilige Person zutreffen, allein aufgrund des Alters zugeschrieben werden. Viele Altersstereotype enthalten, betrachtet man die Gesamtheit der älteren Menschen, einen Funken Wahrheit, entsprechen jedoch in ihrer vollen Dimension nicht der Realität. So werden ältere Menschen tendenziell vergesslich, was aber nicht bedeutet, dass Altern geistig unfit oder gar senil machen muss. Und ältere Menschen bauen durchschnittlich an körperlicher Funktionstüchtigkeit ab, aber nicht alle sind gebrechlich. Wenn ältere Menschen diesen Altersstereotypen durch möglichst jugendliches Aussehen zu entgehen versuchen, tragen sie damit wiederum zur relativen Änderungsresistenz von Altersstereotypen bei. Denn wenn sich Menschen irgendwann dann nicht mehr trimmen und stylen, sind sie möglicherweise wirklich bereits dement und körperlich gebrechlich, was das Stereotyp wiederum bestätigt.

Auch Haarefärben ist ein Beispiel der Festigung von Altersstereotypen: Die Normalität des Haarefärbens führte dazu, dass insbesondere Frauen mit grauen Haaren hinsichtlich ihres Alters schwer einschätzbar wurden. Haarefärben ist eine der normalisiertesten, selbstverständlichsten Schönheitshandlungen der Gegenwartsgesellschaft, die kaum mehr als solche wahrgenommen wird. Dass die Mehrheit der westlich zivilisierten Frauen mit Selbstverständnis bis ins Alter ihre Haare färbt, führt dazu, dass Frauen mit grauen Haaren mit höherem Alter assoziiert werden und eine realistische Einschätzung ihres Alters schwer fällt. Weil das Haar fast niemand außer den wirklich Alten grau lässt, erscheinen insbesondere Frauen mit grauen Haaren als »alt«, obwohl der Prozess des Ergrauens meist bereits in den 30ern beginnt.

Nina Degele[105] fand in ihrer qualitativen Studie heraus, dass Altern vor allem mit drei Komplexen in Verbindung gebracht wird: Freiheit (beispielsweise die Freiheit, sich nicht allen Normen fügen zu müssen), Arbeit (etwa Arbeit, um durch Schönheitshandeln zu bewahren, was sich in der Vergangenheit bewährt hat) und Kontinuität. Kontinuität meint im Zusammenhang mit Schönheitshandeln, »an eingespielten, verinnerlichten, verkörperten und routinisierten Handlungspraxen« festzuhalten. Dies betrifft beispielsweise das altersgemäße, an den gesellschaftlichen Erwartungen orientierte Gepflegtsein. Die von Degele untersuchte Rentnerinnengruppe verlässt das Haus nicht, ohne sich zurechtgemacht zu haben. Denn: »Draußen zu sein bedeutet gesehen zu werden.« Insgesamt stand im Vordergrund, eine Übereinstimmung von eigenem Befinden und gesellschaftlichen Erwartungen zu erziehlen.

»Alt« sind in unserer Kultur immer die Anderen. Menschen wollen sich nicht alt fühlen, und daher wollen sie auch nicht alt aussehen. Falls man doch bereits älter aussieht, soll zumindest die innere Jugendlichkeit bestmöglich nach außen präsentiert werden. Es ist in unserer Gesellschaft fast schlimmer, sich alt zu fühlen als alt auszusehen. Es geht beim gesellschaftlichen Credo der Jugendlichkeit wie insgesamt beim Schönheitsideal nicht vorrangig um den Körper, denn ein geschönter Körper ist Mittel zum Zweck. Vorrangig geht es um Bedeutungen, die ein Körper mit Falten, schlafferer Haut, Furchen, Augenringen und grauen Haaren in einer individualisierten, neoliberalen Gesellschaft hat. Der Körper wird dabei zum Ausdruck des Inneren, zum Spiegel der Seele. Wenn der Körper alle Spuren des gelebten Lebens zeigt, so die Implikation, wie alt, unflexibel, wenig entwicklungsbereit, wenig sorgsam und wenig leistungsfähig muss dann erst das Innere sein.

Es geht nicht um die Befolgung gesellschaftlicher Normen, wenn ein Mensch, der an sich Spuren des Alters bemerkt, sich Botox injizieren lässt. Es geht darum, zu signalisieren, dass man noch jugendlich ist, dass man noch mithalten kann und noch nicht zum alten Eisen gehört. Darum, und nur darum sollen Gesicht und Körper möglichst wenig »Gebrauchsspuren« aufweisen. Dass die Schönheitsindustrie genau diese Dimensionen unterstreicht und provoziert, ist allerdings die andere Seite der Medaille.

Wir finden also das Paradox, dass einerseits Weiterentwicklung und permanente Veränderung hohe gesellschaftliche Werte darstellen und andererseits die Sorge vorherrscht, wenn der Körper zu viel dieser Veränderung und Weiterentwicklung widerspiegle, würde genau diese innere Dynamik in Frage gestellt werden. Versuche, das körperliche Altern hinauszuschieben, sind daher als Versuche der Identitätserhaltung und des Erhalts einer sozialen Positionierung zu werten. »Mit einem Lifting erkauft man sich Zeit und kann diese Veränderungen noch ein wenig herauszögern. Man muß noch keine neue Rolle definieren und einüben, kann noch eine Zeitlang bleiben, wie man ist – und braucht so auch nicht irgendwo ankommen, von wo es keine Rückkehr gibt«, schreibt Ebba D. Drolshagen[106].

Die Sorgen, dem alten Eisen zugerechnet zu werden, wenn man seine innere Jugendlichkeit nicht auch nach außen zeigt, sind berechtigt. Im Fernsehen beginnt die Hauptzielgruppe im Alter 14 und endet im Alter von 49. Arbeitnehmerinnen und Arbeitnehmer ab 40 oder spätestens 45 gelten als schwer vermittelbar, obwohl sie mit diesem Alter durchschnittlich erst gut die Hälfte ihres Arbeitslebens hinter sich haben und obwohl die mobile Arbeitsgesellschaft mehrmaligen Wechsel des Arbeitsplatzes und/oder Arbeitsinhalts fordert, um nicht uninteressant zu werden. Für Frauen fällt in diese Lebensphase zusätzlich, ihre Kinder zu bekommen.

Die EU verordnete, dass in Stellenausschreibungen keine Altersbegrenzung mehr angegeben werden dürfen. In der Realität jedoch stellen viele Firmen nur Menschen bis 40 Jahre ein, teilweise agiert auch die öffentliche Verwaltung so. Wir finden heute typischerweise »den 51-jährigen Personalchef, der einen 49-Jährigen nicht mehr einstellt, weil er glaubt, sein eigenes jugendliches Selbstgefühl sei die Ausnahme«[107].

Wer älter wird, hat daher berechtigterweise die Sorge, in gewissen Lebensbereichen die Zulassung auf Teilnahme an der Gesellschaft und damit am Leben zu verlieren. Am heterosexuellen Partnerschaftsmarkt gilt dies für Frauen in besonderer Weise, da Männer meist jüngere Partnerinnen wollen. Dies ist zumindest dann der Fall, wenn Partnerschaftsanzeigen und Alltagsbeobachtungen die durchschnittlichen Präferenzen widerspiegeln. »Tatsache ist, dass das Altersstereotyp seit Jahrhunderten einigermaßen unverändert ist, während sich die soziale und psychische Lebenswirklichkeit älterer Menschen gewaltig verändert hat, insbesondere innerhalb der letzten drei Jahrzehnte«, stellt Herrad Schenk[108] fest.

Ob es allerdings ausschließlich eine Privatentscheidung ist, wenn junge Frauen bei älteren Männern gute Chancen haben (was umgekehrt übrigens selten der Fall ist), darf angezweifelt werden. Denn die Wahl des Partners oder der Partnerin kann eine soziale Positionierung sein, besonders hinsichtlich Macht, Schönheit und Jugendlichkeit. Dies zeigt sich deutlich an prominenten, mächtigen, reichen, älteren, keineswegs immer attraktiven Männern, die nach der Scheidung von der Erst-, Zweit-, oder Drittfrau mit sehr jungen, meist sehr attraktiven, meist unbekannten oder fast unbekannten Frauen den Laufsteg der Gesellschaft betreten. Altersunterschiede von mindestens einer Generation und große Unterschiede physischer Attraktivität sind keine Seltenheit.

Medial und wirtschaftlich gestützte Bilder, dass allein die ständige Betonung und Präsentation von Jugendlichkeit verhindert, dem alten Eisen zugerechnet zu werden, sind nicht einfach Klischees oder Konstrukte, die sich gesetzlich verbieten oder durch Kampagnen dekonstruieren ließen. Bilder vom alten Eisen, das von Teilen gesellschaftlicher Bereiche ausgeschlossen ist, sind Realität. Das ist das Entscheidende. Diese Bilder bestimmen, wie Claudius Seidl aufzeigt, »das Handeln der Institutionen und die Entscheidungen der Personalchefs – sie begegnen uns im Werbefernsehen und in den Bilanzen der Rentenversicherer – beherrschen immer noch die Köpfe all jener, die in unserer Gesellschaft die Uhren stellen und die Baupläne fürs Leben entwerfen. Das Schlimme dabei ist, dass diese Bilder so dominant in den eigenen Köpfen sind, dass sie selbst von unseren Spiegelbildern nicht zerstört werden können.« [109]

Die Anti-Aging-Industrie nutzt diese gesellschaftlichen Gegebenheiten und vermarktet sich entsprechend. Sie verspricht den Erhalt von Identität und gesellschaftlicher Teilhabe. Sie verheißt, nach außen zu tragen, was das Innere widerspiegelt: dass man dem Altersstereotyp noch nicht entspricht, dass man weder unflexibel noch undynamisch noch leistungsschwach ist und es daher als Beleidigung empfindet, am Berufs- und am Partnerschaftsmarkt als »schwer vermittelbar« zu gelten.

Die Anti-Aging-Industrie lockt mit dem Versprechen, die Lücke zwischen Selbst- und Fremdbild zu schließen, wenn dies auch nicht immer gelingt. Hildegard Knef bekannte sich öffentlich zu ihrem Lifting – und sagte deutlich, dass sie es im Nachhinein für eine große Dummheit hielt: »Du brauchst Jahre, um so ein Gesicht wieder einzuleben.«[110]

Aber das neue Wundermittel heißt Botox. Das in den USA 2002 und in Deutschland erst 2006 für kosmetische Zwecke zugelassene Nervengift lähmt die Muskulatur, um so die Faltenbildung zu verhindern. Es wirkt schneller als ein Lifting und ist billiger, muss allerdings alle drei bis vier Monate gespritzt werden, um seine faltenglättende Wirkung zu erhalten. Durch Botox werden Kundinnen der Schönheitsmedizin zu Stammgästen. Nur zwei Tage, nachdem in den USA die zuständige Überwachungsbehörde, die *Food and Drug Administration* (FDA) nach jahrelangem Hin und Her die Zustimmung erteilte, vergab der Hersteller einen 45 Millionen Dollar schweren Etat an eine internationale Werbeagentur. »Wir wollen eine Botschaft, die die Kundin auf einem emotionalen Level anspricht«, lautete der ausdrückliche Auftrag.[111]

Und die Botschaft, die vorwiegend von gefühltem Alter handelte, kam an. Oder sie holte die Kundinnen genau bei dem Lebensgefühl ab, das sie verspürten: älter werden, aber sich nicht älter fühlen und daher auch körperlich nicht altern wollen. In den USA[112] waren 26 Prozent aller 2007 durchgeführten schönheitsmedizinischen Eingriffe Botox-Injektionen. Andere nicht-chirurgische Methoden, die unter anderem zur Glättung oder Unterspritzung der Haut eingesetzt werden (Hyaluronsäure, Microdermabrasion, Laser Skin Resurfacing), machten weitere 27 Prozent aus.

2,78 Millionen Mal wurde Botox 2007 in den USA gespritzt, was jedoch einen Rückgang gegenüber dem Vorjahr um 13 Prozent darstellte. 2,78 Millionen Mal, das hört sich nach unglaublich viel an. Vor dem Hintergrund, dass die USA 294 Millionen Einwohner hat und unter der Annahme, dass jede Person sich vier Mal jährlich spritzen ließ, relativiert sich diese Zahl jedoch. Demnach griff im Jahr 2007 rund ein Viertel (0,24) Prozent der US-amerikanischen Bevölkerung zu Botox. Auch wenn jeder sich nur zwei Mal Botox injizieren ließ, ist es nicht einmal ein halbes Prozent.

Für diese eigentlich geringe Verbreitung ist Botox medial sehr präsent, auch im deutschsprachigen Raum, wo keine offizielle Statistik vorliegt. Da hier jedoch Botox erst vier Jahre später zugelassen wurde, kann davon ausgegangen werden, dass der Prozentsatz im Vergleich zu den USA eher niedriger als höher liegt. Andere Produkte, die ein Viertel bis ein halbes Prozent der US-amerikanischen Bevölkerung nutzen, haben im deutschsprachigen Raum bei weitem nicht diese mediale Plattform. »In Wirklichkeit begegnen die allermeisten Frauen ihrem Älterwerden nicht, wie die Medien suggerieren, mit Spritze und Skalpell, sondern mit vorsichtigem Navigieren zwischen Akzeptanz, Resignation und Abwehrgefechten.«[113]

In Hollywood ist Botox für viele Stars längst üblich. Kim Cattrall, Meg Ryan, Madonna, Donna Karan, Michelle Pfeifer, Tom Ford, David Hasselhoff, Uma Thurman, Mickey Rourge, Cindy Crawford, Teri Hatcher und Andere: Sie alle bekannten sich öffentlich dazu, ihre Gesichtshaut mittels Botox zu glätten.[114] Bei Medienportraits über runde Geburtstage von Stars, ist ein Kommentar über ihr jugendliches Aussehen so sicher wie das Amen in der Kirche. Wenn Portraits über prominente 50-Jährige, die sich offiziell zu Botox bekannten, unter Titeln wie »Ikone für ewige Jugend« oder »Ewig jung – wie macht sie das bloß?«[115] das jugendliche Aussehen loben, aber kein Wort über deren öffentliches Bekenntnis zu Botox verlieren, dann kann dies nur auf schlechte Recherche oder Scheinheiligkeit zurückgeführt werden.

Dabei ist noch nicht klar, ob Botox wirklich so harmlos ist, wie es vermarktet wird. Denn wegen der verhältnismäßig kurzen Anwendungszeit als ästhetisches Mittel fehlen Langzeitstudien und sind Folgeschäden noch nicht auszuschließen. Brüste mit Silikon zu vergrößern, galt auch viele Jahre als unbedenklich, bis die möglichen starken Nebenwirkungen wie Auslaufen der Flüssigkeit, Immunstörungen, Bildung von Kapselfibrosen und ein möglicher Zusammenhang mit Rheumatismus umfassend dokumentiert und untersucht waren. Aus diesem Grund waren Brustimplantate aus Silikon in den USA 14 Jahre lang verboten, bevor 2006 unter hohen Auflagen die Zulassung wieder erteilt wurde.[116] Dementsprechend nehmen Menschen, die sich Botox in die Stirn spritzen lassen, genau genommen an einem großen Menschenversuch teil.

Aber bei weitem nicht alle greifen zu Botox, wenn es mitunter auch verführerisch klingen mag, Stirnfalten einfach »wegmachen« zu lassen. Viele bleiben bei Anti-Falten-Cremes. Aber Anti-Falten-Cremes können nicht halten, was sie versprechen. Nur Arzneimittel dürfen per Gesetz in jene tieferen Ebenen der Haut vordringen, in denen Falten entstehen. Anti-Falten-Cremes als reine Kosmetik-Produkte haben also keinen Einfluss dort, wo die Falten entstehen.[117] Konsumentenschutz-Magazine[118] belegen immer wieder, dass Anti-Falten-Cremes vor allem die Brieftasche glätten, nicht das Gesicht. Manche untersuchten Cremes machten die Haut zwar kurzfristig etwas glatter, weil sie sie mit Fett und Feuchtigkeit anreicherten. Die Crux: Die Wirkung war schnell vorbei, und eine kurzfristige Anreicherung mit Fett und Feuchtigkeit erreicht fast jede Hautcreme.

Die Zielgruppe von Anti-Falten-Cremes sind Männer wie Frauen, obwohl Regale in Drogeriemärkten den Befund einer vermehrt weiblichen Kundschaft zulassen. Mit einem Trend, der sich noch nicht etablierte, erfand die Industrie im Jahr 2006 die »Early Aging«-Produkte. Sie sollen eine noch jüngere Käuferschicht, die Ende 20-/Anfang 30-Jährigen, für Anti-Falten-Produkte ab dem Kaufpreis von 50 Euro ansprechen. Sinnigerweise begründete eine Sprecherin des produzierenden Kosmetikkonzerns, die Early-Aging-Linie mit den Worten: »Für Anti-Aging-Produkte, die ausgeprägte Schäden wie Falten und Pigmentflecken reparieren, ist es mit 30 zu früh. Sie reißen nur ein Loch in die Brieftasche.«[119]

Vom wirtschaftlichen Standpunkt gesehen ist es völlig verständlich, warum heute Menschen mit 40 durch eine überbordende Produkt- und Dienstleistungspalette dazu animiert werden, sich mit ihrem Alterungsprozess auseinanderzusetzen (und gleich die Lösung mitgeliefert bekommt). Mit 40 Jahren liegt statistisch gesehen noch die Hälfte des Lebens vor ihnen und damit 40 Jahre Kaufkraft.

Was aber bedeutet es für Jugendliche und junge Erwachsene, in einer jugendlichen Gesellschaft zu leben? Welche Konsequenzen hat es, mit Eltern, Lehrerinnen und sonstigen Bezugspersonen aufzuwachsen, die noch immer ihre Jugendlichkeit betonen? Malte Mienert[120] untersuchte, dass Jugendliche des beginnenden 21. Jahrhunderts ihr Erwachsenwerden unter anderem deshalb als diffus erleben, weil sie in einer jugendlichen Gesellschaft aufwachsen. In einer Welt, in der auch die Erwachsenen möglichst lang jugendlich bleiben möchten, fehlt Jugendlichen der Reibepunkt, die Abgrenzung. Wenn Eltern noch jugendlich, jung geblieben oder die besten Freunde ihrer Kinder sein wollen, nehmen sie Jugendlichen »die letzte Ablösungsmöglichkeit«. Je mehr Felder, in denen sich Jugendliche von Erwachsenen abgrenzen können, von Eltern besetzt sind, »umso weniger kann den Jugendlichen der Übergang in das Erwachsenenalter oder in die eigenständig erarbeitete Identität gelingen«.

Körperbehaarung

Parallel zum hohen Stellenwert von Jugend ist auch die Körperbehaarung in den Mittelpunkt gerückt. Jugendlichkeit drückt sich am Körper vor allem durch glatte Haut aus, und glatte Haut heißt neben möglichst wenig Falten auch möglichst wenig sichtbare Körperbehaarung. Körperbehaarung, vor allem im Schambereich, ist sichtbares Zeichen sexueller Reife und damit des biologischen Übergangs ins Erwachsenenalter. Aber auch am restlichen Körper markieren Wachstum, Dichte und Dunkelheit der Körperbehaarung das Ende des Körpers eines Jugendlichen.

Vorbild für den glatten, haarlosen Frauenkörper ist der glatte, haarlose Kinderkörper. Außer am Kopf muss die sichtbare Körperbehaarung von Frauen gegen Null gehen, um als gepflegter, auf sich achtender, sich wohlfühlender Mensch durchzugehen. »Körperbehaarung ist für viele Frauen nahezu ebenso schambesetzt wie Eßstörungen oder Tablettenabhängigkeit. [...] Behaarung ist unweiblich, niemand darf es wissen, niemand darf es sehen, vor allem im Gesicht nicht.«[121] Dabei gibt es keine rationale Begründung für die Haarlosigkeitsnorm außer normativer, konsumorientierter Ästhetik und Geschlechterdifferenz: Körperhaar ist nicht schädlich, nicht ungesund, im Alltag nicht einschränkend. Die Enthaarungsnorm ist mit keiner sachlich begründeten Legitimation verknüpft, etwa im Gegensatz zur Schlankheits- und Fitnessnorm.

Für Frauen stellt nach einem eventuellen Bartwuchs im Gesicht vor allem die Körperbehaarung der Beine eine Herausforderung und ein ständige Auseinandersetzung mit Körpernormen dar. Denn Beine sind auch für nicht intime Beziehungen sichtbar, vor allem im Sommer.

In einer Umfrage der Zeitschrift *Brigitte*[122] gaben 28.000 Frauen einzelnen Körperteilen Schulnoten. »Beine« erhielten dabei die schlechteste Bewertung überhaupt (Schulnote 3), die »Haut« die drittschlechteste (Schulnote 2,8). Eine nicht repräsentative Umfrage[123] der Universität Leipzig an Studierenden (vor allem der Fächer Humanmedizin und Psychologie) aus dem Jahr 2008 ergab, dass sich mehr als 97 Prozent der befragten Studentinnen und 79 Prozent der Studenten ihr Körperhaar zumindest in einer Region regelmäßig entfernen. Auch andere Studien[124] zeugen von der weit verbreiteten Enthaarungsnorm: In einer US-amerikanischen Untersuchung des Jahres 1991 gaben 81 Prozent der befragten Frauen an, regelmäßig Beine und/oder Achseln zu enthaaren. In einer Untersuchung an einer australischen Universität gaben 91,5 Prozent der befragten Studentinnen an, sich die Haare an den Beinen zu entfernen.

Körperbehaarung ist ein extrem spärlich erforschtes Feld. Dementsprechend dürftig sind sowohl Theorien als auch die Datenlage. Die sozialwissenschaftliche und psychologische Forschung setzt sich bisher mit Körperbehaarung, außer in einigen Erwähnungen[125] und aktuell nur vereinzelten, explizit dieser Thematik gewidmeten wissenschaftlichen Arbeiten[126], offenbar nicht auseinander. In *The last Taboo*, das sich als eine Ausnahmeerscheinung der jüngeren wissenschaftlichen Literatur explizit um Körperbehaarung dreht, fragt Karin Lesnik-Oberstein, wie es möglich ist, dass ein Bereich von Körperlichkeit, der Frauen so stark beschäftigt wie ihre (unerwünschte) Körperbehaarung derartig wissenschaftlich unbearbeitet ist. Sie führt aus, dass Körperbehaarung eine zentrale Rolle bei der Konstruktion von Männlichkeit und Weiblichkeit sowie von sexuellen und kulturellen Identitäten spielt.

Geschlechterdifferenz sehen auch andere Autoren[127] als wichtigsten Hintergrund für die herrschende Enthaarungsnorm. Die häufigste Argumentation gegen weibliche Körperbehaarung stellt die Verknüpfung von

Haarlosigkeit und Weiblichkeit beziehungsweise Körperbehaarung und Männlichkeit dar. Haare gelten als sichtbares Zeichen der Geschlechterdifferenz. Merran Toerien und Sue Wilkinson[128] arbeiteten eine Parallele zur Geschlechterdichotimie heraus: Haarentfernung entwickelte sich in den USA zu einem Zeitpunkt zur Norm, als Geschlechterdifferenzen in anderen Bereichen weniger markant zu werden begannen. Die Tendenz, Frauen und Männer als polare Gegensätze zu betrachten, sei »a cultural belief«, so Toerien und Wilkinson.

Die Schlussfolgerung, weil Männer tendenziell dichtere und damit sichtbarere Körperbehaarung haben, sei weibliche Körperbehaarung außer in den Bereichen Kopf und Scham ein Hinweis auf Männlichkeit, beruht jedoch auf einem gravierenden Irrtum. Sie basiert auf demselben Irrtum wie die Annahme, bei einem heterosexuellen Paar müsse der Mann größer sein als die Frau. Männer sind zwar tatsächlich durchschnittlich größer als Frauen, dennoch gibt es große Frauen und kleine Männer. Genauso haben Männer zwar tendenziell tatsächlich mehr Körperbehaarung, aber Frauen haben genauso das biologische Potenzial, behaart zu sein. Keine Stelle des Körpers, die bei Männern behaart sein kann, ist bei Frauen per se von Behaarung ausgeschlossen. Anders ausgedrückt: Wo Männer behaart sind, können auch Frauen behaart sein. »Such differences unsettle the assumption that *all* men are naturally more hairy than *all* women.«[129]

Die Verknüpfung von außerhalb von Kopf und Schambereich auftretender Körperbehaarung mit Unweiblichkeit und Männlichkeit führt zu Scham und Verunsicherung. Ebenso wie Körperbehaarung ist auch Körperenthaarung ein schamhaft besetztes Thema. »Beides muss verborgen bleiben: Der Makel und seine Beseitigung« [130], resultiert Günter Burkart. Werbung für männliche Rasierutensilien zeigt bevorzugt den Prozess der Rasur, während Werbung für weibliche Rasierutensilien immer das Danach zeigt:

»Bei der Entfernung von Körperbehaarung gibt es kein weibliches Gegenstück zu dem Ruhe ausstrahlenden Bild des Vaters, der mit eingeseiftem Gesicht, den Rasierapparat in der Hand, sich und seine Familie beim morgendlichen Ritual des Rasierens täglich auf seine Männlichkeit hinweist. Die Werbung macht einen beinahe heroischen Akt daraus, wenn ER dicke Stoppeln abrasiert, während SIE lustvoll bewundernd zusieht. Man stelle sich eine ähnliche Verherrlichung einer Frau vor, die ihre Augenbrauen zupft, ihre Achselhöhlen rasiert oder ihre Oberlippe wachst. Alle Werbespots, in denen Enthaarungsmittel für die Frau angepriesen werden, zeigen nur das Nachher; die Szenen ›Vorher‹ wären wohl zu abschreckend.«[131]

Körperenthaarung ist kein junges Phänomen, wie Nina Bolt[132] und Merran Toerien und Sue Wilkinson[133] ausführen: Erste Zeugnisse von Achselhaarentfernungen gibt es bereits aus Mitte des 19. Jahrhunderts. In den USA wird Körperenthaarung bereits seit den 1920er Jahren beworben. 1915 brachte *Gilette* einen speziellen Rasierapparat mit dem Namen *Milady Decollette* auf den Markt, der als hygienisches Hilfsmittel beworben wurde, um Achselhaar zu entfernen. Zielgruppe der US-amerikanischen Werbung zu Achselhaarrasur waren lange Zeit weiße Frauen. Die Werbung betonte, dass Rasieren die Haut weiß und glatt mache. Zentrale Werbebotschaft der 1920er Jahre war, dass Frauen ihr Aussehen und ihren Körper verändern müssten, um sich das Vertrauen der Männer zu erwerben, dass sie fähig seien, den Haushalt zu führen. Dies war lange Zeit auf Körperpflege und die Entfernung von Achselhaaren beschränkt. Erst in den 1940er Jahren rückte auch die Beinbehaarung ins Zentrum der Werbung. Damals begannen Frauen, Nylonstrümpfe zu tragen und damit mehr Bein zu zeigen. Der weibliche Fuß erfuhr Beachtung statt Ignoranz, solange er haarlos war. Erst in den 1960er und 1970er Jahren wurde der Enthaarungstrend auch im großen Stil nach Europa exportiert. 1964 schrieb Gertrud von Hilgendorff in ihrem Schönheitsratgeber *Jung – schlank – schön*: »Behaarte Beine sehen ungepflegt und auch nicht feminin aus, der überschüssige Haarwuchs läßt sich mit Enthaarungscremes leicht entfernen.«[134]

Bei Frauen ist die Situation also eindeutig: Glätte und Haarlosigkeit werden – mittlerweile auch von den Frauen selbst – mit Gepflegtheit, Sich-Wohlfühlen und Weiblichkeit in Verbindung gebracht. Dabei repräsentiert die Haarlosigkeitsnorm wie andere Bereiche des Schönheitsideals nicht vorrangig Schönheit, sondern eine Kombination aus idealer Weiblichkeit und symbolischer Jugendlichkeit.

Bei Männern ist die Situation weniger eindeutig als sie früher war. 1979 veröffentlichte die Zeitung *Montreal Star* auf einer Ratgeberseite folgenden Leserbrief: »Liebe Arby, ich […] bin ein 31jähriger Mann, der ganz normal entwickelt ist, abgesehen von der Tatsache, daß ich überhaupt keine Haare auf der Brust, den Beinen oder Armen habe – dort, wo ich am liebsten welche hätte. […] Ich fühle mich unwohl in meinem haarlosen Körper. Ich will wie andere Männer aussehen.«[135]

In letzter Zeit jedoch finden wir eine zwiespältige Situation vor: Einerseits ist Körperbehaarung nach wie vor ein Symbol von Männlichkeit. Andererseits entspricht üppige Körperbehaarung nicht mehr eindeutig dem männlichen Körperideal. Orientiert man sich an Titelseiten und Inhalten von Männermagazinen, so wird Enthaarung von Oberkörper und Rücken auch dort stark thematisiert. Das Online *Healthcenter Männermagazin*[136] widmet sich dem Thema beispielsweise ebenso (»Was tun gegen Körperhaare? Der Crashkurs für Anfänger«) wie *Men's Health*[137] (»Sie finden Ihre Haare auf Schultern, Brust, Rücken lästig? Dagegen gibt es verschiedene Methoden, alle mit Vor- und Nachteilen.«).

Dieser Trend ist interessant, wird Körperhaarentfernung bei Frauen doch auch mit Hinweis auf die Wahrung eines sichtbaren Geschlechtsunterschiedes beworben und hergestellt. Den oben referierten Analysen gemäß deutet die propagierte Haarlosigkeit bei Männern eine Tendenz zur Aufhebung der Geschlechterdifferenz hinsichtlich Körperbehaarung an. Inwiefern die haarlosen Geschlechtsgenossen auf Titelbildern auf Männer tatsächlich beeinflussend wirken, entzieht sich jedoch einer Beurteilung.

Die karge wissenschaftliche Erforschung von Körperbehaarung und -enthaarung für beide Geschlechter verwundert, wenn man sich die Relevanz dieser Thematik im Alltag ansieht: In den USA[138] sind Laser-Haarentfernungen der am dritthäufigsten durchgeführte schönheitsmedizinische Eingriff. Im Jahr 2007 wurde er knapp eineinhalb Millionen Mal durchgeführt (wobei von mehreren Sitzungen pro Person pro Jahr ausgegangen werden kann), davon zu 87 Prozent an Frauen und zu 13 Prozent an Männern. Auch der Männeranteil liegt hier (geringfügig) höher als bei anderen Schönheitstechnologien.

Fitness

Fitness ist neben Authentizität eines der beiden »weichen«, nicht exakt messbaren Credos des Schönheitsideals. Fitness meint im Zusammenhang mit dem Schönheitsideal zweierlei: einerseits das Ideal des muskulösen Körpers und andererseits Flexibilität und Wandelbarkeit, eine auch im Körper gelebte Fitness im Geiste gewissermaßen, eine Fitness, die ein Individuum in die Lage versetzt, auf Veränderungen zu reagieren und sich ihnen anzupassen.

Zuallererst bedeutet Fitness im Zusammenhang mit dem Schönheitsideal aber Sport. Die moderne Körperlichkeit beinhaltet eine Hinwendung zur körperlichen Betätigung.

Die hohe Bewertung von körperlicher Betätigung in der Freizeit ist nicht zuletzt darauf zurückzuführen, dass körperliche Betätigung im Erwerbsarbeitsleben unwichtiger wurde. Berufstätigkeit hat sich grundlegend gewandelt, und zwar insofern, als durch die fortschreitende Technisierung Berufe mit hohem körperlichem Einsatz weniger wurden und im Gegenzug immer häufiger Berufe mit wenig körperlichem Einsatz ausgeübt werden. Selbst ein Landwirt arbeitet im Zeitalter von Futter-, Melk- und Erntemaschinen körperlich nicht mehr so hart wie seine Vorgänger in früheren Generationen. Körperliche Arbeit bedeutet heute nicht immer, aber immer öfter weniger Anstrengung im Sinne eines Einsatzes von Muskelkraft.

Aber nicht allein in der Erwerbsarbeit, auch in vielen anderen Lebensbereichen sind Bewegung und Kraftanstrengung nicht mehr selbstverständlich. Der Haushalt kann mit unzähligen elektrischen Maschinen ausgestattet werden, geheizt wird in den seltensten Fällen mit selbst gehacktem Holz, und moderne Kommunikationstechnologien ermöglichen schrankenlose Kommunikation, ohne sich zum Gegenüber hinbewegen zu müssen. Dass die physische Präsenz des Menschen durch Cyberwelten[139] neue Dimensionen erlangt, sei hier nur am Rande erwähnt.

Hinzu kommt ein enormer Bedeutungsanstieg des Transportmittels Auto, stark bedingt durch Zersiedelung. In Deutschland waren Anfang 2007 46,6 Millionen Automobile gemeldet – gegenüber 46,1 Millionen im Jahr 2006 und 42,4 Millionen im Jahr 2000. Im Jahr 1962 besaß lediglich ein Viertel der Haushalte im früheren deutschen Bundesgebiet mindestens einen PKW, 2006 waren es gut drei Viertel (78 Prozent).[140] Auch die Anzahl der Wege, die mit dem Auto erledigt werden, nimmt zu. So wurden österreichische Kinder im Jahr 1995 knapp ein Fünftel (19,3 Prozent) ihrer Wege mit dem PKW chauffiert, im Jahr 2003 hingegen schon mehr als ein Viertel (26,6 Prozent). Parallel dazu erledigten sie ihre Wege seltener zu Fuß, mit dem Fahrrad oder mit öffentlichen Verkehrsmitteln.[141]

Die Zunahme der motorisierten Fortbewegung bedingt neben klimatischen Folgen auch, dass immer mehr öffentlicher Raum verloren geht. Damit verändern sich die Lebens- und Entwicklungsbedingungen von Kindern grundlegend, auch, und gerade hinsichtlich ihrer Bewegungsmöglichkeit und ihrer Körperlichkeit.

Zugleich expandieren kommerzielle Sportangebote, die Menschen ihre Körper wieder spüren lassen und den gesellschaftlich, beruflich und technisch bedingten Bedeutungsverlust von Körperlichkeit gewissermaßen rehabilitieren. Sport erlaubt es dem Menschen, den eigenen Körper nicht mehr als Schicksal zu erleben, sondern ihn zu formen und ihn demgemäß als »dem eigenen Handeln zumindest teilweise zugänglich«[142] zu erleben.

Karl-Heinrich Bette, ein Pionier der Körpersoziologie, zeigte in seinem Buch *Körperspuren* bereits 1989 diese Gleichzeitigkeit von Körperaufwertung und Körperverdrängung auf:

»Die Aufwertung des physisch-organischen Substrats hat zu einer eigenen Begrifflichkeit geführt, in der von einer ›Konjunktur des Körpers‹, einem ›Körperboom‹ oder einer ›neuen Körperlichkeit‹ gesprochen wird. Wenn das Reden über die verschiedenen Körpermoden selbst zur Mode wird, ist ein reflexives Verweilen angeraten. […] Diese Relation hat insofern eine besondere Qualität bekommen, als sie im Gefolge der Heraufkunft komplexer Gesellschaften paradox konstituiert ist. Parallel zu dem bereits knapp skizzierten Prozeß der Körperaufwertung entfaltet sich nämlich zugleich ein Prozeß der immer weiter fortschreitenden Körperverdrängung.«[143]

Es gibt also eine paradoxe Doppelgesichtigkeit moderner Körperlichkeit, die von Distanzierung geprägt ist, gleichzeitig aber auch zu einer Aufwertung des Körpers geführt hat. Die Abwertung von Körperlichkeit durch eine Bedeutungsabnahme des physischen Körpers findet vorwiegend im Erwerbsarbeitsbereich statt und die teilweise zum Kult aufgewertete Pflege und Inszenierung des Körpers vorwiegend im Freizeitbereich. »Der Körper der Arbeit hat zugunsten des Körpers der Freizeit an Bedeutung verloren«[144], sagt Gabriele Klein.

In der Freizeit wird »zur Kompensation oder zur Reproduktion der Leistungsfähigkeit, für das eigene Wohlbefinden oder das äußere Erscheinungsbild«[145] körperliche Arbeit in Form von Sport geleistet. Sport hat in diesem Zusammenhang auch die Funktion, »dem Körper nah zu sein und sich um das körperliche Wohlbefinden zu kümmern«[146]. Und Sport dient der Gesundheit, wobei Gesundheit im Zusammenhang mit Fitness eher mit Leistungsfähigkeit und deren Steigerung assoziiert wird als mit der Abwesenheit von Krankheit oder körperlicher Intaktheit.[147] Sport kompensiert damit nicht nur den gesellschaftlichen Bedeutungsverlust der Fortbewegungs- und Greiforgane sowie der Muskelkraft, sondern entspricht auch besonders gut dem Leistungsideal und dem Ideal, Leistung über produzierte Körperlichkeit auszudrücken.

Fitness in diesem Sinn ist mehr als das Resultat regelmäßiger sportlicher Betätigung. Fitness symbolisiert auch die Fähigkeit, in der neoliberalen Gesellschaft gegenüber der Konkurrenz den längeren Atem zu haben. Sie steht für die Fähigkeit, wendig, flexibel und dynamisch zu sein. Damit wird Fitness ebenso wie Leistungsfähigkeit, Flexibilität, Dynamik und Schlankheit nicht nur zu einem typischen Phänomen der individualisierten Gesellschaft, sondern durch ihren Ausdruck von Kontrolle und Selbstverantwortung auch zu einer gern gesehenen staatsbürgerlichen Eigenschaft.[148]

Besonders Flexibilität und Wandelbarkeit, welche durch Sport symbolisiert werden, sind Anforderung an den modernisierten Körper sowie an den modernisierten Menschen und seine Lebensweise insgesamt.

»Der neue Kapitalismus beansprucht flexible Menschen, die sich unentwegt auf neue Aufgaben einzustellen vermögen und sich unablässig bereit zeigen, Arbeitsplätze, Arbeitszeiten, Arbeits- wie Lebensformen und Wohnorte zu wechseln. Selbst die Körper haben ihre Wandlungsfähigkeit weiter zu steigern. Zynisch heißt es dann: Starren, leistungsunwilligen, inflexiblen Menschen ist nicht zu helfen. Ihr Gebrauchswert scheint nun mal vernutzt, entsprechend ihrer tendenziellen Unbrauchbarkeit werden sie turnusmäßig aussortiert.«[149]

Dennoch gibt es eine eindeutige Konnotation von Fitness und Schönheit. Diese zeigt sich unter anderem darin, dass Sportlerinnen und Sportler in Medien als ästhetischer Aufputz und Sexsymbole positioniert werden. Besonders Athletinnen der Disziplinen Tennis und Schwimmen, aber auch zusehends männliche Athleten verschiedener Disziplinen, mutieren zu »Sport-Pin-ups« und befinden sich ebenso wie Schauspielerinnen auf der Gratwanderung einer Positionierung zwischen Professionalität und Attraktivität. Attraktivität und Professionalität ist für Sportlerinnen und Sportler dabei zusehends kein Gegensatz mehr, sondern eine Ergänzung. Die Inszenierung von Attraktivität, Schönheit und Sexyness lässt professionell Sporttreibende nicht unprofessioneller erscheinen, sondern wird zunehmend Bestandteil von sportlicher Professionalität.

Aber wofür und mit welchem Ziel will der moderne Mensch fit sein? Einen interessanten Aspekt dazu bringt Ronald Hitzler:[150] Im Zusammenhang mit Fitness, sagt Hitzler, dient die Beschäftigung mit dem Körper weniger seiner Funktionalität. Man wolle nicht fitter werden, um ein Haus bauen oder andere körperliche Arbeitsaufgaben bewältigen zu können. Bei Fitness sei das Hauptinteresse vielmehr »auf den ›eigenwertigen‹ und als solchen freizeitverbrauchenden und konsum-befördernden Körper« gerichtet. Oft verfolge die Fitness kein bestimmtes Ziel. Es gehe »offenbar immer weniger darum, fit für eine bestimmte Angelegenheit zu sein, als vielmehr darum, fit für die Fitneß selber zu werden, fit für alles, was (warum auch immer) ›angesagt‹ ist.«

Typisch für den Sport der letzten Jahre ist in diesem Zusammenhang auch die flexible Nutzung von Betätigungsarten. Wir finden eine geringere Bindung an eine bestimmte Sportart, einen häufigerer Wechsel der Betätigung und damit eine geringere Identifikation. So wuchs laut Karl-Heinrich Bette[151] »ganz im Sinne einer frei flottierenden Bindungsfähigkeit« der Anteil jener Sporttreibenden, die zwischen verschiedenen Körperbetätigungen hin und her wechseln, »ohne auf meßbare Leistungserbringung ausgerichtet zu sein und jene Identifikation mit einer Disziplin zu erreichen, wie sie im überlieferten Sport lange Zeit anzutreffen war.«

Der Körper des fitnessorientierten Menschen symbolisiert dabei vor allem Panzerung und damit Abgrenzung nach außen. Der schöne Mensch produziere einen Muskelpanzer, sagt Otto Penz: »Konstituiert der straffe Körper die Identität, so erweist sich jede Aufweichung des Panzers [...] als unmittelbare Gefährdung der Person.«[152]

Diese Gefährdung in pathologischer Form bekam im Laufe der letzten Jahre den Namen »Muskeldysmorphie«:[153] Muskeldysmorphie bezeichnet laut ihrem Erfinder Harrison G. Pope ein vorwiegend männliches Phänomen, das als »eingebildete Schwächlichkeit« oder »Muskelsucht« definiert wird und sehr ähnliche Charakteristika wie Magersucht aufweist: zwanghaftes körperliches Training (auch unter Schmerzen) und wenig Zufuhr von ausschließlich fettarmer Kost. Viele der in ihrer Quantität noch nicht benennbaren Betroffenen nehmen Anabolika und andere Pharmazeutika ein, um ihre Muskeln aufzubauen.

Sport bietet positive Aspekte, er kann die körperliche und seelische Verfassung verbessern und das allgemeine Wohlbefinden heben. Sport vermittelt zwischen der leistungsbezogenen Arbeitswelt und der lustbetonten Freizeitwelt, weil er beide Komponenten verbindet. Ausdauer und Kreislauf werden trainiert, und eine gute Kondition kann zu Selbstbewusstsein und dem Gefühl von Stärke, Freiheit und Unabhängigkeit beitragen. Sport bietet fraglos auch angenehme Formen der Erschöpfung nach körperlicher Anstrengung. Doch die Gratwanderung bleibt.

Otto Penz[154] arbeitet in seiner alltagsweltlich orientierten historischen Analyse des Schönheitsideals heraus, dass sich vor allem der weibliche Körper im Laufe des 20. Jahrhunderts zusehends schlanker, jugendlicher und vor allem athletischer und straffer präsentierte. Der traditionell muskulösere männliche Körper zeigte sich vor allem in zwei Schönheitstypen: dem weniger muskelbepackten »apollinischen Körpertypus« und dem muskulöseren »herkulinischen Körpertypus«.

Muskeln gehören aber nicht mehr nur für Männer zum non plus ultra für den schönen Körper, Muskeln statt Fett ist auch für Frauen angesagt. Sport erscheint als idealer Weg zum propagierten schlanken Körper. Die

Motive für gezielte Bewegung sind geprägt vom geschlechtsspezifisch leicht unterschiedlichen Schönheitsideal:[155] Männer trainieren intensiver Brust, Arme und Schultern, während sich Frauen auf »Bauch – Beine – Po« konzentrieren. Das Vorbild für Männer ist ein muskulöser Oberkörper, Frauen orientieren sich am schlanken, knabenhaften Ideal.

Dabei war es für Frauen der Oberschicht jahrhundertelang nicht schicklich, Sport zu treiben. Denn Sport macht den weiblichen Körper muskulöser und passt ihn so dem männlichen an. Erst im Laufe des 20. Jahrhunderts, besonders in seiner zweiten Hälfte wurden Frauenkörper Männerkörpern ähnlicher. Heute ist ein androgyner Frauenkörper modern.[156] Dieser androgyn gebaute Frauenkörper gleicht (vor allem im Zusammenhang mit einem zunehmend feminisierten männlichen Körper) einem Unisexkörper, der Geschlechter im Vergleich zu früheren Generationen auf den ersten Blick weniger voneinander unterscheidbar macht und insofern eine tendenzielle Mischung aus Männer- und Frauenkörper darstellt.

Authentizität

Die Maxime »Mach etwas aus dir selbst! Gestalte dich und dein Leben! Werde du selbst! Handle unternehmerisch!« ist der kategorische Imperativ unserer Zeit.[157] Auch und ganz besonders betrifft dies den Körper. Aber bedeutet dies, dass das, was wir vermeintlich aus uns herausholen (können, sollen, wollen) bereits in uns ist? Oder müssen wir es erst erschaffen und hernach in die bereits vorhandene Körperlichkeit integrieren? Mit anderen Worten: Sind wir schon (wenn auch teilweise in verschüttetem Zustand) oder werden wir erst?

Der moderne Mensch *ist* nicht, er *macht* etwas aus sich, auch körperlich. Er holt etwas aus sich heraus, entwickelt sich, bleibt nicht stehen und wird ganz er selbst, immer mehr und immer wieder von neuem. Diese Lebenshaltung, permanent etwas aus sich zu machen, sich selbst individuell zu gestalten, führte zur Herausbildung des vierten Kriteriums des Schönheitsideals: der Authentizität. Authentizität ist neben Fitness das zweite »weiche«, schlecht messbare Kriterium des schönen Körpers.

Hätte ich dieses Buch vor fünf Jahren geschrieben, hätte ich noch diagnostiziert, das vierte Kriterium sei Natürlichkeit. Dies hat sich in letzter Zeit jedoch Richtung Authentizität ausgeweitet, wobei Natürlichkeit vor allem in Kombination mit einem Diskurs von »innerer Schönheit« nach wie vor Bestandteil idealisiert authentischer Schönheit ist.

Körperarbeit sollte lange Zeit nicht als solche erkannt werden. Körperinszenierung war zwar gesellschaftlich erwünscht, ja in manchen sozialen Situationen notwendig, aber niemand sollte etwas davon merken. Verschönerung war Privatsache und meist verbannt in die Heimlichkeit.

Das Ideal Natürlichkeit darf dabei nicht mit Naturwüchsigkeit verwechselt werden. Lässt man den Körper nämlich »natürlich« im Sinne von »unbearbeitet«, dann ist das auf den ersten Blick erkennbar. Eine auf »natürlich« geschminkte Frau sieht völlig anders aus als eine ungeschminkte, also im ursprünglichen Sinn natürlich belassene Frau. Und ein tatsächlich absichtslos gekleideter Mann wirkt anders als ein Mann, der Absichtslosigkeit, Beliebigkeit, Mühelosigkeit und Zufall inszeniert. Das Paradoxon lautet: »Man sieht, wenn es nicht gemacht ist, aber wenn man sieht, was gemacht wurde, ist es definitiv zu viel!«[158] Die Kunst der Verschönerung besteht demnach darin, dass sie nicht offensichtlich ist, unerkannt bleibt und trotzdem bemerkt wird.

Auf der Alltagsebene findet dieser Trend zur Natürlichkeit Ausdruck in Frisuren, die aussehen sollen, als sei man gerade aufgestanden und habe noch keine Zeit gefunden, sich zu frisieren. In Wirklichkeit sitzt jedes Haar perfekt, und es kostet extra viel Zeit, Natürlichkeit zu imitieren. Auch in der Bekleidungsmode spiegelt sich dieser Trend wider: Modern sind unter anderem auf den ersten Blick verkehrt herum getragene T-Shirts, aufgerissene Jeans und ausgefranste Hosenbeine, welche nagelneue Hosen schlampig, getragen und fast kaputt wirken lassen sollten. Der Unterschied zu wirklich getragenen und fast kaputten Hosen und T-Shirts zeigt sich Insiderinnen und Insidern jedoch auf den ersten Blick.

Auf der öffentlichen Ebene repräsentieren das Ideal der Natürlichkeit Prominente, welche betonen, quasi nichts für ihr Aussehen zu tun. Mutmaßungen über schönheitschirurgische Veränderungen werden häufig vehement zurückgewiesen:[159] So verklagte Schauspielerin Sharon Stone einen Schönheitschirurgen, der behauptet hatte, er hätte sie operiert. In den USA hat sich ein Porno-Magazin auf »silikonfreie Pornografie« spezialisiert. Die Herausgeber garantieren, nur »das Echte, Wahre« zu zeigen. Der ehemalige deutsche Bundeskanzler Gerhard Schröder verklagte 2002 eine Nachrichtenagentur, welche behauptete, seine Schläfen seien gefärbt. Das britische Model Tyra Banks ließ als Moderatorin der *The Tyra Banks Show* ihre Brüste vor laufender Kamera von einem Schönheitschirurgen abtasten, um zu beweisen, dass sie echt seien.

Die Betonung, keine Verschönerungen an sich vorgenommen zu haben, hat mit einer Übertragung zu tun: Wer körperlich nicht »echt« ist, wer körperlich etwas vortäuscht, so der hier implizierte Schluss, dem kann man wohl auch sonst nicht hundertprozentig trauen. Dies war auch bei Schröders Klage ausschlaggebend. Seinem Entschluss ging eine Kombination aus zwei öffentlichen Meldungen voraus, welche gefärbte Schläfen mit unehrlichem, unehrenhaftem Verhalten in Verbindung brachten. Bei einer Bundestagsdebatte im Jahr 2002 über die geschönten Arbeitslosenzahlen schleuderte ihm der CDU-Abgeordnete Karl-Josef Laumann den Satz entgegen: »Ein Bundeskanzler, der sich die Haare färbt, der frisiert auch jede Statistik.« Wenig später reagierte Imageberaterin Sabine Schwind von Egelstein auf Laumanns Aussage via Nachrichtenagentur *ddp*: »Es käme seiner [Schröders, Anm. d. Verf.] Überzeugungskraft zugute, wenn er sich die grauen Schläfen nicht wegtönen würde.«[160] Es reichte: Schröder ließ der Nachrichtenagentur per Gerichtsurteil verbieten, weiterhin zu behaupten, seine Schläfen seien gefärbt oder getönt.

Äußerliche Schönheit wird mit innerlicher Echtheit in Verbindung gebracht. Die Herausforderung lautet, ein Ideal nicht nur zu imitieren, sondern es zu sein, durch und durch, mit Körper, Geist und Seele. »An Attraktivität gewinnt, wer die Schönheitsdarstellungen nicht nur spielt, sondern formvollendet verkörpert.«[161] Dabei befindet sich Körperlichkeit in einem Spannungsfeld zwischen Natürlichkeit und legitimer Künstlichkeit, was in einem Diskurs in Authentizität mündet.

Im Mittelpunkt steht dabei nicht das Verharren, sondern die permanante Entwicklung hin zum authentischen Selbst. Vom Schriftsteller Ödön von Horvath stammt der Ausspruch »Ich bin ja ganz anders, aber ich komme so selten dazu.«[162] Dies drückt ein Lebensgefühl aus, das viele Menschen haben: noch nicht zu sein, wie man eigentlich sein will oder glaubt, im tiefsten Inneren zu sein. Mit anderen Worten: Der gegenwärtige Zeitgeist beinhaltet, sich selbst noch nicht ganz oder nur vorübergehend gefunden zu haben.

Ich sehe in diesem Lebensgefühl eine der Wurzeln von Körperunzufriedenheit: Neue Möglichkeiten zur Selbstentwicklung brachten auch mit sich, dass Selbstentwicklung ein Muss wurde. Wer sich nicht weiterentwickelt, ist nicht modern. Wer dauerhaft ganz bei sich angekommen ist, ist suspekt. Menschen »dürfen« gemäß dieser Lebenshaltung gar nicht längerfristig zufrieden sein, auch nicht mit ihrem Körper. Sie werden durch die fraglos Chancen eröffnenden Entwicklungsmöglichkeiten stetig dazu angeregt, sich zu verändern. Der effektivste Motor für Veränderung jedoch ist nicht plumpe Nachahmung von Möglichkeiten oder äußerlicher Zwang, sondern innere Unzufriedenheit. Der Körper eignet sich in diesem Komplex hervorragend als Plattform für Veränderungsphantasien. Er bietet genügend Entwicklungspotenzial, um immer mehr zum authentischen Selbst vorzudringen.

Auf dieses Lebensgefühl des permanenten Vordringens zum authentischen Selbst reagiert auch die Schönheitsindustrie. Sie vermarktet Produkte und Dienstleistungen, welche Schönheit künstlich erzeugen, mit dem Argument der Natürlichkeit. Sie gibt vor, zu verändern, diese Veränderung jedoch möglichst in die Persönlichkeit zu integrieren und dergestalt für die Außenwelt möglichst unauffällig zu halten. Die Grundregel »Je weniger ein Kosmetikartikel in Ihrem Gesicht auffällt, um so mehr haben Sie dafür hingeblättert«[163] zeigt, dass der Natur-Look für die Industrie rentabel ist.

Auch die Branche der Schönheitsmedizin setzt derzeit auf Natur und Natürlichkeit. Schönheitschirurgen betonen, das Ergebnis ihrer Arbeit solle »möglichst natürlich« wirken und »nicht ins Künstliche abgleiten«. Sie verzichten mittlerweile in der Mehrheit auf explizite Formulierung eines ästhetischen Ideals und orientieren sich stattdessen, wie sie selbst sagen, an den individuellen Wünschen der KundInnen.[164]

»Schönheit nach dem Vorbild der Natur« lautet der Werbeslogan eines Münchener Schönheitschirurgen.[165] Die Website verrät, wenn man dem eigenen »Typ treu bleiben« und die »natürliche Individualität nicht verändern« wolle, sei man in dieser Praxis genau richtig. 2005 stand auch der Jahreskongress der *Deutschen Gesellschaft für Plastische, Rekonstruktive und Ästhetische Chirurgie* unter dem Motto »Form follows Nature«. Mit diesem Leitgedanken wollte die Kongress-Organisation ihre Motivation zum Ausdruck bringen, »sich bei ihrer Arbeit am Vorbild der Natur zu orientieren«[166], hieß es in der einschlägigen Pressemitteilung.

»Die Natürlichkeit und die Persönlichkeit des Patienten zu erhalten – das wird in Zukunft der wichtigste Maßstab ästhetisch-plastischer Chirurgie sein«[167], sagte der Bonner Mediziner Dimitrije Panfilov von der *Deutschen Gesellschaft für Ästhetisch-Plastische Chirurgie* in einem Interview mit dem Sender 3Sat. Das großflächige Straffziehen der Gesichtshaut, wie es 20 Jahre lang praktiziert worden sei, sei komplett überholt. Der technische Fortschritt habe dazu geführt, dass die Eingriffe immer kleiner, detaillierter und gezielter durchgeführt werden könnten. Das große Facelifting werde schon bald durch viele kleine Eingriffe – je nach Problemzone an Stirn, Ohren, Hals, Augen oder Nase-Mund-Partie – komplett ersetzt werden, sagt Panfilov: »Kein Patient will mehr das maskenhaft verjüngte Gesicht amerikanischer 80er-Jahre-Schauspielerinnen haben.« Angesagt sei natürliches Aussehen.

Ein Ableger des Natur- und Authentizitätstrends ist der Unsichtbar-Trend. Dieser kommuniziert, eine Verschönerung sei nicht sichtbar. Das Model Lauren Hutton bewirbt ihre Kosmetiklinie mit den Worten »Die einheitlich glatte Zusammensetzung und die schimmernden Farben geben Ihnen ein natürliches und jugendliches Aussehen, welches nicht wirkt, als ob Sie überhaupt Make-up tragen würden. Aber es macht einen großen Unterschied. Ich nenne es Unsichtbar-Make-up!«[168] Auch Wäschekonzerne nennen ihre Unterwäschekollektion »Invisible«[169] (unsichtbar), was auf den ersten Blick nicht verständlich ist, da Unterwäsche außerhalb intimer Situationen ohnehin unsichtbar ist, auf den zweiten Blick jedoch durch den Modetrend zu sehr enger Kleidung und die suggerierte Verschmelzung mit dem Selbst erklärbar ist.

Der Trend, Verschönerungen nicht erkennbar sein zu lassen, sie zu verheimlichen, das eigene Auftreten als Produkt des Zufalls darzustellen und die scheinbare Unbeschwertheit im Umgang mit seinem Aussehen zu demonstrieren, deutet darauf hin, dass sich Menschen nicht gern als Sklavinnen und Sklaven des Schönheitsideals sehen. Dieser Trend zur scheinbaren Naturbelassenheit könnte auf den ersten Blick einen etwas gelockerten Umgang mit dem Aussehen bedeuten. Auf den zweiten Blick wird klar, er kann den Stress mit der Schönheit sogar erhöhen, denn es ist noch aufwändiger, Verschönerungen zwar durchzuführen, sie aber dann unsichtbar zu halten.

Es ist ein Widerspruch in sich, natürlich und gleichzeitig einer Norm angepasst zu sein. »Sei natürlich!« ist eine ähnlich paradoxe Aufforderung wie »Sei spontan!«, »Sei kreativ!« oder »Überrasche mich!« Wer sie befolgt und dadurch einer von einer anderen Person geäußerten oder einer gesellschaftlichen Grundhaltung ausgehenden Aufforderung nachkommt, ist schon nicht mehr natürlich, spontan, kreativ oder überraschend. Genau so verhält es sich mit der Aufforderung, authentisch zu sein: Es ist ein Widerspruch in sich. Sobald jemand der (bewussten oder unbewussten) Aufforderung zur Authentizität folgt, ist er nicht mehr authentisch. Paul Watzlawick hat dies anhand der paradoxen Aufforderung »Sei spontan!« eindrucksvoll analysiert:

»In den kristallklaren Hallen des logischen Olymps sind Zwang und Spontaneität (also alles was frei und von außen unbeeinflußt aus dem eigenen Inneren kommt) unvereinbar. Auf Befehl etwas spontan zu tun, ist ebenso unmöglich, wie etwas vorsätzlich zu vergessen oder absichtlich tiefer zu schlafen. Entweder man handelt spontan, also aus freiem Ermessen; oder man befolgt eine Anweisung und handelt daher nicht spontan. Vom rein logischen Standpunkt kann man nicht das eine wie das andere gleichzeitig tun.«[170]

Authentizität stammt vom griechischen Wort »authentikós« und bedeutet Echtheit, Zuverlässigkeit, Glaubwürdigkeit.[171] Authentizität nach Postulat ist ein schwieriges, wenn nicht gar unmögliches Unterfangen. Das authentische »Leben mit dem Echtheitszertifikat«[172] ist manchmal mehr Schein als Sein, immer jedoch ein schmaler Grat, denn es findet im Inneren statt und wird doch auch am Äußeren gemessen. Authentizität entspricht einem grundsätzlichen aktuellen Lebensgefühl, denn sie bedeutet, zwischen Echtem und Künstlichem auszuwählen und diese Wahl zu verinnerlichen. Sie bedeutet, selbst zu entscheiden, was im Moment zu mir passt. Ob etwas (beispielsweise das Äußere) dabei »natürlich« (also weitgehend unbehandelt) oder »künstlich« (also behandelt) ist, spielt eine geringe Rolle Authentizität ermöglicht die für sich selbst legitime Gleichzeitigkeit von Natürlichkeit und Künstlichkeit.

»Schönheit von innen aufzubauen ist sogar noch zeitraubender als Schönheit von außen draufzuklatschen«, schreibt Germain Greer[173]. Authentische Schönheit bringt mit sich, dass das Individuum in sich geht, für sich selbst entscheidet und mit dieser inneren Entscheidung nach außen geht. Authentische Schönheit ist demnach die nach außen sichtbare Übereinstimmung von Innerem und Äußerem.

Dabei beschäftigt die Suche nach dem »authentischen« oder dem »wahren« Selbst Menschen ein Leben lang:[174] Kinder in der Trotzphase lernen, sich selbst als eigenständige Person wahrzunehmen. Jugendliche in der Pubertät wollen herausfinden, wer sie sind. Bei der Wahl der Ausbildung oder des Berufs gilt es, zu ergründen, wo die Schwerpunkte der eigenen Talente, Fähigkeiten und Interessen liegen. Auch im Privatleben streben Menschen nach Beziehungen, die »gemäß« sind, die zu ihnen passen und echt sind. Der Ausdruck »wahre Freundschaft« ist nur ein Beispiel dafür, dass sich auch in unserer Alltagssprache eine Unterscheidung zwischen authentisch und nicht authentisch wiederfindet.

Die Suche nach Identität und Authentizität ist kein abgeschlossenes Projekt, sondern kann Menschen in ihrem Leben immer wieder beschäftigen, besonders dann, wenn sie mit Lebensübergängen wie beruflichen oder privaten Umbrüchen, beispielsweise Verlust des Partners, Auszug der Kinder, Beginn einer Partnerschaft, Arbeitslosigkeit, Pensionierung oder Ähnlichem konfrontiert sind. Heiko Ernst führt aus:

»Sie [die Authentizität, Anm. d. Verf.] ist eine Einstellung zum Leben, die auf dem Mut zu Entscheidungen basiert, die uns gemäß sind. Wir erschaffen unser Selbst, indem wir uns immer wieder für die uns eigene Handlungsweise entscheiden. Diese Eigentlichkeit ist mehr als nur die kluge Wahl zwischen verschiedenen Optionen, ist weit mehr als ›Lebenskunst‹. Der authentische Mensch entscheidet sich angesichts vieler Handlungsmöglichkeiten so, wie es ihm sein eigentliches Ich befiehlt: ›Ich habe keine andere Wahl!‹«[175]

In seinem Buch *Wir alle spielen Theater* zeigt Erving Goffman auf, dass alle Menschen Rollen spielen und sich selbst vor Anderen inszenieren, dass sie gewissermaßen Darstellerinnen und Darsteller im Theater des Sozialen sind. Entscheidend ist dabei jedoch die Glaubwürdigkeit, sagt Goffman: »Eine richtig inszenierte und gespielte Szene veranlaßt das Publikum, der dargestellten Rolle ein Selbst zuzuschreiben, aber dieses zugeschriebene Selbst ist ein Produkt einer erfolgreichen Szene, und nicht ihre Ursache.«[176] Genau dieses Selbst ist laut Kornelia Hahn der eigentliche Adressat von Handlungen: »Der individuelle Körper muß ›authentisch‹ in bezug auf sich selbst, und nicht in bezug auf eine Rolle, repräsentiert werden.«[177]

Dies führt uns zu einem wichtigen Aspekt: Was ist authentisch in einer Welt voller Normen? Wie lässt sich Authentizität leben, wenn man nicht unter einer Glasglocke lebt? Kann man noch von Authentizität sprechen, wenn diese durch und durch beeinflusst ist? Sozialpsychologe Roy Baumeister bezweifelt, dass das, was wir für unser Selbst halten, einen festen Kern hat. Unsere Persönlichkeit stelle in Wirklichkeit vielmehr ein Bündel aus widerstreitenden Rollen und Verhaltensweisen dar.[178]

Gertrud Lehnert[179] schreibt, Mode bringe »nie den ›natürlichen‹ Körper zum Ausdruck [...], denn das, was als natürlich gilt, wird ja immer wieder neu bestimmt«. Stattdessen schaffe Mode vielmehr »immer einen fiktiven Körper, der sich vor allem an ästhetischen und erotischen Vorstellungen und weniger an sozialen oder praktischen Erfordernissen orientiert«. Auch Neurobiologin Nancy Etcoff kommentiert die Ergebnisse ihrer Schönheitsforschungen, welche sie ansonsten als überwiegend »naturgegeben«

und genetisch bedingt interpretiert, damit, wir Menschen würden immer versuchen, »uns so darzustellen, wie wir gern gesehen werden möchten«[180].

Laut Ronald Hitzler[181] tragen wir im Alltag Masken, finden jedoch genauso »Oasen der vorübergehenden Demaskierung«. Unserer sozialen Umwelt zeigten wir jedoch normalerweise »ein auf deren Erträglichkeitskriterien abgestimmtes Gesicht«. Je bewusster und selbstbewusster der Umgang mit dem eigenen Körper sei, desto eher »hat die Selbstinszenierung Qualitäten einer schauspielerischen Leistung«.

Der zuweilen schwierige Umgang mit authentischem Aussehen zeigt sich im Alltag, sobald jemand den Fotoapparat oder die Videokamera zückt. Die meisten Menschen verändern sich, sobald sie eine Linse auf sich gerichtet sehen. Sie rücken sich zurecht, zupfen an der Kleidung, streichen eine Haarsträhne aus dem Gesicht. Mit anderen Worten: Sie setzen Handlungen, die zu einer Veränderung der natürlichen Situation führen, die aber vielleicht das darstellen sollen, was der betreffende Mensch an sich als natürlich und authentisch sehen will.

»Der sozial Handelnde bekundet, wie auch immer, fälschlicherweise oder richtigerweise, jedenfalls zwangsläufig, dies oder jenes zu sein. Und er zielt immer darauf ab, von anderen auch so wahrgenommen zu werden. Inszenierung seiner selbst soll anderen ein bestimmtes ›Bild‹ des Akteurs vermitteln. Sie dient strukturell also dazu, die Wahrnehmung und Behandlung durch andere zu beeinflussen.«[182]

Wer ein unschmeichelhaftes Foto von sich wegwirft, wirft mehr weg als ein Stück Papier. Er hält damit, wie es Ebba D. Drolshagen ausdrückt, »sein inneres (möglicherweise unzutreffendes) Bild vom eigenen Aussehen intakt, und er zensiert auch ein Zeitdokument: Das soll nicht für die Nachwelt aufgehoben werden, so sehe ich nicht aus, so will ich mich nicht sehen, jetzt nicht und in zwanzig Jahren erst recht nicht.«[183]

Dem Postulat der Authentizität entspricht, dass neben demonstrativer Natürlichkeit auch demonstrative Künstlichkeit zusehends ihren Weg in die Öffentlichkeit findet. Nancy Etcoff beschreibt einen Wandel weg von der Heimlichtuerei hin zu einem offeneren Umgang mit Verschönerungen, vor allem in elitären Kreisen in den USA: »So manche Reiche zeigt auf einer Party stolz ihre Stiche und brüstet sich damit, wie viel Geld die Operation kostete. In manchen der reichsten Kreise kommt das Kleid vom Couturier, das Gesicht wurde vom bekanntesten, nur für die ›Elite‹ arbeitenden Schönheitschirurgen gestylt, und der Körper wird vom hoch dotierten ›personal trainer‹ fit und in Form gehalten.«[184]

Prominente äußern sich zusehends positiv zu künstlich hergestellter Schönheit:[185] Schauspielerin Maria Furtwängler sagte im August 2008 in einem Interview mit der deutschen Presseagentur *dpa* über Schönheitsoperationen: »Ich würde so etwas grundsätzlich nie ausschließen.« »Endlich bin ich Frau«, sagte die Ex-Unternehmersgattin Christina Lugner einem Magazin, als sie sich anlässlich ihrer Brustvergrößerung nackt fotografieren ließ. Sängerin Madonna dementierte nicht, dass sie sich medizinisch verschönern lässt und Botox ganz wesentlich zu ihrer jugendlichen Aura beiträgt. Wie schon erwähnt, bekannten sich auch andere Prominente – etwa Kim Cattrall, Virginia Madsen, David Hasselhoff, Anastacia und Tom Ford – dazu, seit Jahren regelmäßig Botox injizieren zu lassen. Und der britische Schauspieler John Cleese sagte öffentlich, er habe sich Haare auf den Kopf transplantieren lassen, was sogar die ehrwürdige Zeitung *Telegraph* dazu veranlasste, einen Artikel über Haartransplantationen bei Männern zu bringen.

Entsprechend dem Postulat der Authentizität pflegen Menschen, die über ihre Verschönerungen sprechen, jedoch häufig einen Innerlichkeitsdiskurs. Schönheit wird als von innen kommend, als zur Persönlichkeit passend, als für die individuelle Situation frei gewählt dargestellt – wie ein Maßanzug, den man der jeweiligen Person anpasst und der im Moment die optimalste Kleidung ist.

Eine starke Betonung der Innerlichkeit kann auch darauf zurückgeführt werden, dass allgemein bekannt ist, welche Schönheitstechnologien verfügbar sind, und dass Menschen nicht als produzierte Schönheiten im Sinne oberflächlicher, rein aufs Äußere bedachter Persönlichkeit gesehen werden wollen. »Sichtbare Verschönerungsmaßnahmen stellen für die Glaubwürdigkeit der Attraktivität […] ein Risiko dar. Denn wo Inneres nach außen strahlen soll, geraten äußerlich angebrachte Schönheitsmaßnahmen leicht zum Bekenntnis defizitärer Innerlichkeit.«[186] Innerlichkeit zu betonen, ermöglicht den Spagat zwischen »natürlicher« und künstlicher Körperlichkeit und ist demnach Bestandteil eines authentischen Selbst.

Auch Medien und in ihnen portraitierte Personen betonen hinsichtlich körperlicher Dimensionen innere Werte:[187] In einer Reportage unter dem Titel »Jugend kennt kein Alter« portraitierte die Zeitschrift *Vogue* Frauen zwischen 38 und 50, die ihre Schönheitsgeheimnisse verraten. Diese Geheimnisse lasen sich so: »Ihr Geheimnis? Die Balance von Körper und Seele«, »Worauf es ankommt? Innere Kraft und Unabhängigkeit« und »Die Quelle aller Verführungskraft ist der triumphierende Geist.« Die Zeitschrift

Bunte titelte einen Bericht über die Gewichtsreduktion der Schauspielerin Katharina Jacob mit »Stimmt der Geist, passt das Gewicht«. »Schon wieder ich. Jedes Jahr zu Saisonbeginn darf man sich selbst neu erfinden. Neues Outfit, neue Frisur, neues Make-up. Neues Ich«, heißt es im Magazin *active beauty*. Und auch der Kosmetikkonzern *Nivea* setzt in seiner Werbelinie ganz auf innere Werte, Emotionen und Authentizität, beispielsweise mit den Slogans »Schönheit ist ein gutes Gefühl«, »Schönheit ist Vertrauen«, »Schönheit ist Liebe«, »Schönheit ist mehr als ein Ideal. Jeder hat ein eigenes Bild von ihr. Sie zeigt sich in uns – genauso wie zwischen uns.«

Die (für sich selbst oder andere) vollzogene Betonung der Innerlichkeit ist besonders wichtig in einem sozialen Umfeld, das Individualisierung hoch bewertet. Dies ist nicht in allen Milieus der Fall. Es gibt durchaus Milieus, beispielsweise das traditionelle Milieu oder bestimmte kulturelle Gruppierungen, in denen Kollektivität wichtiger ist als Individualität. In kollektiv orientierten Milieus ist es unproblematisch, Verschönerungen als offensichtliche Befolgung von Gruppen- und Gesellschaftsnormen zu benennen. »Hier sind Schönheitsnormen keine Persönlichkeitsnormen, sondern repräsentative Verkörperungen kollektiver Zugehörigkeit.«[188]

Kornelia Hahn[189] weist darauf hin, dass es in der sozialen Ordnung eine zentrale »Trennung in eine Vorder- und Hinterbühne« gibt, also eine starke Unterscheidung zwischen öffentlicher und privater Identität. Dabei entstünden auch so genannte »Zwischenbühnen«, also Bühnen zwischen der inoffiziellen und der offiziellen Welt. Diese Zwischenbühnen stellten sich vor allem in Form von Medien dar. »Heute ist das Ideal wieder weniger der ›unbearbeitete‹ Körper als eine bestimmte Körperform – im Grunde, die der zu Werbezwecken präsentierten Körper –, die durchaus als die ›natürliche‹ gelten soll, weil die Repräsentationstechnik ›hinter den Kulissen‹ verschwindet.«[190]

Großen Stellenwert erhält im Zusammenhang mit Authentizität auch der Begriff »Ausstrahlung«. Je größer die Ausstrahlung einer Person, desto vielfältiger und authentischer wird ihre Schönheit wahrgenommen und desto weniger wird ihre Attraktivität auf der Grundlage rein körperlicher Eigenschaften beurteilt. Wer sich offensichtlich einem künstlichen Ideal anzunähern versucht, beispielsweise die oft zitierten wenigen Frauen weltweit, die in unzähligen Operationen versuchen, wie Barbie-Puppen auszusehen, erntet zwar mediale Aufmerksamkeit, nicht jedoch unweigerlich soziales Prestige. Allzu offensichtliche Imitation bestimmter Ideale kommt sozial im Sinne einer Etablierung meist nicht gut an. Denn Verschönerungen müssen sich daran messen lassen, ob die Wahl der Technologie und das veränderte Körperbild der wahren Persönlichkeit entsprechen.

Soziales Prestige hingegen erhalten attraktive Personen in den meisten sozialen Milieus dann, wenn Verschönerungen einerseits nicht zu offensichtlich stattgefunden haben und wenn andererseits der verschönerte Körper als im Einklang mit dem Selbst gelebt, präsentiert und wahrgenommen wird. Um mit den Worten von Cornelia Koppetsch zu sprechen, wird heute »Prestige und Auszeichnung der attraktiven Person nur in dem Maße gewährt, wie sie körperliche Schönheit als Attribut nicht nur des Körpers, sondern auch der Persönlichkeit präsentieren kann.«[191]

Baustelle Körper

Das kommunizierte Unbehagen am Körper

Seit Jahren warnen Medien und Expertinnen und Experten vor einem grassierend negativen Zugang zum Körper, der sich insbesondere in einem Zustrom zu Schönheitsoperationen ausdrücke. In vielen Fällen haben diese Meldungen einen wahren Kern. Sie zeigen auf, dass das Aussehen des eigenen Körpers wichtig ist. Noch nie war das Aussehen für breite Bevölkerungsgruppen so bedeutungsvoll und möglicherweise konsequenzenreich wie im Zeitalter der selbst verantworteten, in Freiheit aus unzähligen Optionen entschiedenen, individuellen Körperlichkeit.

In vielen Fällen werden Zahlen, welche ein Unbehagen am Körper aufzeigen, jedoch übertrieben und pauschalierend dargestellt. Vor allem jene, die an Verschönerungen verdienen, sei es als deren »Gegner« oder deren »Befürworter«, setzen generalisierte Botschaften von »Schönheitswahn« und »kollektivem Leiden am Körper« auch als Marketingstrategie und zur Legitimation der eigenen Arbeit ein.

Besonders deutlich zeigt sich diese Generalisierung in der Schönheitsmedizin. Ich verwende den Begriff »Schönheitsmedizin«, um auch nichtchirurgische, von Ärztinnen und Ärzten zu ausschließlich ästhetischen Zwecken durchgeführte Eingriffe einschließen zu können, etwa Botox-Injektionen, Faltenunterspritzungen oder Laser-Haarentfernungen. In den USA machen nicht-chirurgische Eingriffe bereits weit über die Hälfte aller schönheitsmedizinischen Eingriffe aus, für den deutschsprachigen Raum gibt es keine offizielle Statistik. Ich verwende den Begriff »Schönheitsoperationen« oder »Schönheitschirurgie« daher nur dann, wenn er in einer zitierten Quelle so genannt wurde.

Schönheitsmedizin hat ihre Werbung weg vom Anpreisen ihrer Dienstleistungen hin zu einem Beklagen des »Schönheitswahns« verlagert. Dadurch kann die Schönheitsmedizin als Rettung fungieren und gleichzeitig ihre Verantwortungslosigkeit betonen. Das liest sich in Medien dann beispielsweise so:[192] »Schönheitsoperation zum Maturageschenk [...]. Immer öfter wünschen sich Maturantinnen zum Schulabschluss schönere Brüste oder eine Nasenkorrektur«, »Auch Mann gönnt sich Schönheit [...] Immer öfter legen sich auch Männer für Verschönerungen unters Messer«, »Abschied vom Spitznamen Dumbo [...] Rund fünf Prozent der Bevölkerung haben abstehende Ohren. Medizinische Probleme entstehen daraus keine, die psychische Belastung ist aber mitunter enorm«, »Jedes fünfte Kind will eine Schönheits-OP [...] Wie man 13-Jährige vor Brustvergrößerungen bewahrt« oder »Weihnacht '08: Schönheit für alle! [...] Immer mehr Österreicher schenken sich zu Weihnachten eine Schönheits-OP [...] Die Top-Geschenke: Botox, Lidstraffung, Fettabsaugung und Brustvergrößerung«.

Alle zitierten Artikel waren nicht als Werbung gekennzeichnet und ließen sich durch Recherche dennoch teilweise wortwörtlich auf Pressemitteilungen von schönheitsmedizinischen Kliniken oder Standesvertretungen zurückverfolgen. Alle zitierten Meldungen enthielten auch die Warnung vor Schönheitsoperationen. So warnt ein Chirurg davor, »sich mal schnell in der Mittagspause die Augenlider ›machen‹ zu lassen«, sei »unsinnig«. Ein anderer stellt fest, eine Schönheitsoperation sei »nicht mit einem kurzen Zahnarztbesuch zu vergleichen«[193].

Der dramaturgische Aufbau solcher Artikel ist immer derselbe. Zuerst erfolgt die Feststellung, immer mehr Frauen (Männer, Jugendliche) seien unzufrieden mit ihrem Körper, danach die Feststellung, immer mehr Frauen (Männer, Jugendliche) seien bereit, sich dafür einem schönheitsmedizinischen Eingriff zu unterziehen. Manchmal, aber nur manchmal wird als Beleg eine nicht näher zitierte »Studie« genannt, die ausführt, wie wichtig Schönheit ist, um im Privatleben oder im Beruf Erfolg zu haben. Und nach dem unpräzisen »immer mehr« und der eventuellen »Studie« folgen als Höhepunkt die Einzelbeispiele. Da erzählen Menschen, warum sie sich haben operieren lassen und dass es ihnen nachher seelisch besser ging oder sie sich einfach besser fühlten. Auf diesen Höhepunkt folgt die Warnung des meist männlichen Chirurgen. Häufig wird an dieser Stelle neuerdings sogar über unerwünschte Nebenwirkungen von schönheitsmedizinischen

Eingriffen aufgeklärt. Diese bleiben aber nie für sich stehen, sondern münden in einem abschwächenden Zitat, wie beispielsweise »Dennoch wagen immer mehr Österreicher den Gang zum Arzt und lassen sich dabei weder von Kosten noch von Schmerzen abschrecken.«[194]

Zum Abschluss der Dramaturgie wird der Schuldige benannt: »die Gesellschaft«, »das Schönheitsideal«, »die Medien« oder (seltener) »das Umfeld«, die Menschen Nachteile angedeihen lassen, wenn sie ihr Aussehen nicht verändern. Die Benennung des Schuldigen taucht entweder als Zitat des Chirurgen oder des/der exemplarischen Patienten/Patientin auf, beispielsweise mit den Worten: »Sie bekommen schmeichelhafte Spitznamen wie ›Dumbo‹ oder ›Lufthanse‹ verpasst [...]. Besonders Kindern, die im Herbst eingeschult werden, schlagen Mediziner einen derartigen Eingriff vor: ›Am Ende des Kindergartenalters entwickeln sie ein Bewusstsein für äußere Veränderungen und werden zunehmend auf abstehende Ohren angesprochen und gehänselt.‹« In einer anderen Meldung las sich das so: »Ästhetische Operationen sind ein omnipräsentes Thema in den Medien. Selbst Jugendliche können sich dem daraus resultierenden Druck vielfach nicht entziehen, weshalb [...] bei jungen Menschen der Wunsch nach einer chirurgischen Veränderung ihres Körpers geweckt wird.«[195]

Besonders häufig wird dabei vor dem »Schönheitswahn« unter Jugendlichen gewarnt, etwa mit den Worten: »Besonders in Bezug auf junge Menschen sieht sie die Entwicklung daher mit Sorge [...].«[196] Und das kann eine paradoxe Wirkung haben: Denn Jugendliche orientieren sich tendenziell am gerade noch nicht erlaubten Verhalten. Was sie eigentlich noch nicht dürften, hat besonderen Reiz für Jugendliche. Es kann also wirkungsvoller sein, die Botschaft zu publizieren: »Du bist zu jung, du darfst dich noch nicht schönheitsoperieren lassen«, als »Komm doch und lass dich schönheitsoperieren!« Ob sich der zitierte »Schönheitswahn« unter Jugendlichen tatsächlich in Form von Schönheitsoperationen niederschlägt, darf allerdings bezweifelt werden: In den USA[197] wurden im Jahr 2007 zwei Prozent aller schönheitsmedizinischen Eingriffe an Bis-18-Jährigen durchgeführt, das Anlegen abstehender Ohren inklusive.

Warnungen sind auch eine der wenigen Werbemöglichkeiten, die der Schönheitsmedizin geblieben sind. Denn ihre Werbemöglichkeiten wurden gesetzlich stark eingeschränkt:[198] So darf in Deutschland seit 2006 nicht mehr mit einem versprochenen Nutzen oder Erfolg eines schönheitsmedizinsichen Eingriffs geworben werden, welcher nicht garantiert werden kann. Daher darf auch nicht mit einem psychischen Nutzen geworben werden. Der vermeintliche Nutzen wird daher über den Umweg von zitierten Studien oder Zitaten in Umlauf gebracht. Statt für die eigene Dienstleistung zu werben, wird fast bedauert, dass man sie erbringen muss und permanent vor ihr gewarnt, was nicht einer gewissen Perversion entbehrt, aber jedesmal aufs Neue öffentliche Präsenz bedeutet. Kritik am Schönheitsideal wurde zur schönheitsmedizinischen Marketingstrategie.

Das Unbehagen am Körper wird auch kollektiv produziert: 1973 erfand die Zeitschrift *Vogue* den Begriff »Zellulite«.[199] Dies war der Beginn dafür, dass etwas bis dahin namenlos Normales (Körperfett an Oberschenkeln, das nun einmal zu Unebenheiten im Gewebe führen kann) zum behandlungswürdigen körperlichen Defekt wurde. Im Kapitel »Körperbehaarung« wurde aufgezeigt, wie sich in den 1940er Jahren Beinbehaarung in einer Kombination aus zwei neuen Produkten (Nylonstrümpfen und Damenrasierer) zum schamhaft besetzten Körperdefekt entwickelte. Selbstverständlich ist für die Etablierung eines Körperdefekts ein bestimmtes Lebensgefühl nötig sowie die Bereitschaft der Kundinnen, Werbebotschaften anzunehmen.

Wichtige Stilmittel der Propaganda für Körperunzufriedenheit sind einerseits das Hervorstreichen des Nutzens eines attraktiven Äußeren und andererseits die Übertreibung, »die Gesellschaft« lasse »immer mehr« Menschen an ihren Körpern leiden, daher würden »immer mehr« Menschen dieses oder jenes tun, um sich zu verschönern. Angeblich lassen sich auch Tausende Frauen bei sogenannten Botox-Parties die Falten entfernen, preisgünstig, einfach, schnell. Doch, wie Katja Kullmann recherchierte, sind Zahlenangaben wie »Tausende Frauen« meist deutlich übertrieben: »[…] hinter der Mär von den freiwillig vergifteten Frauen verbirgt sich vor allem eins: eine globale Marketingkampagne von Ärzten, Industrie und Lifestyle-Medien.«[200] Selbstverständlich geht es dabei auch darum, neue Zielgruppen zu gewinnen: Männer, Jugendliche und Frauen mittlerer sozioökonomischer Schichten.

> »Im Fokus steht die Frau, die ein bisschen Geld hat, aber wenig Geduld, weil sie sich selbige nicht leisten kann. Die Frau, die täglich im Büro erfährt, dass sie doppelt ranklotzen muss, um mitspielen zu dürfen. Die Frau, die vielleicht schon mehrere Coaching-Kurse gebucht hat, um ihren Auftritt in der Männerwelt zu verbessern. Die Frau, die genau weiß, dass Frauenjobs in Krisenzeiten besonders bedroht sind. Die Frau, deren Heiratswahrscheinlichkeit mit jedem weiteren Karrierejahr sinkt.«[201]

Körperbefindlichkeiten

Wie steht es um die ästhetische Körperbefindlichkeit von Menschen? Wie sehr wollen Menschen ihr Äußeres verändern? Sind die Menschen des beginnenden 21. Jahrhunderts einem verallgemeinerbaren »Schönheitswahn« verfallen, wie so oft zu lesen ist? Oder zeigt sich die »Baustelle Körper« nicht vielmehr in normalisierten Handlungen? Auf der Spurensuche zwischen Übertreibung, Manipulation und Wirklichkeit stellt sich das Thema differenzierter dar als es auf den ersten Anblick scheint. Und es gibt widersprüchliche Erkenntnisse, die eine generalisierende Aussage nicht möglich machen. Wer eine eindeutige Aussage will, dem sei daher geraten, dieses Kapitel zu überspringen.

Belegbar sind deutliche geschlechtsspezifische Unterschiede. Unzufriedenheit mit dem Körper ist für Frauen viel deutlicher nachgewiesen als für Männer, obwohl Verschönerungen nichts mehr rein Weibliches sind. Dabei ist jedoch einzuräumen, dass männliche Körperzufriedenheit meiner Einschätzung nach in zusätzlichen Kategorien und auf Grundlage zusätzlicher bislang wenig beleuchteter Faktoren gemessen werden müsste, beispielsweise hinsichtlich der Zufriedenheit mit Körperbehaarung, Körpergröße oder Muskeln. Der Schwerpunkt der bisherigen Schönheitsforschung liegt auf Mädchen und Frauen. Der Grund dafür liegt in deren deutlich stärkeren Betroffenheit. Dies hat aber zur Folge, dass Männer vorwiegend nach weiblichen Kategorien mituntersucht werden und wenig gezielte Erforschung männlicher Attraktivitätskriterien vorliegt.

Ein wichtiger Faktor für Integrität mit dem Körper ist in Zeiten eines schlanken Schönheitsideals die Zufriedenheit mit der eigenen Figur. Diese wird meist in Form der Zufriedenheit mit dem eigenen Gewicht gemessen. Im Folgenden muss ich Sie mit Zahlen belästigen, aber Zahlen sind neben Theorien und qualitativer Forschung wichtig, um Relationen zu erhalten und um Alltagseindrücke und Medienmeldungen von Fakten trennen zu können.

Dass hinsichtlich des Gewichts vor allem junge Frauen ein negatives Körpergefühl haben, bestätigt eine Studie der deutschen *Bundeszentrale für gesundheitliche Aufklärung* (BzgA). Laut der 2006 veröffentlichten Studie *Jugendsexualität*[202] fühlt sich jedes vierte deutsche Mädchen zwischen 14 und 17 Jahren »zu dick«, und ein weiteres Viertel (26 Prozent) schätzte sich »teils-teils« als zu dick ein. Nur 7 Prozent der Mädchen empfanden sich als »zu dünn«. Bei den befragten Jungen war dieses Verhältnis ausgewogener: 13 Prozent gaben an, sich zu dünn, 12 Prozent, sich zu dick zu fühlen.

Man kann ein Glas aber immer halb voll oder halb leer sehen. Die oben zitierte Untersuchung kann also auch dahingehend interpretiert werden, dass 68 Prozent der deutschen Mädchen und 75 Prozent der deutschen Jungen im Großen und Ganzen mit ihrem Körpergewicht zufrieden waren. »Kein Schönheitswahn bei Jugendlichen – Neue Studie der BZgA belegt ein relativ entspanntes Verhältnis der 14- bis 17-Jährigen zum eigene Körper«[203] titelte die BZgA in der zur Studie verfassten Pressemitteilung.

Eine 2004/2005 an 14- bis 16-Jährigen erhobene repräsentative Gesundheitsstudie für Baden-Württemberg[204] kommt auf höhere Zahlen einer Unzufriedenheit mit dem Gewicht. 10,8 Prozent der Mädchen hatten Übergewicht (leider nicht differenziert in leichtes Übergewicht und Adipositas) und 10,7 Prozent Untergewicht.[205] Tatsächlich waren also Über- und Untergewicht ein gleich großes Problem. Dennoch empfanden sich nur 4,3 Prozent der Mädchen als zu dünn und 47,5 Prozent als zu dick. Bei den Jungen fanden sich 22,3 Prozent zu dick, obwohl sie häufiger Über- und seltener Untergewicht hatten. Auch die Diäterfahrungen der rund 5.500 befragten Jugendlichen waren geschlechtsspezifisch: 54,1 Prozent der Mädchen und 22 Prozent der Jungen hatten bereits mindestens einmal eine Diät gemacht, davon hatten 29,2 Prozent der Mädchen sogar mehrmalige Diäterfahrung.

Die umfassendsten aktuellen Daten zur Selbsteinschätzung im Vergleich zum tatsächlichen Gewicht liefert die international vergleichende HBSC-Studie[206], welche alle vier Jahre unter Schirmherrschaft der WHO das Gesundheitsverhalten an europäischen 11-, 13- und 15-Jährigen erfragt. Auch diese differenziert nicht zwischen leichtem Übergewicht und Adipositas, sodass Übergewicht generell bereits ab einem BMI von 25 definiert wird.

Exemplarisch seien hier die Daten für Deutschland, die Schweiz und Österreich herausgenommen, wobei nach den deutschen Daten in Klammer zuerst die Daten für die Schweiz und dann für Österreich genannt sind: In Deutschland (Schweiz/Österreich) waren im Untersuchungszeitraum 11 (7/9) Prozent der 15-jährigen Mädchen als leicht oder schwer übergewichtig eingestuft. Dem standen 16 (14/19) Prozent bei den 15-jährigen Jungen gegenüber. Gleichzeitig schätzten sich 58 (44/50) Prozent der 15-jährigen Mädchen und 31 (24/31) Prozent der 15-jährigen Jungen als zu dick ein. Bereits von den 11-jährigen Mädchen schätzten sich 39 (27/33) Prozent als zu dick ein.

Wir sind also empirisch belegbar mit einer leichten Fehleinschätzung von Jungen und einer gravierenden Fehleinschätzung von Mädchen hinsichtlich ihres Gewichts konfrontiert. Mädchen sind in allen untersuchten 41 europäischen Ländern tatsächlich seltener übergewichtig als Jungen, halten sich jedoch in 38 der 41 untersuchten Länder häufiger als Jungen für zu dick und halten in allen untersuchten Staaten häufiger Diät als Jungen. In 28 der 41 Staaten war in der Einschätzung des Zu-dick-Fühlens ein statistisch signifikanter Geschlechtsunterschied messbar, obwohl sich auch Jungen tendenziell dicker einschätzten als sie sind.

Dieselbe Studie erfragte auch, ob jemand gerade aktiv versucht, sein Gewicht zu reduzieren (»engaged in weight reduction«). Ohne nähere Definition, welcher Art die Gewichtsreduktion ist, seien hier die Zahlen genannt: In den USA waren zum Zeitpunkt der Untersuchung laut Selbstreport ein Viertel der 11-jährigen Mädchen damit beschäftigt, ihr Gewicht zu reduzieren, in der Schweiz waren es 11, in Deutschland 13 und in Österreich 17 Prozent. Bei den 15-jährigen Mädchen gaben 28 Prozent der Österreicherinnen an, derzeit aktiv ihr Gewicht zu reduzieren. In Deutschland waren es 21, in der Schweiz 20 Prozent. Bei den Jungen zeigte sich diese Entwicklung deutlich weniger stark.

Erwachsene sind diesbezüglich weit schlechter erforscht als Jugendliche. Das Gewicht Erwachsener wurde bislang im großen, international vergleichbaren Ausmaß noch nicht erhoben. Die WHO[207] erfasst zwar systematisch die Prävalenz von Übergewicht in allen Lebensaltern, jedoch bisher nicht von Untergewicht. Allerdings räumte die WHO Ende 2008 ein, dass gesellschaftliche Entwicklungen auch die Notwendigkeit einer Erfassung von Untergewicht gezeigt haben: »Currently efforts are being made to undertake a systematic collection of nationally representative studies that also include underweight.«[208] Demnach liegen auch zur Selbsteinschätzung Erwachsener von deren Gewicht sowie zu deren Zufriedenheit mit ihrer Figur keine international vergleichbaren Evidenz basierten Daten vor.

Einzelstudien und Metaanalysen zeigen jedoch auf, dass Gewicht besonders für Frauen ein wichtiges Thema ist. Dabei fällt auf, dass auch Studien an Erwachsenen oft an sehr jungen Erwachsenen durchgeführt werden. Die bereits zitierte, 2007 durchgeführte Studie[209] an deutschen Studentinnen stellt fest, dass diese häufiger unter- als übergewichtig waren. 13,9 Prozent der Frauen hatten Untergewicht (BMI kleiner gleich 18,5) und 10,3 Übergewicht (BMI ab 25). Etwa die Hälfte der Studentinnen hatte schon eine oder mehrere Diäten zur Gewichtsreduktion durchgeführt.

Eine 2003 veröffentlichte Analyse[210] von 12 qualitativen Feldstudien an deutschen 16- bis 21-Jährigen ergab, dass sich junge Frauen tendenziell zu dick, junge Männer eher als zu dünn und zu wenig muskulös empfinden. Zwei Drittel der befragten jungen Frauen hatten bereits mindestens einmal eine Diät gemacht, und viele rauchten, weil sie meinten, dadurch abnehmen zu können.

Dies sind insgesamt fraglos Zahlen, die auf eine hohe Körperunzufriedenheit von Frauen hinsichtlich ihres Gewichts hindeuten. Gewicht ist eine fundamentale körperliche Kategorie. Vor allem für Mädchen und junge Frauen ist laut empirischer Daten große Unzufriedenheit mit ihrem Gewicht belegbar. Dabei ist hinzuzufügen, dass Jugendliche eine bevorzugt untersuchte Bevölkerungsgruppe sind, meist ohne Referenz einer Erwachsenengruppe. Damit ist jedoch der Schluss unzulässig, junge Frauen wären »besonders« betroffen. Wir wissen nicht, ob Erwachsene ähnliche Werte an Körper(un)zufriedenheit und Gewichts(un)zufriedenheit hätten.

Insgesamt ist augenscheinlich, dass das Thema »Schönheit« überproportional häufig an Jugendlichen untersucht wird beziehungsweise deutlich seltener an Erwachsenen. Ein Grund für die Bevorzugung Jugendlicher als Forschungsobjekte zum Schönheitsideal mag in der vermuteten höheren Betroffenheit liegen. Darüber hinaus sind Jugendliche durch die Struktur Schule eine Bevölkerungsgruppe, die im Vergleich zu unstrukturierten Gruppen leichter erreichbar ist. Wer repräsentativ Erwachsene befragen will, muss mit einer unglaublich aufwendigen Phase der Lukrierung von Befragungswilligen rechnen, vor allem im nicht-intellektuellen Milieu. Dementsprechend sind auch Studierende eine hervorragend erforschte Bevölkerungsgruppe. Nichts desto Trotz zeigt sich im Vergleich zur Datenlage zu Jugendlichen vor allem für das mittlere und höhere Erwachsenenalter Entwicklungspotenzial hinsichtlich repräsentativer Studien, welche den Zugang dieser Altersgruppen zu Schönheit und Körperlichkeit ergründen.

Eine der bekanntesten Studien zum Körperbild Erwachsener stammt von Alan Feingold und Ronald Mazzella[211]. In einer Metaanalyse untersuchten die beiden Forscher die Entwicklung der Selbsteinschätzung der eigenen Attraktivität und des Körperbildes von Männern und Frauen von Kriegsende bis Mitte der 1990er Jahre. Sie durchforsteten 222 einschlägige Einzelstudien aus 50 Jahren. Das Ergebnis: Bei Frauen war seit Ende des zweiten Weltkriegs eine kontinuierliche »Erosion des Körperbildes«, eine zunehmend negative Einschätzung ihrer Attraktivität und ihres Körperbildes, nachweisbar. Für Männer konnte dies nicht nachgewiesen werden.

Im Anschluss an die oben zitierte Metaanalyse wurde eine weitere Metaanalyse[212] durchgeführt, diesmal jedoch von Studien, welche an Studentinnen und Studenten an US-amerikanischen Colleges erhoben worden waren. Bei den Studierenden konnte keine »Erosion des Körperbildes« festgestellt werden. Binnen 15 untersuchter Jahre hatte sich die Körperunzufriedenheit weder für die jungen Frauen noch für die jungen Männer statistisch signifikant.

Hier sei nochmals die Studie von Norbert Kluge und Marion Sonnenmoser[213] von der Universität Landau verglichen die Körper(un)zufriedenheit und Verschönerungstechniken unterschiedlicher Altersgruppen erwähnt. Darin stellten sie fest, dass das Aussehen eine wichtige Rolle spielt, zumindest in Phasen der Identitätsbildung, der Partnersuche oder Ähnlichem. Insgesamt jedoch konnten sie keinen generalisierbaren »Schönheitswahn« belegen. Frauen legten in allen Altersgruppen mehr Wert auf das Äußere und taten mehr dafür als Männer. Aber nicht die jungen Frauen waren die besonders mit ihrem Körper Beschäftigten, sondern Frauen im mittleren Alter (44 bis 55 Jahre).

Könnte es resultierend aus den letzten zitierten Studien also sein, dass gar nicht – wie langläufig kommuniziert – die Mädchen und die *jungen* Frauen jene Bevölkerungsgruppe sind, an der ein Unbehagen am Körper am deutlichsten empirisch belegbar ist, sondern Frauen (und eventuell auch Männer) im mittleren Lebensalter?

Neben dem Gewicht ist die Bereitschaft und/oder Nutzung von Schönheitsoperationen das am häufigsten zitierte Indiz für ein Unbehagen am Körper. Wie bei der Unzufriedenheit mit dem Gewicht befindet sich auch hier die öffentliche Meinung zwischen Manipulation, Übertreibung und Wirklichkeit. Tatsache ist: Schönheitsmedizin ist Thema geworden. Sie hatte großen Zuwachs in den späten 1990er und frühen 2000er Jahren, was zumindest für die USA gut belegbar ist. In den USA[214] nahmen schönheitsmedizinische Eingriffe von 1997 bis 2007 um 457 Prozent zu, wobei dieser Zuwachs zum überwiegenden Teil auf nicht-chirurgische Eingriffe (plus 743 Prozent) wie Botox-Injektionen, Laser-Haarentfernungen und Eingriffe mit Hyaluronsäure (für Faltenunterspritzungen und Lippenaufspritzungen) und zum deutlich geringeren Teil (plus 142 Prozent) auf chirurgische Eingriffe zurückgeht.

Trotz eines gut belegbaren Anstiegs an schönheitsmedizinischen Eingriffen rund um die Jahrtausendwende ist im mitteleuropäischen Raum nicht jeder zweite knapp davor, sich einem schönheitsmedizinischen Eingriff zu unterziehen. Laut einer im Jahr 2001 in der deutschen *Apotheken Umschau*[215] veröffentlichten repräsentativen Befragung zeigt die Hälfte der befragten Deutschen keine Akzeptanz von Schönheitsoperationen. 47,1 Prozent der Befragten hielten eine Schönheitsoperation für sinnvoll, wenn sie der Beseitigung »schwerer körperlicher Verunstaltungen« dient, 36,7 Prozent, wenn »jemand unter seinem Aussehen leidet«. 7,3 Prozent der Befragten waren der Meinung, Schönheitsoperationen seien »in Ordnung, wenn Menschen lange jung bleiben wollen und dafür Schönheitschirurgie nutzen«. Laut dieser Befragung können sich 15,5 Prozent vorstellen, sich selbst vom »Chirurgen verschönern zu lassen«.

Berufsverbände sehen dagegen naturgemäß mehr Potenzial. So vertrat die damalige *Deutsche Gesellschaft für Ästhetisch-Plastische Chirurgie* im Jahr 2003 die Einschätzung, in Deutschland sei »jede 2. Frau generell nicht abgeneigt, sich für die Schönheit unters Messer zu legen«[216]. Die in derselben Pressemitteilung geäußerte »Tendenz: Jeder 3. Patient der ästhetisch-plastischen Chirurgie ist ein Mann«, bewahrheitete sich nicht, wie später ausgeführt wird.

Untersuchungen[217] bringen teilweise widersprüchliche Ergebnisse: Eine 2001 publizierte Untersuchung der Universität Landau fand heraus, dass Schönheitsoperationen von 84 Prozent der Deutschen abgelehnt werden. Akzeptanz wurde zugestanden bei schweren körperlichen Missbildungen oder Verunstaltungen (47 Prozent) oder »wenn jemand sehr unter seinem Aussehen leidet« (37 Prozent). Im Jahr 2006 befragte die Kosmetikfirma *Dove* 3.300 Frauen aus zehn Ländern der Erde (darunter Deutschland) zu Schönheit. Befragt wurden 15- bis 64-Jährige. Von den 15- bis 17-Jährigen gaben 24 Prozent an, sie würden »einen chirurgischen Eingriff in Betracht ziehen, um etwas an meinem Äußeren zu verändern«, zur Vergleichsgruppe der Erwachsenen wurden keine Zahlen publiziert. In derselben Studie gaben 92 Prozent der 15- bis 17-Jährigen an, »gern etwas an meinem Äußeren ändern« zu wollen. Eine 2008 erhobene, für Österreich repräsentative Untersuchung des *Spectra*-Instituts ergab, dass 71 Prozent der Österreicherinnen und Österreicher mit ihrem Aussehen zufrieden sind, davon 13 Prozent sehr zufrieden und 58 Prozent zufrieden. Weitere 25 Prozent antworteten mit »Es geht«. Nur 4 Prozent gaben an, mit ihrem Aussehen weniger oder gar nicht zufrieden zu sein. Ein Jahr davor wies eine Befragung zum Körpergefühl in eine andere Richtung: Eine vom *Gallup*-Institut 2007 erhobene Potenzialanalyse im Auftrag einer schönheitschirurgischen Klinik stellte für Österreich fest, es gäbe für die Schönheitsmedizin ein realistisches Potenzial von 18 Prozent bei der erwachsenen Bevölkerung ab 15 Jahren.

Es gibt also unglaublich viele Zahlen zum Bereich Schönheit, Körperzufriedenheit und Veränderungswünschen. Dennoch sind generalisierende Aussagen zur Körperbefindlichkeit nicht möglich. Wie in den letzten beiden zitierten Studien gezeigt, können Zahlen einander sogar widersprechen, wenn sie im selben Land und im selben Zeitraum gemessen wurden. Wissenschaftlich korrekte Vergleichbarkeit ist meistens nicht gegeben. Vor allem die Fragestellung sowie das Setting, aber auch Intentionen der Auftraggeber können Ergebnisse stark beeinflussen.

Neben der gesellschaftlichen Akzeptanz von Schönheitsmedizin wird im Zusammenhang damit besonders häufig die Zahl der durchgeführten Eingriffe publik gemacht. Selten lesen wir etwas über die Anzahl oder den Prozentsatz der Menschen, die sich einem schönheitsmedizinischen Eingriff bereits unterzogen haben.

Bei der genannten Anzahl der durchgeführten Eingriffe müssen jedoch zwei Aspekte beachtet werden: Erstens kann sich ein und dieselbe Person in einem Jahr mehrmals einem schönheitsmedizinischen Eingriff unterziehen. Dies ist besonders relevant, da manche nicht-chirurgischen Eingriffe mehrmals jährlich wiederholt werden müssen, um ihre Wirkung zu erhalten. Zweitens wird in medial verbreiteten Statistiken meist nicht kommuniziert, was sich hinter der Kategorie »Eingriffe« verbirgt. Handelt es sich um eine Statistik nur der Operationen oder auch der nicht-chirurgischen Eingriffe? Beinhaltet eine Statistik auch plastische Operationen nach entstellenden Unfällen? Sind auch Hand- und Verbrennungschirurgie mitgezählt? Wurden auch jene Operationen gezählt, deren Bezahlung von Krankenkassen übernommen wurden und für die damit strittig ist, ob sie als »Schönheitsoperationen« gelten?

Zahlen über durchgeführte schönheitsmedizinische Eingriffe sind nicht zuletzt aufgrund der bislang unklaren Definitionen mit Vorsicht zu genießen, vor allem jedoch aufgrund der Tatsache, dass sie ausschließlich von den Durchführenden selbst erhoben und kommuniziert werden. Es gibt bislang kein Register, welches schönheitsmedizinische Eingriffe offiziell und standardisiert erhebt, da in staatliche Register nur von den Krankenkassen übernommene Leistungen eingehen.[218] Erst 2004 stellte das deutsche Bundessozialgericht[219] fest, dass Operationen, die nur »das Aussehen betreffen« von Krankenkassen ausschließlich dann bezahlt werden, wenn dieses Aussehen »entstellende Wirkung« hat, auch dann, wenn »in unmittelbarer Folge« der Operation oder der Behandlung »positive Auswirkungen auf den Seelenzustand zu erwarten sind«.

Selbst Interessensvertretungen der deutschen[220] Schönheitsmedizin sind sich nicht einig. So kritisierte die *Deutsche Gesellschaft der Plastischen, Rekonstruktiven und Ästhetischen Chirurgen* (DGPRÄC) im Oktober 2008 mittels Presseaussendung die *Deutsche Gesellschaft für Plastische und Wiederherstellungschirurgie* (DGPW), würde falsche Zahlen verbreiten.[221] Laut DGPW hätte sich die Zahl der Schönheitsoperationen in den Jahren 1990 bis 2002 von 109.000 auf 660.000 versechsfacht. 25 Prozent des Klientels, hatte die DGPW zuvor öffentlich erklärt, sei zwischen 15 und 25 Jahre alt. Dies stimme jedoch nicht, wetterte der Präsident der DGPRÄC, laut eigener Berechnungen sei es »völlig rätselhaft, wie man auf diese Zahl kommt«. Bei ihnen sei der Anteil von Jugendlichen unter 20 Jahren unter 10 Prozent gelegen, »wobei hier die Korrektur abstehender Ohren weitaus am häufigsten vorkommt«. Im Jahr 1990 hätten Plastische Chirurgen und Chirurginnen in Deutschland 109.000 Eingriffe vorgenommen, im Jahr 2004 700.000. »Dies umfasst alle Eingriffe unseres Fachgebietes, also rekonstruktive und ästhetische Eingriffe sowie die Hand- und Verbrennungschirurgie«, stellte Präsident Günter Germann in der Pressemitteilung klar.

Bei deutschen Wachstumsstatistiken, die das Jahr 1990 zur Berechnungsbasis nehmen, muss außerdem hinterfragt werden, ob in die Zahlen von 1990 bereits die neuen Bundesländer einbezogen sind und falls ja, ob die Methode vergleichbar und damit ein Zusammenzählen der damals ost- und westdeutschen Zahlen wissenschaftlich korrekt ist. Viele Studien beginnen entsprechende Vergleiche aufgrund der Wiedervereinigung erst mit dem Jahr 1991, weil in vielen Fällen erst ab diesem Jahr sichergestellt werden konnte, dass im gesamten deutschen Bundesgebiet dasselbe mit derselben Methode gemessen wurde.

Verunsicherung ist kein schönes Gefühl. Viel schöner wäre die hundertprozentige Gewissheit, dass diese oder jene Zahl stimmt und die Realität abbildet. Aber diese Gewissheit gibt es meistens nicht, daher auch weder bei Zahlen zur Körperzufriedenheit noch zur Schönheitsmedizin.

Um die Verwirrung zu steigern, sei hier noch eine von der *Gesellschaft für Ästhetische Chirurgie Deutschland e.V.* (GÄCD)[222] im September 2008 veröffentlichte Zahl genannt: Demnach waren in Deutschland im Jahr 2007 von den 450 Mitgliedern 130.000 Schönheitsoperationen und 105.500 Faltenbehandlungen durchgeführt worden. »Wir beobachten insgesamt eine Stagnation: Im Vergleich zu den Vorjahren haben sich die Eingriffszahlen bei Frauen und Männern nicht wesentlich verändert«, wird Matthias Gensior, Generalsekretär der GÄCD zitiert.

Von der *Berliner Zeitung*[223] im September 2008 zu ihren Zahlen befragt, sagte die Pressesprecherin des Pendants der GÄCD, der *Deutschen Gesellschaft der Plastischen, Rekonstruktiven und Ästhetischen Chirurgen* (DGPRÄC), sie könne keine eigenen Zahlen vorlegen. »Dafür fehlen uns die genauen Angaben. Das Spektrum der Eingriffe ist zu unterschiedlich, die Abrechnungsmodalitäten sind verschieden und außerdem sind für die einzelnen Behandlungen auch unterschiedlich häufige Arztkontakte notwendig.« Ausgehend von der letzten repräsentativen Erhebung im Jahr 2004 und von den international üblichen Steigerungsraten rechne sie jedoch unter ihren 700 Mitgliedern mit jährlich etwa 400.000 Eingriffen alles inklusive – »und das bleibt tatsächlich seit einiger Zeit etwa gleich«.

Mag sein (muss aber nicht sein), dass diese Aussagen PR-Maßnahmen sind, um dem teilweise angeschlagenen Image von Schönheitsmedizinern als skrupellosen Geldschäfflern entgegenzuwirken. Kein Außenstehender kann es überprüfen. Mag sein, dass stimmt, was Susan Faludi 1991 feststellte, dass nämlich die Schönheitschirurgie die »am schnellsten wachsende Disziplin der Medizin«[224] ist (in den 1990er Jahren war sie dies vermutlich auch). Zweifelsohne stellt Schönheitsmedizin eine gesellschaftspolitische Herausforderung dar, weil sie neben gentechnischen Veränderungen am totalsten und intensivsten zeigt, dass bestimmte Körpermerkmale nach den Wünschen des Menschen machbar und damit wählbar sind. Es ist keine Einschätzung darüber möglich, ob es sich bei der derzeitigen Stagnation um eine Trendwende handelt.

Wie bereits erwähnt, zeigt in den USA die sehr differenzierte und seit 1997 nach denselben Kriterien geführte schönheitsmedizinische Statistik einen ähnlichen Trend:[225] Schönheitsmedizinische Eingriffe stagnieren seit 2004 weitgehend. Insgesamt stieg die Anzahl der in den USA durchgeführten schönheitsmedizinischen Eingriffe von 1997 bis 2007 um 497 Prozent, wobei nicht-chirurgische (und damit in vielen Fällen mehrmals jährlich wiederholte und mehrfach zählende) Eingriffe viel deutlicher stiegen als chirurgische (142 zu 743 Prozent). Nach einem starken Anstieg Ende der 1990er und Anfang der 2000er Jahre setzte, bleibt die Zahl der Eingriffe seit 2004 weitgehend gleich.

Was aber kann man aus diesen verwirrenden Zahlen ablesen? Körperbefindlichkeiten lassen sich schwer fangen und in konkreten, korrekten Zahlen ausdrücken. Wir haben ein gesellschaftliches Phänomen körperlicher Unzufriedenheit, und es erscheint als notwendig, dass es hohe Aufmerksamkeit bekommt. Aber »jenseits der medialen Eventisierung«[226] stellt sich heraus, dass es in mancherlei Hinsicht übertrieben dargestellt wird. Von einem »Schönheitswahn« kann in generalisierter Form nicht empirisch begründet gesprochen werden. Auch Schönheitsoperationen als Massenphänomen zu kommunizieren, entbehrt wissenschaftlicher Grundlagen. Entlarvte Generalisierungen und Übertreibungen führen jedoch dazu, dass eine Thematik weniger ernst genommen wird.

Meiner Einschätzung nach zeigt sich der Kult um die Schönheit weniger in ständig wachsendem Zustrom zur Schönheitsmedizin als vielmehr in normalisierten Schönheitshandlungen wie Haare färben, schminken und auf das Gewicht achten. So gab in einer deutschen Befragung[227] an 504 Mädchen bei den 14- bis 15-Jährigen jede zweite an, nie ungeschminkt aus dem Haus zu gehen.

Offen bleiben jedoch zwei Fragen. Erstens: Sind unsere Messinstrumente und unsere Fragestellungen die richtigen, um gegenwärtige Körperbefindlichkeiten zu messen? Passen die Zielgruppen? Sollte Wissenschaft sich stärker auf Erwachsene konzentrieren, sollte sie völlig neue Fragestellungen entwickeln, weil die alten die gegenwärtigen Körperbefindlichkeiten nicht mehr umfassend zu messen imstande sind? Und zweitens: Kann es sein, dass Körpernormen bereits so verinnerlicht sind, dass sie nicht mehr als »Unzufriedenheit« oder »Unbehagen« Ausdruck finden?

Meine These ist, dass viele überkommene Fragestellungen, welche die »Baustelle Körper« wissenschaftlich zu fassen versuchen, aufgrund des gesellschaftlichen Wandels obsolet sind. Menschen definieren sich tendenziell nicht mehr als »unzufrieden« mit ihrem Körper, wenn sie sich verschönern. Sie verschönern sich vorrangig um ihrer Identität willen. Dies wird von Individuen jedoch nicht als Beseitigung von »Unzufriedenheit« interpretiert, sondern als Herstellung eines sich wohlfühlenden Selbst. Fraglich ist auch, inwiefern Körpermanipulationen als im Dienste der »Schönheit« wahrgenommen werden. Würden andere Begrifflichkeiten (etwa »Attraktivität«) die Dimensionen des Schönheitsideals besser fassen?

Darüber hinaus ist eine bevorzugte Erforschung bestimmter Aspekte (vor allem von Schönheitsmedizin und Unzufriedenheit mit dem Gewicht) auszumachen und im Gegenzug dazu eine wenig intensive Beleuchtung anderer Aspekte (etwa Haare und schönheitsbezogene Dimensionen von Alter und Fitness). Wie viele Menschen färben sich wie selbstverständlich die Haare und warum? Wie viele achten ständig auf ihr Gewicht, ohne dies für sich als Unbehagen am Körper zu definieren? Und aus welchen Gründen tun sie dies? Wie viele Menschen schminken sich mit Selbstverständlichkeit, bevor sie das Haus verlassen? Wie viele kindliche Zähne werden auch aus ästhetischen Gründen reguliert? Wie ist die Einstellung von Menschen zu grauen Haaren und zu den ersten Falten? Altersübergreifende Untersuchungen zu diesen Themen könnten das Schönheitsideal in neuen Dimensionen zeigen. Spannende Ergebnisse könnte auch eine intensivere Erforschung schönheitsbezogener Aktivitäten von Erwachsenen sozioökonomisch benachteiligter Milieus, von Erwachsenen im mittleren Lebensalter sowie von Männern allgemein bringen.

Schönheit und Geschlecht

Frauen

Schönheit hat für Frauen und Mädchen einen höheren Stellenwert als für Männer, und zwar hinsichtlich verschiedenster Dimensionen. Oben genannte Studien zeigen, dass sich Frauen und Mädchen häufiger zu dick fühlen als Männer und Jungen und häufiger Diät halten, obwohl sie durchschnittlich einen geringeren BMI als Männer haben.

Mädchen geben auch anteilig mehr Geld für Kleidung aus als Jungen, wie der *Österreichische Jugendmonitor*[228] 2006 belegte, der an 14- bis 19-Jährigen erhoben wurde. Auf die Frage, wofür sie ihr Geld ausgeben, ist die häufigste Nennung von Mädchen »Kleidung« (61 Prozent). Jungen hingegen geben ihr Geld am häufigsten für ihr Handy aus (47 Prozent). Kleidung folgt erst auf Platz vier.

Auch schönheitsmedizinische Eingriffe sind nach wie vor vorwiegend weibliches Terrain:[229] Der Frauenanteil an Schönheitsoperationen liegt in Deutschland konstant bei rund 90 Prozent. In den USA lag der Frauenanteil an schönheitsmedizinischen Eingriffen im Jahr 2007 bei 91 Prozent. Mehr als 10,6 Millionen der knapp 11,7 Millionen durchgeführten Eingriffe wurden von Frauen in Anspruch genommen.

Emma-Autorin Slavenka Drakulic[230] spricht angesichts solcher und ähnlicher Zahlen von einer »Massenfrustration der Frauen« und fragt »Hat der Feminismus zwar die Schlacht um den Zugang von Frauen zur Welt gewonnen, aber die Schlacht um unsere eigenen Körper verloren?‹ Alice Schwarzer schließt aus dieser Entwicklung: »Während Männer nach Profil streben, streben Frauen nach Linie. Während Männer Karriere machen, machen Frauen Diäten. Während Männer das Leben genießen, zählen Frauen die Kalorien. Kurzum, Frauen sollen sich einfach dünne machen, in jeder Beziehung.«[231]

Und tatsächlich korreliert historisch betrachtet ein erhöhter Zugang von Frauen zur Macht mit dem schlanken Schönheitsideal. Für das 20. Jahrhundert hat dies Naomi Wolf detailiert aufgezeigt. In historischen Phasen, in denen Frauen wichtige Refugien der Macht erkämpften – in den 1920er Jahren das Wahlrecht, in den 1960er Jahren durch die Pille Geburtenkontrolle und in den 1990er Jahren verstärkten Zugang zu politischen und wirtschaftlich hoch stehenden Ämtern – wurde das Schönheitsideal besonders dünn. Das Schönheitsideal fungiert demnach »als wirksames Gegengewicht zu den gefährlichen neuen Errungenschaften der Mittelschichtsfrau – Muße, Bildung und relative Freiheit von materiellen Zwängen«, schreibt Wolf. »In dem Maß, wie Frauen sich im öffentlichen Bereich – Arbeitsleben, Recht, Religion, Sexualmoral, Bildung und Kultur – einen gleichberechtigteren Platz erzwangen, kolonialisierte der Schönheitsmythos ihr Bewußtsein.«[232]

Für Karin Esders[233] kommt die körperliche Verunsicherung von Frauen auch daher, weil ihr ehemals als »ungebührlich bewertetes Eindringen in die den Männern vorbehaltene öffentliche Sphäre« Sicherheiten in Frage stellt. Frauen, die eigenmächtig die zugewiesene private Sphäre verlassen hatten, wurden in früheren Generationen zu Objekten männlicher Blicke, Bewertungen und Abwertungen. Sie wurden zu Grenzgängerinnen ihrer Körper. Durch die massenhafte öffentliche Inszenierung und Vermarktung weiblicher Körper wurden diese tradierten Bilder ins Gegenteil verkehrt. Für Frauen selbst, so Enders, »liegt das Unheimliche wohl eher darin, dass sie in einen öffentlichen Raum geworfen werden, in dem sie in erster Linie als geschlechtlich markierte Körper wahrgenommen werden und in dem sie sich zugleich als souverän handelnde Subjekte zu bewähren haben«.

Schönheit ist eng mit sehr privaten Bereichen wie Sexualität und Begehrtwerden verknüpft. In einer an rund 1.400 Deutschen erhobenen Studie[234] gaben 65 Prozent der Befragten an, die eigene Schönheit sei eine wichtige Voraussetzung für ein erfülltes Sexualleben. Schön sein für die feste Partnerin beziehungsweise den festen Partner wollten 83 Prozent, und Anregungen für die eigene Schönheit holten sich 63 Prozent innerhalb einer festen Partnerschaft.

Dass Brustvergrößerungen zu den häufigsten Schönheitsoperationen zählen, bestätigt einen starken Zusammenhang von Verschönerungen und Sexualität. Slavenka Drakulic sieht die Frage der Schönheit als »Frage des Begehrtwerdens«[235], und für Cornelia Koppetsch[236] dient Schönheit »der Charismatisierung von Sexualität«. Als solche gehöre sie »vergleichbar mit Fahnen, Denkmälern und Kirchen zu den hoch sedimentierten, universellen Symbolen unserer Kultur«. Otto Penz[237] wirft ein, dass in dieser Debatte des Machtungleichgewichts zwischen männlichem Blick und der Degradierung von Frauen zum Schauobjekt nicht ausgeblendet bleiben sollte, dass Schönheit verführerische Macht haben kann und als solche auch gezielt eingesetzt wird, was das Subjekt zur handelnden, mächtigen Person macht.

Dabei ist besonders die Wirkung des Aussehens im intimen Bereich sehr individuell und offenbar zwischen Männern und Frauen mit Missverständnissen behaftet. Auf Heterosexualität bezogene empirische Befunde[238] zeigen, dass Frauen glauben, schlanker sein und größere Brüste haben zu müssen, als Männer es sich wünschen. Männer hingegen gehen demnach davon aus, dass Frauen sie größer und muskulöser wünschen, als dies tatsächlich der Fall ist.

Was den Schönheitsdruck angeht, herrscht also nach wie vor ein deutliches Machtungleichgewicht zwischen den Geschlechtern:[239] Es gilt bezüglich Schönheit trotz aller Veränderungen in den letzten 15 Jahren noch die klassische Geschlechterverteilung. Selbst Biologinnen, die seit jeher nach einer genetisch bedingten Formel für Schönheit suchen, definieren Schönheit als »eher weiblich«, da Schönheit in keiner Phase der Geschichte ausschließlich Männer betraf, was umgekehrt jedoch über Jahrhunderte sehr wohl der Fall war.[240] Männliche Schönheit war allenfalls – und nur ausnahmsweise – zusätzlich zur weiblichen wichtig, und dies ist auch heute noch so. Obwohl Schönheit kein Frauenphänomen mehr ist, ist die Zuschreibung vom »schönen Geschlecht« zu Frauen nicht der Vergangenheit zuzurechnen.

Männer

Männer wenden seltener Verschönerungen an, haben ein positiveres Körpergefühl, haben durchschnittlich einen höheren BMI und machen trotzdem seltener Diät, kurzum: sind weniger mit Schönheit beschäftigt, und zwar in allen Altersgruppen.[241] Dies soll jedoch nicht über eine der wichtigsten Entwicklungen des Schönheitsideals hinwegtäuschen: Das Schönheitsideal hat sich auf beide Geschlechter ausgeweitet, dementsprechend sind Verschönerungen keine rein weibliche Angelegenheit mehr. »Schönheitshandeln ist ein Mittel der Differenzierung von Geschlechtern, keineswegs aber ausschließlich Frauensache.«[242]

»Alles, was ein Mann schöner ist als ein Aff', ist ein Luxus«, schrieb der österreichische Schriftsteller Friedrich Torberg 1975 in seiner Anekdotensammlung *Die Tante Jolesch*. 1981 schrieb Jörg Nimmergut[243] in seinem Buch *Werben mit Sex*, dass »ein entblößter Mann, ein Mann in Pose« nur »bedingt interessant« und »assoziationsschwach« sei und wenig »Anregungen für das eigene und das andere Geschlecht im Sinne einer positiven Produktbeeinflussung« biete. Ein Mann sei »in der Hauptrolle für die erotische Wirtschaftswerbung nahezu unbrauchbar«.

1990 wähnte Naomi Wolf in *The Beauty Myth*, die Männer seien »als nächste dran«: »Jetzt, wo Männer als neuer Markt betrachtet werden, den es mittels Selbsthaß zu erschließen gilt, haben die Leitbilder begonnen, den Männern die gleichen Halbwahrheiten darüber zu erzählen, was Frauen wollen und wie sie Männer sehen, die sie bisher den Frauen über die Männer erzählt haben.«[244]

»Tante Jolesch« ist nicht mehr, und Naomi Wolf hatte recht. Schönheitsnormen haben auch Männer erreicht.[245] Jetzt sind auch die Männer dran, an der Konsumkultur »Schönheit« teilzunehmen, wenn auch in weitaus geringerem Ausmaß als Frauen. Schönheit ist nichts exklusiv Weibliches mehr. »Männer fallen zusehends in die Klauen der Schönheitsindustrie, wenngleich Peelings und Antifaltencremes für Männer nicht darüber hinwegtäuschen sollten, dass für männliche und weibliche Schönheitsideale noch immer eine strikte Geschlechterdifferenzierung gilt.«[246]

Der schöne Mann hat in der Werbung durchaus andere männliche Werbetypen verdrängt. Bis Ende der 1980er Jahre konnte man in der Werbung zwei dominante männliche Rollenbilder unterscheiden, stellt Wilhelm Trapp[247] fest: den unglamourösen, an realen Rollen orientierten Mann (etwa als Vater, Banker, Handwerker) und den Mann in einer Heldenrolle (etwa als Sportler, Playboy, Hochseekapitän, Reiter). Der Körper dieser

Männer war »hart und unsinnlich«. Meist wurde er »in Anspannung, in Handlung und Aktion« vorgeführt. Muskeln waren zu sehen, allerdings deutlich weniger modelliert als heute. Seit Mitte der 1980er Jahre jedoch wurden Werbemänner deutlicher in Richtung Schönheit und Sexyness inszeniert. Sie wurden sinnlicher, inaktiver und wohlgeformter dargestellt. »Der heutige Werbemann ist in allererster Linie schön und erotisch inszeniert«, so Trapp.

Dennoch: Der angeblich sich permanent verschönernde Mann ist ebenso wie die angeblich prinzipiell an ihrem Körper leidende Frau und wie der angeblich enorme Zuwachs an Schönheitsoperationen empirisch nicht belegbar.

Die Botschaft vom sich verschönernden Mann wird medial intensiv vermittelt und las sich Ende der 1990er Jahre beispielsweise so:[248] »Viele US-Männer lassen sich liften«, »Männer unterm Messer: Was vor wenigen Jahren noch als Tabu galt, ist heute für viele Männer (und zur Freude vieler Frauen) absolut gesellschaftsfähig: ästhetisch-plastische Behandlungen für das starke Geschlecht. Schließlich spricht nichts dagegen, daß auch die Herren der Schöpfung ihr Äußeres der Dynamik und Vitalität ihres Handelns angleichen«, »Kunstvolles Gespachtel: Japans Jünglinge trimmen sich die Augenbrauen und benutzen Make-up. Die Kosmetik-Konzerne hoffen auf das ganz große Geschäft mit der Männer Eitelkeit«, »Wer ist der Schönste im ganzen Land? Vorbei die Zeiten, als er nur Zahnpasta, Rasierschaum und Aftershave im Bad stehen hatte. Seine Tuben und Tiegel brauchen heute genauso viel Platz wie ihre.«

Diese seit gut zehn Jahren immer wiederkehrende öffentliche Berichterstattung über scharenweise sich verschönernde Männer entlarvt man als Übertreibung, wenn man sich die empirischen Befunde ansieht: Schätzungen gehen davon aus, dass rund 10 Prozent der in Deutschland durchgeführten schönheitsmedizinischen Eingriffe an Männern durchgeführt werden, für die USA belegt die Statistik Ähnliches.[249]

Auch bei Zahlen über »Verdoppelungen« und »starker Zuwachs« ist Vorsicht geboten, denn vieles spielt sich hier trotz Korrektheit dieser Bezeichnungen nach wie vor im einstelligen Prozent- oder im Promillebereich ab. Folgendes Beispiel verdeutlicht dies: 2008 veröffentlichte die *Gesellschaft für Ästhetische Chirurgie Deutschland e.V.* (GÄPC) eine Statistik[250], wonach sich die im Jahr 2007 an Männern durchgeführte Anzahl der Lidplastiken, nahezu verdoppelt hat. »Zahl der Lidplastiken bei Männern verdoppelt« kolportierten Medien daraufhin. Ein Blick hinter die Kulissen zeigte, dass sich die Beinahe-Verdoppelung im Promillebereich abgespielt hatte. Gerechnet mit geschätzt 32 Millionen erwachsenen deutschen Männern hatten sich 0,014 Prozent (statt wie im Jahr davor 0,008 Prozent) der Männer einer Lidplastik unterzogen.

Wenn die Schönheitsindustrie kommuniziert, ein bestimmtes Verhalten sei im Kommen, ist dies immer auch eine Form der Werbung. Die Zahlen geben vermeintlich vor, ein bestimmtes Verhalten sei nicht nur salonfähig und normal, sondern modern und zukunftsträchtig. Aber bei aller Belegbarkeit der Grundtendez müssen Übertreibungen in Frage gestellt werden. Inwiefern sind – den oben ziterten Medienberichten entsprechend – Schönheitsoperationen für Männer »absolut gesellschaftsfähig«? Und brauchen in den deutschen, Schweizer und österreichischen Badezimmern »seine Tuben und Tiegel« tatsächlich »genauso viel Platz wie ihre«? Wenn man sich die im Folgenden referierten Anteile an Männerkosmetika am Kosmetiketat ansieht, mögen diesbezüglich Zweifel aufkommen.

Männerschönheit hat sich als neuer Markt etabliert. Kosmetikketten haben eigene Männer-Linien – meist sind sie in Blautönen oder auffallend neutral gehalten, um sie von den weiblichen Designs abzugrenzen. Verlässliche Zahlen über tatsächliche Umsätze mit Produkten und Dienstleistungen für Männer-Schönheit stehen jedoch kaum zur Verfügung. 2003 ging die Kölner Unternehmensberatung BBE[251] mit einer Studie an die Öffentlichkeit, wonach Männer im Jahr 2002 rund 660 Millionen Euro für Kosmetikprodukte im weitesten Sinn (inklusive Aftershave, Haarshampoo, Rasiermittel und Parfums) ausgegeben hatten. Deutsche Frauen lagen in dieser Studie mit 4,4 Milliarden Euro bei knapp 90 Prozent des Kosmetikmarktes. In Österreich wurden die Einnahmen durch Kosmetikprodukte für das Jahr 2002 mit insgesamt knapp einer Milliarde Euro kolportiert. Davon seien 70 Millionen Euro für Männerkosmetik ausgegeben worden.[252] Auch Männer fangen also an, so Wolfgang Welsch[253], sich »in den ästhetischen Lifestyle einzukaufen«.

Dabei geht es Männern meist nicht um ihre Schönheit, sondern um Fitness und Gesundheit. Sabine Gieske[254] hat dies aus historischer Sicht herausgearbeitet. »Schönling« und »eitler Putz« seien historische Schimpfwörter für Männer gewesen. Noch 1993 schrieb Kulturredakteur Bert Büllmann[255] in einem Portrait über den Schauspieler Paul Newman: »Paul Newman, ein Mann mit dem Profil und Körper eines griechischen Gottes, wünschte sich schon zu Beginn seiner Karriere nichts sehnlicher als ›durchschnittlicher auszusehen‹. Die eigene Schönheit ist ihm noch immer peinlich. […] Paul Newman will nicht schön sein. Bei einem ›echten Kerl‹ ist es immer verdächtig, wenn er zu gut aussieht. ›Schönling‹ ist ein Schimpfwort. ›Echte Männer‹ sind allenfalls ›interessant‹ oder ›kantig‹.«

Nach wie vor herrscht bei Männern tendenziell die Angst, als homosexuell zu gelten, wenn sie sich allzu offensichtlich Verschönerungen hingeben. So resümiert Elke Gaugele[256] aus ihren 2001 bis 2003 durchgeführten qualitativen Untersuchungen an deutschen Jugendlichen, dass Mädchen viel freizügiger das Thema Schönheit zur Sprache bringen und viel konkreter und bewusster über ihre Verschönerungen sprechen. Bei vielen Jungen hingegen war die »Wahrnehmung männlicher Körperideale von der Angst vor Homosexualität geprägt«. Fragen nach der Wahrnehmung des eigenen Körpers oder des Körpers von Geschlechtsgenossen wurden häufig mit den Worten »Ich bin doch nicht schwul!« abgewehrt.

Doch seit 2003 gibt es ein neues Schlagwort: die »Metrosexualität«. Es liegt der Schluss nahe, dass dieses Wort bewusst erschaffen wurde, um die Angst vor einer gedanklichen Verbindung von Verschönerungen und Homosexualität zu entschärfen. Lifestyle-Gazetten für Männer verkündeten, jetzt »dürfen alle, was man bisher nur Homosexuellen zutraute«. Schauspieler Harrison Ford trug plötzlich einen Ohrring, Fußballer David Beckham, die Ikone der Metrosexualität, lackierte sich die Nägel und posierte für ein Schwulenmagazin.[257] Die *New York Times* schrieb ob des neuen Trends: »Die Werbung schlägt aus dem niedrigen Selbstwertgefühl des Mannes Kapital, und bearbeitet ihn gezielt mit Produkten, die ihm versprechen, ihm die Macht zurückzugeben.«[258] Ganz ähnlich hatte es 1990 Naomi Wolf formuliert, nur für die Frauen.

Wilhelm Trapp[259] betont angesichts der Tatsache, dass nun auch Männer Zielgruppe von Verschönerungsangeboten sind, die Zweischneidigkeit dieser Entwicklung: Einerseits brechen alte Geschlechtsstereotype auf, andererseits werden nun auch Männer dem kommerziellen Schönheitsdiktat unterworfen. Ausgehend von Leitbildern aus der homosexuellen Subkultur[260] wird der männliche Körper zusehends in ein eigenes Schönheitsideal gezwängt.

Dabei geht es nicht vordergründig um Schlankheit, sondern vor allem um Muskeln, Potenz und Kraft. Nach wie vor definiert sich Männlichkeit vorwiegend über Leistung, Macht und Geld. Aber dazu etabliert sich ein fitter, stählerner Männerkörper als zusätzliches Muss für jene Männer, die am gesellschaftlichen Aufstieg interessiert sind.

Einzelne Autoren[261] weisen auf einen »Schönheitswahn« bei Männern hin, besonders hinsichtlich ihres Wunschs nach einem muskulösen Körper. Wiederum sind Forschungsergebnisse vielschichtig:[262] Eine deutsche altersübergreifende Studie ergab, dass Fitness als Körperideal und Sport als Mittel der Körperformung nicht geschlechtsspezifisch zu werten sind. Es ergab sich kein statistisch signifikanter Geschlechtsunterschied. Eine andere deutsche Untersuchung wies allerdings nach, dass Männer mehr Geld für Sportartikel ausgeben. Wieder eine andere deutsche Untersuchung stellte fest, dass Männer mehr Sport treiben als Frauen, jedoch weniger aus dem Grund, etwas für ihre Figur zu tun, als aus dem Grund, fit zu bleiben und Spaß an Bewegung zu haben.

Rainer Neutzling[263] weist darauf hin, dass Jungen zwar im Vergleich zu Mädchen nach wie vor weniger beeindruckt von Attraktivitätsnormen sind, dass ihnen ihre Körper jedoch gleich wichtig seien, nur aus einer anderen Perspektive. Jungen haben demnach gegenüber Mädchen einen anderen Nachteil: Männerkörper müssen funktionieren, und diese Funktionstüchtigkeit sei seit Jahrhunderten »integraler Bestandteil der männlichen Geschlechtsrolle«. Folge dieses rigiden Rollengebots sei nicht nur die »ausgesprochen männliche Neigung, Klugheit oder andere Fertigkeiten vorzutäuschen«, sondern auch eine größere Distanz zum Körper.

Dieser innere Abstand zu Körperlichkeit lässt sich empirisch belegen:[264] Männer distanzieren sich mehr von Eitelkeit und Schönheitsidealen, wenn es um ihre sexuelle Ausstrahlung und Attraktivität geht, stellten Norbert Kluge, Gisela Hippchen und Elisabeth Fischinger in einer Untersuchung fest. Jungen bringen ihre Selbstästhetisierungen und ihre Körperveränderungen weniger konkret formuliert zur Sprache als Mädchen, belegte auch Elke Gaugele in ihrer Untersuchung. Vielleicht ist gerade diese traditionell distanziertere Beziehung zum eigenen Körper ein Schutzfaktor, der Männer davon abhält, sich annähernd im Ausmaß der Frauen von Schönheitsangeboten ansprechen zu lassen.

»Body Image is for Girls«, so das Ergebnis einer 2006 veröffentlichten qualitativen Studie[265]. Die 14- bis 16-jährigen Befragten gaben an, sich nicht von medialen männlichen Körperbildern beeinflussen zu lassen und nicht über ihre Körperlichkeit zu sprechen, da dies ein feminines oder homosexuelles Thema sei. Gleichzeitig finden wir in der Literatur einen starken Anstieg von Publikationen zur »Krise der Männlichkeit«, welche sich vor allem mit den veränderten Rollenerwartungen an Männer beschäftigen.

In *Bekommt der Mann einen Körper?* analysiert Michael Meuser[266], dass Männermagazine wie *Men's Health* und GQ einen systematisch gestalteten Männerkörper als »äußerst hilfreich, wenn nicht sogar unbedingte Voraussetzung« darstellen würden, um »in sämtlichen Lebensbereichen (intimen wie öffentlichen, privaten wie beruflichen) erfolgreich zu handeln«. Gleichzeitig käme die »Krise der Männlichkeit« vermehrt in den Blickpunkt von Wissenschaft und Öffentlichkeit. Beide Ansätze – der Krisenansatz ebenso wie der medial inszenierte männliche Körperboom – führen laut Meuser zur »Entwicklung einer körperreflexiven Männlichkeit«. Dadurch würde der Mann als körperlich-geschlechtliches Wesen sichtbar. »Das vormals ›körperlose‹ Geschlecht ›bekommt‹ auch auf diese Weise gleichsam einen Körper.«

Otto Penz sieht den Bedeutungsgewinn des männlichen Körpers auch als »Anpassungsstrategien an die veränderten soziokulturellen Gegebenheiten beziehungsweise an das veränderte Machtverhältnis der Geschlechter«[267].

Dabei sind Muskeln für männliche Körperlichkeit besonders wichtig.[268] Im Jahr 2000 befragte das Institut für Demoskopie Allensbach Männer und Frauen, was ihrer Meinung nach derzeit als Schönheitsideal bei Frauen und Männern »in« sei.[269] 69 Prozent meinten, das männliche Schönheitsideal sei vor allem »muskulös/gut durchtrainiert«, 38 Prozent »natürlich/ungekünstelt«, 31 Prozent »vor allem schlank«, 3 Prozent »kosmetisch zurecht gemacht« und 2 Prozent »mollig/vollschlank«. Auf die Frage, was beim weiblichen Schönheitsideal gerade »in« sei, kamen die Antworten »vor allem schlank« (71 Prozent), »natürlich/ungekünstelt« (40 Prozent), »kosmetisch stark zurecht gemacht« (20 Prozent), »muskulös/gut durchtrainiert« (18 Prozent) und »mollig/vollschlank« (3 Prozent) modern.

Ein Indiz für das muskulöse Männlichkeitsideal sind auch Spielfiguren und Zeichentrickfiguren für Jungen, welche oftmals überzeichnet monströs muskulös sind. Diese Figuren können einerseits als Beleg für das muskulöse Ideal gesehen werden, sind aber andererseits auch an dessen Herausbildung beteiligt. Man braucht keine Expertin oder kein Experte für Sozialisation zu sein, um der Darstellung von Körperlichkeit und Geschlechtstypologien in Kinderspielen und -büchern Relevanz beizumessen. Gleichzeitig zeigen diese überzeichnet muskulös überformten männlichen Spielfiguren und Zeichentrickfiguren, wie George L. Hersey[270] analysiert, eine »übertriebene Betonung des Größenunterschieds zwischen den Geschlechtern«. Kommen in den erzählten Geschichten auch Frauen vor, so sind diese oft nur halb so groß wie die männlichen Helden.

Dies führt uns zum nächsten Faktor, dass nämlich Körpergröße für Männlichkeit eine Rolle spielt. Beate Hofstadler und Birgit Buchinger[271] fanden in ihren biografisch orientierten Untersuchungen männlicher Körperlichkeit heraus, dass »eine gewisse Körpergröße« für die befragten Männer wichtig war.

Insgesamt, so Michael Meuser[272] zur aktuellen »Krise der Männlichkeit« und gleichzeitigen medialen Ästhetisierung des männlichen Körpers, lasse sich gut lokalisieren, wo der propagierte »Krisendiskurs mehr ist als ein Medienereignis«: im intellektuell-akademischen Milieu. Nur dort gäbe es eine »nennenswerte Anzahl von Männern, die sich ihrer geschlechtlichen Identität *in existenzieller Weise* unsicher sind«. Die gegenwärtige Entwicklung deutet demnach auf eine schleichende Veränderung in den Geschlechterbeziehungen hin, welche »die davon betroffenen Männer zwar nicht in den Fundamenten ihrer geschlechtlichen Identität berühren, wohl aber gewisse vormals rigide durchgesetzte Grenzen der geschlechtlichen Performanz aufweichen«[273].

Eine Studie sei hier noch genannt, weil sie einen ganz anderen Blickwinkel einbringt: Eine 2006 in den USA publizierte Studie[274] wollte untersuchen, ob Männer Stress bekommen, wenn sie männliche Models in Zeitschriften sehen. Das überraschende Ergebnis war, dass Männer weniger von Models eigenen Geschlechts Stress bekamen. Stress bekamen sie vor allem, wenn sie intensiv mit dem Anblick weiblicher Models konfrontiert waren. Das Forschungsteam führte dies darauf zurück, dass sie der Anblick hervorstechend schöner Frauen daran erinnern würde, sich mit ihrer eigenen Attraktivität diesem Standard anpassen zu müssen.

Männern steht im Vergleich zu Frauen nach wie vor eine breitere Palette an legitimierten und gewohnheitsmäßigen Handlungsfeldern zur Verfügung, sich zu präsentieren, sich Identität zu schaffen und sich sozial zu positionieren. So zu tun, als sei ein attraktives Äußeres für Männer auch nur annähernd so wichtig wie für Frauen, ist eine Negierung der Lebensrealität sowohl von Männern als auch von Frauen. »Vermutlich liegt es daran, dass Jungen und Männern einige Ausgleichsfelder zur Verfügung stehen, in denen sie trotz möglicher ›körperlicher‹ Mängel‹ gewisse Männlichkeitswerte erzielen können.«[275] Vermutlich liegt es aber auch daran, dass Schönheitshandeln noch deutlich weniger mit Männlichkeitsbildern kompatibel ist als mit Weiblichkeitsbildern.

Warum uns das Schönheitsideal nicht egal ist

Das Korsett im Kopf

Gesellschaftliche Mechanismen zu erkennen, fällt oft leichter, wenn man Andere, die diese Mechanismen überzeichnen, betrachtet. Es gibt Menschen, vor allem Frauen, die ihre Körper radikal umgestalten und mit Hilfe von Operationen prominenten, scheinbar idealen Vorbildern, wie etwa Pamela Anderson, nacheifern. Liest man von diesen Menschen, so ist es relativ einfach, dies als Inszenierung für Andere zu erkennen, als Inszenierung, die geradezu nach den Blicken der Anderen schreit. Aber bei deutlich kleineren Eingriffen und erst recht bei sich selbst ist die Sache schwieriger.

1949 schrieb Simone de Beauvoir[1]: »Wenn auch einzelne Frauen behaupten: ›Ich, ich kleide mich nur für mich selbst‹, so haben wir doch gesehen, daß sogar der Narzißmus den Blick des andern verlangt. Fast nur in Irrenanstalten glauben kokette Frauen an den Blick Abwesender. Normalerweise wollen sie Zeugen haben.«

Den vorangegangenen Analysen gemäß wird Schönheit heute vorrangig als selbstbestimmt und selbst geleistet proklamiert und gleichzeitig auch als »für sich selbst« *empfunden*. Werden Patientinnen und Patienten in der Schönheitschirurgie nach ihren Motiven gefragt, warum sie sich operieren lassen wollen, so antworten sie in den allermeisten Fällen: »Für mich selbst«[2].

85 Prozent der Deutschen wollen in erster Linie für sich selbst schön sein. Zu diesem damals überraschenden Ergebnis kam eine 1998 erhobene Studie[3] von Norbert Kluge, Gisela Hippchen und Elisabeth Fischinger. In der Studie wurde auch festgestellt, dass sich nur wenige Befragte durch gesellschaftliche Erwartungen an Körperlichkeit und Schönheit unter Druck gesetzt fühlen – falls doch, dann am ehesten durch die Vorstellung, »gesund und leistungsstark« (28 Prozent), »schlank« (24 Prozent) und »fit und sportlich« (23 Prozent) sein zu müssen. Einen gesellschaftlichen

Druck, »schön« sein zu müssen, orteten für sich persönlich nur 22 Prozent der Befragten. Wohl aber wollten die Befragten den Ansprüchen ihres »Freundeskreises« (62 Prozent) und ihres »beruflichen Umfeldes« (57 Prozent) auch in körperlich-ästhetischer Hinsicht entsprechen. 45 Prozent der Befragten gaben an, sich daher mindestens einmal wöchentlich auf die Waage zu stellen.

Daraus lässt sich die Tatsache schließen, dass das Schönheitsideal nicht mehr als solches empfunden wird, dass es vielmehr bereits verinnerlicht ist, dass es als selbst gewählt betrachtet wird. Das heißt: Das Schönheitsideal wird als Diktat und als gesellschaftliche Norm abgelehnt. Unter Umdefinition des Ziels wird dennoch versucht, ihm (teilweise) zu entsprechen.

In einer 2001 durchgeführten Umfrage der Frauenzeitschrift *Brigitte*[4] an 28.000 Leserinnen antworteten 94 Prozent auf die Frage »Warum machen Sie sich schön?« damit, sich schön zu machen, weil sie sich damit wohler und selbstsicherer fühlen. 1978 waren es bei 27.000 Befragten noch 79 Prozent gewesen. Dabei spielte im Jahr 2001 »Wohlfühlen« die weitaus größte Rolle: 72 gaben an, sich zu verschönern »Weil ich mich dann wohler fühle«, 22 Prozent, »Weil es mich selbstsicherer macht«. Nur 3 Prozent äußerten als Motiv von Verschönerungen »Um anderen zu gefallen« (gegenüber 14 Prozent im Jahr 1978). Der Werbeslogan von Weight Watchers – »Tu's für dich« – trifft demnach ein Lebensgefühl.

In biografischen Fallbeispielen wurde herausgefunden, dass Körpernormen nach Milieus unterschiedlich betrachtet werden müssen. Männer und Frauen aus traditionellen Milieus versuchen demgemäß, ihre erotische Wirkung durch Betonung geschlechtstypischer Merkmale des Körpers zu erhöhen. Angehörige des akademisch-individualisierten Milieus hingegen versuchen den Eindruck zu vermeiden, sich »für andere« attraktiv zu machen.[5]

Dieser Distanzierung von der körperlichen Inszenierung für Andere geht Nina Degele ausführlich auf den Grund. Sie liefert eine umfassende Analyse dieser weit verbreiteten Haltung, sich nur für sich selbst schön zu machen. »Fragt man Menschen, für wen sie sich schön machen, so lautet die Antwort fast immer ›für mich selbst‹«, schreibt Degele. »Das stimmt nicht, auch wenn viele felsenfest davon überzeugt sind. […] Schön machen wir uns vor allem, weil wir soziale Anerkennung brauchen. Das ist keine ›Frauensache‹, und mit Spaß und Lust hat es nur selten zu tun.«[6]

Degele spürte anhand von 31 zwischen 2001 und 2004 in deutschen Großstädten durchgeführten Gruppendiskussionen vier Ideologien auf: der

Ideologie des privaten Schönheitshandelns, der Ideologie des Schönheitshandelns als Spaß, der Ideologie des Schönheitshandelns als Oberflächenphänomen und der Ideologie des Schönheitshandelns als Frauensache. »Schönheitshandeln ist kein privates Handeln. Denn der Effekt dieses Tuns, die äußere Erscheinung wird registriert, kommentiert, an sie wird kommunikativ angeschlossen. Schönheitshandeln verlangt nach dem Blick der anderen und ist ein Akt der Kommunikation.«[7] Ebenso wenig wie privat sei Schönheitshandeln mit Spaß verknüpft, führt Degele aus, auch wenn der Einzelne selbst dies vielleicht wirklich glaubt. Im Gegenteil, meist ist es harte Arbeit, sich zu verschönern. Schönheitshandeln sei dabei ebenso wenig reine Frauensache wie ein Oberflächenphänomen, sondern im Gegenteil ein »identitätsstiftender Akt«.

Für Frigga Haug steckt besonders für Frauen »in diesem ›Für-mich-selbst‹ eine Auflehnung gegen Fremdbestimmung, gegen die den Frauen nahegelegte Haltung, sich selbst zur Sklavin zu machen«[8]. Kurt Bayertz und Kurt Schmidt[9] führen aus, dass dem Argument »Ich tue es für niemand anderen, ich tue es nur für mich!« schwer zu widersprechen sei. Es bringe Kritik aufgrund der »Tolerenz einer freien Entscheidung« an ihre Grenze, vor allem, wenn dieses Argument öffentlich geäußert wird, wie in Talkshows häufig der Fall ist.

Bei der Interpretation von Verschönerungen als »nur für sich selbst« freiwillig aus mehreren Optionen ausgewählte Handlungen spielt der Faktor der Selbstbestimmung eine große Rolle. Wir wollen uns nicht als Marionetten irgendeiner Industrie sehen. Wir wollen uns nicht als willenlos politische, psychologisch, sozial und ökonomisch motivierte Normen befolgend sehen. Der moderne Mensch will sich als gut informiertes, freies Geschöpf mit Entscheidungsspielraum und Handlungspotenzial sehen, auch in Bezug auf den eigenen Körper. Deshalb werden Zwänge bewusst abgelehnt, in einer Umdeutung jedoch unbewusst trotzdem oft zu befolgen versucht. Bildlich gesprochen heißt das: Das Korsett haben wir nicht mehr äußerlich an. Das Korsett ist in den Kopf gewandert. Verschönerungen sind demgemäß auch Handlungen einer selbstbestimmten und freiwillig gewählten Normierung und Unterwerfung.

Norbert Elias erklärt in seinem monumentalen emotionssoziologischen Werk *Über den Prozess der Zivilisation*, wie jener »Strukturwandel des Seelenhaushalts«[10] zustande kommt, den er »Prozess der Zivilisation« nennt. Demnach ist das beherrschende Gefühl der Moderne die Scham. Ein Kennzeichen der Entwicklung zivilisierter Kulturen ist laut Elias das Anheben der Scham- und Peinlichkeitsgrenzen. Scham entstehe dort, wo Haltungen uns überlegener Menschen, denen wir uns ausgeliefert fühlen und deren Anerkennung wir wollen, mit unserem eigenen Über-Ich übereinstimmen. Diese Wehrlosigkeit, dieses Ausgeliefertsein festige sich mit der »Selbstzwangapparatur«. Dabei gehe es nicht nur um äußere Zwänge und Konflikte, sondern auch um innere Zwänge und Konflikte.

»[…] der Konflikt, der sich in Scham-Angst äußert, ist nicht nur ein Konflikt des Individuums mit der herrschenden, gesellschaftlichen Meinung, sondern ein Konflikt, in den sein Verhalten das Individuum mit dem Teil seines Selbst gebracht hat, der diese gesellschaftliche Meinung repräsentiert; es ist ein Konflikt seines eigenen Seelenhaushalts; er selbst erkennt sich als unterlegen an. Er fürchtet den Verlust der Liebe oder Achtung von Anderen, an deren Liebe und Achtung ihm liegt oder gelegen war. Deren Haltung hat sich in ihm zu einer Haltung verfestigt, die er automatisch sich selbst gegenüber einnimmt.«[11]

Durch die »Selbstzwangsapparatur« erläutert Elias auch die verstärkte Wirkung gesellschaftlicher Normen. So erkläre sich, dass »die Angst vor der Übertretung gesellschaftlicher Verbote um so stärker und ausgesprochener den Charakter der Scham erhält, je stärker durch den Aufbau der Gesellschaft Fremdzwänge in Selbstzwänge umgewandelt werden, und je umfassender, je differenzierter der Ring der Selbstzwänge wird, der sich um das Verhalten des Menschen legt.«[12]

Auch der französische Soziologe Michel Foucault[13] setzt sich mit Selbstzwängen in Bezug auf den Körper auseinander. Er beschreibt die Besonderheit der gegenwärtigen Körperkontrolle darin, dass nicht nur Zwang oder Gewalt, sondern auch Freiheit und allgemein übliche Handlungsformen imstande sind, Macht auszuüben. Auch freie Entscheidungen können demnach Disziplin einfordern und derart zu Selbstdisziplin werden. In *Überwachen und Strafen* schreibt Foucault von der »inneren Verschiebung der Richtergewalt«, welche aus einer neuen Form des Gesetztes resultiere: einer »Mischung aus Gesetzmäßigkeit und Natur, aus Vorschrift und Konstitution – die Norm«. Die von ihm analysierte »Gouvernementalität« (deutsch: Regierungskunst) steht für Herrschaft im Einverständnis mit den Beherrschten und zeige sich insbesondere am Körper.

Die Wirkung gesellschaftlicher Verbote und Gebote steigt mit dem Grad ihrer Verinnerlichung. Je stärker gesellschaftliche Zwänge verinnerlicht werden und je weniger sie umgekehrt als von außen kommend empfunden und wahrgenommen werden, desto stärker wirken sie. Etwas Besseres kann einem Staat, einem Wirtschaftsbetrieb, einer Institution oder einer anderen Normen entwickelnden und vertretenden Autorität nicht passieren, als dass die Mehrheit der Individuen Normen und erwünschte Verhaltensweisen als »eigenen Wunsch« interpretiert.

Diese Internalisierung ist besonders in einem gesellschaftlichen Umfeld wichtig, in dem Individualität, Autonomie und Authentizität groß geschrieben werden, wie dies in modernisierten westlichen Gesellschaften der Fall ist. Das Schönheitsideal ist ein Paradebeispiel dafür, wie äußere Zwänge und Normen – seien sie gesellschaftlicher, kultureller, patriarchaler oder wirtschaftlicher Herkunft – konsensual als innerer Wunsch interpretiert werden. Die Befolgung von Normen mutiert damit zum Akt von Individualität und Selbstbestimmung und wirkt eben dadurch auf die Norm zurück.

Bei genauerer Betrachtung stellt es einen Widerspruch in sich dar, sich im Namen der Freiheit und der Individualität gesellschaftlichen Leitbildern hinzugeben. Freiheit und Unterordnung passen nicht zusammen, ebenso wenig wie Vereinheitlichung und Individualität. »Durch ihre Wechselwirkung mit anderen Technologien«, schreibt Sabine Maasen[14], »haben Technologien des Selbst ein trickreiches Doppelgesicht: Auf der einen Seite erscheinen sie als Techniken der Freiheit, auf der anderen Seite als subtile Techniken der sozialen Unterwerfung.« So sei eine »neue Norm selbst gewählter Körpergestaltung« entstanden.

Schönheit ist nicht nur, aber auch Ideologie.[15] In dieser Ideologie wird die »heimliche Kopie«[16] für sich selbst als Original interpretiert. Die neue Norm selbst gewählter und oft in einem Akt der Selbstermächtigung entschiedenen Körpergestaltung erscheint jedoch nicht mehr als Norm und verliert damit ihre Außenorientierung. Sie hat einen neuen Namen (»für mich selbst«), neue Zugänge (Individualität und Freiheit), neue Methoden (invasive Körpertechnologien) und neue Inhalte (Authentizität und Fitness). Sie ist jedoch sowohl in ihren Funktionen als auch in ihren Auswirkungen alten, offensichtlichen Schönheitsnormen nicht unähnlich.

Aber genau diese freiwillige, individualisierte Unterordnung unter Schönheitssstandards bei gleichzeitig gewonnener Freiheit und Selbstermächtigung zeigt die große, wirklichkeitsgestaltende Dimension des Schönheitsideals. Dabei handelt es sich nicht um einseitige Wirkung, sondern der Umgang von Individuen mit ihren Körpern wirkt genauso auf gesellschaftliche Leitbilder zurück. Wenn deutlich weniger Menschen versuchen würden, körperlich an einem jugendlichen Lebensalter festzuhalten, wäre mittelfristig das Ideal ein anderes. Gerade das gegenwärtige Schönheitsideal zeigt mit seinen Ambivalenzen zwischen Selbstbestimmung und Normierung, zwischen Freiheit und Erfüllung gesellschaftlicher Vorgaben prinzipielle Widersprüche der Gegenwart auf.

Es ist auch davon auszugehen, dass die meisten Menschen um diese Widersprüche wissen oder sie erahnen. »Selbstverständlich wissen wir, dass es auf das Äußere nicht so ankommt, dass die Diät sowieso nicht klappt und dass das mit der Schlankheit übertrieben ist – und verzichten dann, halb spielerisch, doch auf den Nachtisch.«[17]

Wilhelm Trapp hebt besonders hervor, dass Distanz das Streben nach einer Norm zum ironischen Spiel werden lässt. Die »ironische Distanz« zu Schönheitsbildern drücke sich in einer Gleichzeitigkeit von Ernst und Ironie aus. »Auf solche Weise funktionieren die Schönheitsbilder durch eine ironische Distanz, in der ein Streben nach der Norm wie der Verstoß gegen sie gleichermaßen zum ironischen Spiel werden. In beiden Fällen tut der Konsument seine Schuldigkeit – und bestätigt letztlich die Schönheitsnorm.«[18]

Spiel hat auch mit Leichtigkeit zu tun, und vielleicht ist es gerade das, was wir im Umgang mit Schönheit vermissen und uns über das Argument der freiwilligen Unterordnung holen. Die Komponente der Leichtigkeit oder mitunter auch erleichternden Bedeutungslosigkeit ist in der aktuellen Wahrnehmung der optimalen Ausschlachtung körperlicher Optionen verloren gegangen. Aber trotz aller Schwere und Bedeutungszuschreibung hat Mode immer auch mit Spiel zu tun, wie Getrud Lehnert[19] ausführt. Im Spiel kann ausprobiert werden, kann das Alte bestätigt oder Neues geschaffen werden.

Menschen geben nicht gern zu, sich der sozialen Norm »Schönheit« unterzuordnen. Maja Maier[20] resümiert aus ihren biografischen Interviews mit Frauen und Männern, dass beide Geschlechter den Eindruck zu vermeiden versuchten, sie würden sich für Andere attraktiv machen. Auf die Frage, wie sie sich auf ein Rendezvous vorbereiten, wiesen es die befragten Frauen weit von sich, dass sie sich für einen potenziellen Partner schick machen, während Männer angaben, vor einem ersten Rendezvous keine Zeit für eine Beschäftigung mit ihrem Körper zu haben. »Sich für andere schön machen signalisiert Abhängigkeit, mangelndes Selbstbewusstsein und wenig Charakterfestigkeit«, erklärt Nina Degele[21].

Für Karin Esders[22] geht es in allen Varianten schönheitstechnologischer Veränderungen darum, »sich mehr oder weniger taktisch zu verorten«. So könne es taktisch durchaus Sinn machen, sich einem schönheitschirurgischen Eingriff zu unterziehen. Die Taktik jedoch, so Esders, »ist freilich die Kunst der Schwachen [...]. Im Unterschied zur Strategie ist das taktische Vorgehen ein Manöver innerhalb des Sichtfeldes des ›Feindes‹ und innerhalb des ›feindlichen Territoriums‹«.

Dimensionen der Relevanz

Die gesellschaftliche Bedeutung von Schönheit hat ganz eindeutig und grundsätzlich zugenommen.[23] Der (geschönte) Körper erhält in modernisierten Gesellschaften neue Relevanz, obwohl und gerade, weil es nicht mehr um Schönheit geht, sondern um dahinter liegende Phänomene und Funktionen. Warum ist Menschen Schönheit nicht egal? Warum wissen alle um das normierte Schönheitsideal und eifern ihm dennoch halb augenzwinkernd mit dem Argument der Herstellung von Wohlfühlen nach? Warum befolgen individualitätsliebende Menschen, welche Wert auf ihre Autonomie legen, gesellschaftliche Normen, von denen sie wissen, dass sie einengen? Warum schütteln Menschen über andere Menschen den Kopf, die sich schönheitsoperieren lassen, enthaaren sich selbst jedoch wie selbstverständlich die Beine, färben sich die Haare und lehnen den Nachtisch um der Figur willen dankend ab?

Mit anderen Worten: Warum werden oben beschriebene Funktionen der Identitätsstiftung und -stabilisierung und der sozialen Positionierung gerade über einen geschönten Körper zu erfüllen versucht beziehungsweise tatsächlich erfüllt? Wie kommt es, dass sich Menschen scharenweise freiwillig unterordnen und dies auch noch als »Spaß« und »Wohlfühlen« bezeichnen?

Es ist auch in einer individualisierten Gesellschaft schwer, sich idealisierten Körperbildern zu entziehen. Insofern ist das Schönheitsideal als verhängnisvoll im Sinne von Verhangensein einzustufen. Das Verhängnis besteht im Zusammentreffen und in der Gleichzeitigkeit von vier Aspekten, welche insgesamt eine Wirkung entfalten, der man sich kaum entziehen kann. Diese Faktoren der Wirksamkeit sind meiner Einschätzung nach: Sichtbarkeit, Beschränktheit, Machbarkeit und das Versprechen von Nutzen. Die Gleichzeitigkeit dieser Faktoren hat zur Folge, dass es schwer ist, sich Schönheitsstandards zu entziehen. Ich habe sie daher »Dimensionen der Relevanz« genannt.

Viele Facetten dieser Fragen wurden bereits angesprochen und zu beantworten versucht. Schönheitsstandards wirken in und an unseren Körpern sehr subtil. Dabei geht es beim Körperkult nicht um den schönen Körper an sich, sondern darum, was mit dem schönen Körper erreicht werden soll. Es geht auch nicht um geradlinige Imitation, sondern um selbst gewählte, machbare Verbesserungen. »Die Schönheitsbilder wirken weit raffinierter und massentauglicher, als plump zur Nachahmung zu animieren.«[24] Die wenigsten Menschen – obwohl es solche gibt – wollen Brad Pitt, Kate Moss oder Claudia Schiffer imitieren. Die meisten wollen schlichtweg dabei sein beim allgemeinen Körpertrend und sich gleichzeitig ein wenig abheben und ein wenig »besonders« sein. Die meisten wollen den Anschluss nicht verpassen und sich durch ein geschöntes Äußeres möglichst viele Optionen offen halten.

Unsere Gesellschaft unterscheidet zwischen plumpem Nacheifern des Ideals und der freiwilligen Annäherung an das Schönheitsideal im Einklang mit der eigenen Persönlichkeit. Laut Cornelia Koppetsch[25] ist Attraktivität in Abhängigkeit von der persönlichen Ausstrahlung zu sehen, welche sich abgrenzt von der bloßen Befolgung von Schönheitsnormen, von der äußerlichen Schönheit ohne Ausstrahlung. Eine Abweichung von Idealfigur und Körpernormen können sich vor allem diejenigen leisten, denen es gelingt, »soziale Höherwertigkeit als natürliche Qualität in Anschlag zu bringen«, resümiert Koppetsch. Im Gegensatz zur Schönheit, welche als zur Persönlichkeit gehörig empfunden und präsentiert wird, stehe das schlichte Nachahmen von Idealen. Dieses würde sozial niedriger bewertet. »Einem Schönheitsideal nachzueifern erscheint demgegenüber als kompensatorische und rein äußere Manipulation der Attraktivität. Solche Maßnahmen sollen denen überlassen bleiben, die sich ihrer ›Ausstrahlung‹ nicht sicher sein können und die auf dieser Grundlage besonders prädestiniert sind, Scham über ihren Körper zu empfinden.«

Im Folgenden werden die vier Aspekte Sichtbarkeit, Beschränktheit, Machbarkeit und Versprechen von Nutzen näher beleuchtet, welche Schönheit zum Mittel zum Zweck werden lassen und welche damit in ihrer Kombination und Gleichzeitigkeit die Relevanz des Schönheitsideals begründen.

Sichtbarkeit

Sichtbarkeit schafft Normalität

Die Geschichte der Schönheit ist eine Geschichte von Körpern und Moden, von Moralvorstellungen, Inszenierungen, Macht und Geschlechterrollen. Und sie ist eine Geschichte der Sichtbarkeit. Wie immer Schönheitsideale gerade ausfallen, sie werden in der jeweiligen Zeit und Kultur als Normalität wahrgenommen. »Schönheitsnormen haben schon immer als sozialer Imperativ gewirkt. Unabhängig davon, wie extrem ein bestimmtes Ideal auch sein mag, sobald es etabliert ist, wird neu definiert, was unter ›normalem Aussehen‹ zu verstehen ist.«[26]

Wie schnell etwas zur Normalität wird, lässt sich an medialen Kommentaren zu Models ablesen. Das britische Model Twiggy, das ab 1965 für Furore sorgte, hatte die für ihre Branche geringe Körpergröße von 1,67 Metern und die Maße 78-55-80. Twiggys (deutsch: Zweig, Ästchen) Figur war damals ein Schock für die Bevölkerung. Sogar die Zeitschrift *Vogue* übte Zurückhaltung: »Sie heißt Twiggy, weil sie wirkt, als könne ein kräftiger Windstoß sie zerbrechen und zu Boden werfen … Twiggy ist so dünn, daß andere Models sie anstarren. Ihre Beine sehen aus, als hätte sie als Baby nicht genug Milch bekommen, und ihr Gesicht hat einen Ausdruck, beim dem man unwillkürlich an die Londonder Bevölkerung während des Blitz denkt.«[27] 43 Jahre später, im Jahr 2008, wurde die 1,84 Meter große Elle MacPherson mit den Maßen 91-64-87 als »füllig« und »normal gebaut«[28] tituliert, gilt also eine etwas stärker gebaute, aber 17 Zentimeter größere Frau als »fülliger«, »kurviger« und »normal gebaut«. Was war passiert? Ein in den 1960er Jahren selbst für Modejournale schockierendes Ideal war zur Normalität geworden. 43 Jahre Sichtbarkeit haben ihre Spuren hinterlassen, wir haben uns daran gewöhnt.

Immer gehen soziale Schönheitsnormen auch mit deren Sichtbarkeit einher. Eine Norm, die sich auf das Äußere des Körpers bezieht, ist dabei besonders sichtbar. Was eine Kultur als Schönheit wertet, ist anschaulich, im wahrsten Sinne des Wortes. Nicht umsonst hat das Wort »Aussehen« seinen Ursprung im Wort »sehen«.

Die Etablierung sozialer Schönheitsnormen geschieht weniger durch Belohnung und Bestrafung, durch klassische Momente des Lernens also, sondern vielmehr durch das Zusammenwirken vielfältiger Sozialtechniken.[29] Sichtbarkeit und damit die unablässige Publizierung eines körperlichen Ideals ist ein Mosaikstein innerhalb der Produktion und Reproduktion des Schönheitsideals. Hierfür mag folgendes Beispiel als Beleg dienen: Auf TV-Sendern, die in Deutschland empfangbar sind, dürfen seit 2006 vor 23.00 Uhr keine Live-Schönheitsoperationen gesendet werden. Seit 2006 ist auch die Werbung für Schönheitsoperationen deutlich eingeschränkter als früher. Parallel dazu stagniert seit 2006 die Anzahl der in Deutschland durchgeführten Schönheitsoperationen (Zahlen und Quellen siehe Kapitel »Körperbefindlichkeit« und »Zwischen Für und Wider«). Die Stagnation soll hier keineswegs allein auf den Aspekt eingeschränkter Sichtbarkeit zurückgeführt werden, aber Sichtbarkeit ist ein wichtiger Mosaikstein von Relevanz.

Auf Werbeplakaten werben hauptsächlich dünne, fitte Menschen für begehrenswerte Produkte, Männer wie Frauen. Die Mehrheit der medial Abgebildeten ist nach wie vor dünn und jung oder jung geblieben (zumindest innerlich), obwohl es Ausnahmen gibt wie Oprah Winfrey, Roseanne Barr und Ottfried Fischer und obwohl sich Alternsbilder in der Werbung derzeit stark verändern.

Wie ähnlich einander öffentlich sichtbare Menschen hinsichtlich ihrer grundsätzlichen Körpermerkmale vor allem in der Werbung sind, fällt besonders durch die Ausnahmen auf. Immer mehr Firmen setzen hinsichtlich Körperidealen auf diese Ausnahmen: Lebensversicherungen, Kosmetikhersteller, Hersteller alternativer Kleidung und Andere zeigen mittlerweile auch ältere Menschen, Kosemetikkonzerne vereinzelt auch nicht ganz dünne. Gleichzeitig führt das Besondere immer auch die Norm vor Augen. Indem es besonders ist, zeigt es das allgemein Übliche auf.

Nicht immer waren Ideale so sichtbar wie heute. Wie bereits erwähnt, stammt das Wort »Ideal« etymologisch betrachtet von »Idee« ab, was soviel bedeutet wie *Vorstellung, Gedanke, Einfall*[30]: Vom Wortverständnis her ist ein Ideal »ein gedachtes vollkommenes Muster«, das von den einzelnen »nur unvollkommen realisiert wird«.[31] Das Schönheitsideal konnte sich je nach Epoche auf Menschen, die Götter, einen Gott oder die Schöpfung allgemein beziehen. Es sollte aber etwas Unpersönliches symbolisieren.[32] Die idealisierten Schönheitsmodelle waren daher häufig von vornherein unerreichbar. Daher hießen sie auch nicht Claudia Schiffer, George Clooney oder Agyness Deyn, sondern – wie etwa auf berühmten Gemälden von Boticelli – *Venus* oder *Frühling*.

Geht man davon aus, dass Gemälde nicht nur Persönlichkeiten festhalten sollten, sondern auch Schönheitsideale vergangener Epochen widerspiegeln, so war der Anblick idealisierter Schönheit vor dem Medienzeitalter einigen wenigen vorbehalten. »Ehe nicht die technologischen Voraussetzungen für die Massenproduktion entwickelt waren, kam die Frau außerhalb der Kirche kaum je mit einschlägigen Vorbildern und Vorgaben in Berührung.«[33] Demnach konnte sich die breite Masse gar nicht an jenen Idealbildern orientieren, die wir heute vergangenen Epochen zuordnen. Fraglich bleibt auch, ob Schönheitsideale nicht von vornherein nur für das Auge bestimmt waren. Wie sehr vermischten die Betrachterinnen und Betrachter das Ideal mit der Realität und versuchten, selbst so auszusehen wie die Person auf dem Bild? Sogar wenn Gemälde oder Statuen reale Personen darstellten, war nicht sicher, ob diese jemals wirklich so ausgesehen hatten. Da es als unschicklich galt, auffallende Entstellungen des Menschen zu malen und damit für die Ewigkeit festzuhalten, waren die dargestellten Personen häufig idealisiert.[34]

Sagen wir heute »Ideal«, dann meinen wir nicht mehr das prizipiell unerreichbar Vollkommene, sondern ein grundsätzlich erreichbares, optionales, eventuelles, heimliches Vorbild, welches zumindest vorübergehend oder in einzelnen Segmenten herstellbar ist, wenn man sich dafür entscheidet und wenn man sich dafür anstrengt und/oder dafür bezahlt. Es gibt Menschen, die lassen sich nach bestimmten Vorbildern modellieren und finden eine öffentliche Plattform dafür – die US-Amerikanerin Cindy Jackson beispielsweise, die sich 38 Mal operieren ließ, um auszusehen wie Barbie.

Aber das ist eine Ausnahme, die überwiegende Mehrheit macht das nicht. Die überwiegende Mehrheit will nicht aussehen wie eine konkrete (oder nicht konkrete) andere Person, sondern wie sie selbst, nur etwas schöner.[35] Doch wenn jemand Körpermanipulationen an sich vornimmt oder vornehmen lässt, dann geschieht dies natürlich mit einer gesellschaftlichen Schönheitsnorm im Hinterkopf. Es will in unserer Kultur kaum jemand dicker oder älter aussehen als er ist. Dementsprechend gibt es am Schönheitsmarkt auch keine Fettimplantate, sondern Fettabsaugungen und keine Falten-Cremes, sondern Anti-Falten-Cremes. Die Sichtbarkeit von Körperstandards spielt eine Rolle, obwohl Ideale nicht eins zu eins imitiert werden, sondern in einem Aneignungsprozess – mitunter auch nur in Teilen – für die eigene Identität und Positionierung als wichtig definiert werden. Das mehrheitlich Sichtbare wird als normal, modern und damit nicht nur als sozial erwünscht, sondern auch als sozial belohnt interpretiert.

Eine qualitative Untersuchung[36] zeigte auf, dass Jugendliche sich hinsichtlich Körperlichkeit zwar ihren eigenen Stil mixen und bei ihnen nicht die Imitation bestimmter Personen im Vordergrund steht. Dennoch nennen die befragten Jugendlichen auch Elemente von Prominenten, die sie gern hätten und mixen sie zu ihren eigenen Idealvorstellungen, etwa »Will so aussehen wie Mariah Carey, weil sie hübsch ist, 'ne gute Figur hat (außer den Oberschenkeln)« oder »würde gern so aussehen wie Jennifer Lopez beziehungsweise Christina Aguilera«.

Unablässig sehen wir heute Bilder von schönen Menschen, deren grundlegende Körpermerkmale weitgehend gleich und häufig unerreichbar sind. »Der Anblick unübertrefflicher Schönheit befördert den realen Körper [...] ins Abseits. Dessen Berührung offenbart Fehler bzw. die Berührung des real Fehlerhaften wird zusehends unattraktiv.«[37]

Indem Menschen im Alltag stark mit Schönheitsstandards konfrontiert sind, erfährt Schönheit den Status einer permanenten Evaluierung und damit scheinbare Objektivität. Das Schönheitsranking weist scheinbar objektive Ränge zu: Dieses Aussehen nützt, jenes schadet. Mit diesem Aussehen bist du präsent, mit jenem nicht. Dieses Aussehen bringt's, jenes nicht. Auf die Spitze treiben dieses Schönheitsranking Medien, welche Figur, Frisur und Kleidung von Prominenten zergliedern und in Do's und Don'ts einteilen.

Es gibt heute kein neutrales oder bedeutungsloses Aussehen. In Kombination mit ihrer permanenten Publizierung des Nutzens führen Schönheitsränge dazu, dass sich bestehende Normen reproduzieren. Mit anderen Worten: Menschen rezipieren das, was gemessen wird und kümmern sich nicht um Aspekte, die nicht gemessen werden. Das trägt zu einer Stabilisierung von Normen bei. Dadurch wird die gemessene und beurteilte vermeintliche Wirklichkeit auch überhaupt erst produziert.

Ulrich Bröckling[38] hat sich mit dieser Form der Produktion von Wirklichkeit näher auseinandergesetzt: »Weil die Position im Ranking weit reichende Folgen hat, richten die Beurteilten ihr Verhalten prospektiv auf die zugrunde gelegten Kriterien hin aus. Man tut, was gemessen, und unterlässt, was vom Bewertungsraster nicht erfasst wird. Die Feedbacks schaffen so erst die Wirklichkeit, die sie zu bewerten vorgeben [...].« Dies hat laut Bröckling auch einschränkende Auswirkungen auf Kreativität und dadurch auf Vielfalt, obwohl Beurteilende vorgeben, Innovation zu stärken und zu fördern: »Wer gegen den Strom schwimmt, landet auf den hinteren Rängen. Der Leistungsvergleich stärkt gerade nicht die innovativen Kräfte, nach denen man angeblich doch händeringend sucht. Kreativität ist nicht evaluierbar.«

Sichtbarkeit ist ein wesentlicher Aspekt der Herstellung von Normalität und sozialer Wirklichkeit. Je weniger Menschen mit Behinderung oder Angehörige anderer Ethnien sichtbar sind, desto weniger kommen sie in der sozialen Wirklichkeit vor und desto exotischer erscheint uns das »Andere«. Präsenz schafft Wirklichkeit, Präsenz schafft Normalität, indem sie den Eindruck vermittelt, Wirklichkeit und Normalität widerzuspiegeln. Nicht präsent zu sein, geht in einer medialisierten, stark mit Bildern versehenen Welt oft damit einher, weniger Bedeutung zu haben. Die ständige Verfügbarkeit und Sichtbarkeit idealer Schönheit führt daher zwangsläufig zu einer Auseinandersetzung mit dem Ideal, auch wenn wir dies nicht bewusst wahrnehmen. Sichtbarkeit beeinflusst nicht in einem deterministischen Sinne, aber in Interaktion mit vielen anderen Faktoren.

Im Kapitel »Schlankheit« habe ich gezeigt, wie unrealistisch das gegenwärtige Schönheitsideal in mancherlei Hinsicht ist. Die im Vergleich zur Realität unverhältnismäßig hohe öffentliche Präsenz sehr dünner, großer, junger oder jugendlich gebliebener Frauen täuscht darüber hinweg, dass nur sehr wenige Frauen die physischen Voraussetzungen für diesen Körper haben. So erscheint das Ideal als Normalität.

Aber nicht nur ein bestimmter, sehr ähnlicher Körpertypus ist öffentlich besonders präsent, sondern auch bestimmte Technologien der Herstellung geschönter Körperlichkeit. Neben dem Dauerbrenner »Diät« sind dies insbesondere schönheitsmedizinische Eingriffe. Eine 2008 veröffentlichte Studie[39] belegt, dass kosmetische Chirurgie und schönheitsmedizinische Eingriffe ein in Frauenzeitschriften überdurchschnittlich präsentes Thema sind. Schönheitsmedizinische Eingriffe sind medial deutlich präsenter als in der Realität genutzt (siehe auch Kapitel »Körperbefindlichkeit«). Auffallend häufig, so die Studie, werden sie im Zusammenhang mit emotionaler Gesundheit gebracht.

Auch im Fernsehen haben Schönheitsoperationen und andere schönheitsmedizinische Eingriffe eine große (kostenlose?) Plattform gefunden. Vielseherinnen und Vielseher von TV-Formaten, die Schönheitsoperationen thematisieren, haben eine positivere Einstellung zu schönheitschirurgischen Eingriffen und würden sich diesen auch eher unterziehen, stellte eine 2005 publizierte Untersuchung[40] fest. Hingewiesen sei jedoch auch darauf, dass mit solchen Befunden zwar eine Korrelation, aber kein einseitiger Wirkungsstrang bewiesen ist. Denn wer sich solche Sendungen gehäuft ansieht, kann bereits mit dem Körper unzufrieden sein oder eine positive

Haltung zu Schönheitsmedizin haben, welche durch die Mediennutzung bestätigt oder verstärkt, jedoch nicht ursächlich ausgelöst wird.

Die Wirkung von Massenmedien auf Körper(un)zufriedenheit ist gut erforscht. Gehäuft werden einschlägige Studien an Jugendlichen erhoben, was mit sich bringt, dass Ergebnisse nicht auf Erwachsene übertragen werden können. Ein US-amerikanisches Forschungsteam rund um Liza Groesz[41] verlegte sich auf die Durchforstung von Medienwirkungsforschung zum Körperbild. In einer Metaanalsyse von 25 einschlägigen Studien stellte es fest, dass die Einschätzung des eigenen Körpers nach dem Anblick dünner Personen auf Medienbildern deutlich negativer ausfiel als nach dem Anblick normalgewichtiger oder gar übergewichtiger Personen. Dieser Effekt war besonders groß bei Teilnehmerinnen unter 19 Jahren und bei Menschen, die ohnehin anfällig für das Schlankheitsideal waren. Dass insbesondere Jugendliche und Menschen, die mit ihrem Körper unzufrieden sind, für attraktivitätsbezogene Medienbotschaften anfällig sind, wurde durch andere Studien[42] bestätigt.

Bereits 1980 wies eine Studie[43] auf den Zusammenhang hin, dass in den USA *Playboy*-Models und Miss-Wahl-Gewinnerinnen dünner werden, während der durchschnittliche BMI zunimmt. Eine 2001 veröffentlichte Untersuchung[44] ergab, dass 70 Prozent der von 1978 bis 1998 im *Playboy* abgebildeten Models untergewichtig waren, also einen BMI von 18,5 oder weniger hatten.

Christian Schemer[45] hat umfassende Studien zur Mediendarstellung und -wirkung zusammengetragen: Demnach werden schlanke Personen in den Medien moralisch besser bewertet und am Ende eher belohnt als dicke und weniger attraktive Personen. Letztere werden aufgrund ihres Aussehens eher diskriminiert und verspottet und häufiger mit Dummheit assoziiert. Ähnlich der Mediendarstellung von Frauen wurde das männliche Idealbild in den Medien ebenfalls schlanker, aber daneben auch muskulöser. Interessanterweise zeigen Medienangebote, welche sich gezielt an ein weibliches Publikum richten, weniger muskulöse Körper als solche, die sich speziell an Männer richten. Insgesamt jedoch ist für weibliche Medienakteure der »Korridor für körperliche Attrakivität enger als für männliche«.

Medien wird traditionell viel Macht zugeschrieben. Massenmedien sind Sozialisationsagenten, nicht nur für Jugendliche, sondern auch für Erwachsene. Sie transportieren Vorstellungen körperlicher Attraktivität und bestätigen, produzieren oder reproduzieren dadurch hierarchische Körperbilder. Im Jahr 2005 verbrachte der durchschnittliche Deutsche knapp zehn Stunden täglich mit Medienkonsum, wie die ZDF/ARD-Studie »Massenkommunikation 2005«[46] erhob. Dabei dominierten Radio und Fernsehen den Medienkonsum. Erwachsene ab 14 Jahren hörten im Schnitt täglich drei Stunden 40 Minuten Radio und sahen ebenso lang fern. Das Internet lag mit täglich durchschnittlich 44 Minuten weit abgeschlagen.

Da Vorbilder und Rollenbilder vor allem durch visuelle Massenmedien permanent widergespiegelt werden[47], geraten Medien durch Studien wie die oben zitierten immer wieder ins Kreuzfeuer der Kritik. Kritik an Magersucht oder – in den letzten Jahren besonders häufig – »am Schönheitsideal« gerät dann zur Kritik an den Medien. Dies greift jedoch zu kurz.

> »Attraktive Medienpersonen können nach dem bisherigen Forschungsstand einen negativen Einfluss auf die Körperbilder des Publikums haben. Dieser Effekt ist jedoch schwach ausgeprägt und an bestimmte Randbedingungen gebunden. Die Annahme, die Attraktivität der Medienakteurinnen und -akteure wäre ursächlich für die Entstehung von Ess-Störungen, darf jedoch in dieser Pauschalität bezweifelt werden.«[48]

Medien für das Schönheitsideal oder gar Magersucht verantwortlich zu machen, bezieht nicht ein, dass Menschen Handelnde sind, keine Marionetten. Medien haben Macht und damit Verantwortung. Die Macht der Medien (und damit ihre Verantwortung) besteht vorrangig in der Auswahl der Medieninhalte, was einer Macht über Themenvielfalt oder -enge (ebenso wie über Körpervielfalt oder -enge) entspricht. Aber gerade in Zeiten von Meinungsumfragen, Konsumentenbeteiligung und einer Vielzahl optionaler Medien hat sich Medienmacht verändert.[49] Die Konsumentinnen und Konsumenten des 21. Jahrhunderts sind nicht in deterministischer Art abhängig oder beeinflussbar von Medien.

Medien beeinflussen. Aber es darf bezweifelt werden, dass es sich um rein lineare Wirkungszusammenhänge und damit um lineare Identifikation die Identifikation mit oder Ablehnung von Medienbildern handelt.[50] Mediennutzung geschieht auch in Form aktiver Aneignungsprozesse. So ist heute die Machbarkeit und Inszenierbarkeit medialer Bilder viel bekannter als noch vor einigen Jahren. Darüber hinaus sind Nutzerinnen und Nutzer aktiv in ihren eigenen Medienkonsum involviert wie nie. Neue Technologien ermöglichen neue Zugriffe und Gestaltungen durch die Mediennutzer.

Die mediale Präsenz des Schönheitsideals ist weder neu, noch ist sie ein separates, für sich stehendes Phänomen. Vielmehr ist sie im Gesamtzusammenhang mit einem generellen »Strukturwandel von Öffentlichkeit im Zuge von Medialisierungsprozessen«[51] zu sehen.

Nirgends ist dieser Strukturwandel so deutlich abzulesen wie am Wandel von Medienformaten einerseits und in der starken Einbindung von Mediennutzerinnen und -nutzern andererseits. Spätestens seit den 1980er Jahren betrachten Medien ihre (potenziellen und tatsächlichen) Zuschauer und Leserinnen als Markt.[52] Um den Markt zu bedienen, entwickeln Medienmacher Formate zwischen Information und Unterhaltung, was sich beispielsweise in Polit-Talkshows, Info-Soaps, Doku-Soaps und immer schnelleren Schnitten in Nachrichtensendungen äußert. Paula Diehl führt am Beispiel Politik aus, wie sich durch die Vermischung von Information und Unterhaltung auch die Darstellung von Politikerinnen und Politikern veränderte. Körperbilder von politisch agierenden Personen fungieren in besonderem Maß immer mehr »als Projektionsfläche für individuelle Wünsche und als Darstellungsmittel von Life-Style«[53].

Seit Beginn der 2000er Jahre setzen Medien intensiv auf die Einbindung von Nutzerinnen und Nutzern. Michael Jäckel und Manfred Mai sprechen in diesem Zusammenhang von einer neuen »Konsumentensouveränität«[54]. Laut Norbert Schneider scheinen die Nutzerinnen und Nutzer der neuen Medienangebote zumindestens auf den ersten Blick ihre »Ohnmacht abzustreifen, auf dem Weg zum ewigen Königtum des Kunden«[55].

Im Zusammenhang mit der neuen Gestaltungsmacht von Mediennutzerinnen rücken vermehrt individuelle Biografien in den medialen Mittelpunkt. Individuelle Befindlichkeiten stehen als Beispiele für viele, und zwischenmenschliche Beziehungen rücken in den Fokus. Zeitungen portraitieren eine »Leserin des Tages« und lassen »Leser-Reporter« kostenlos ihre privaten Fotos in der Zeitung veröffentlichen. Sie portraitieren zu Ostern exemplarisch einen Leser, der im letzten Jahr einen Angehörigen verlor, im Sommer drei Menschen mit ihren persönlichen Urlaubserlebnissen und zu Weihnachten zwei Frauen, die unter widrigen Umständen ein Kind erwarten. Damit geraten Medien zum Tagebuch und zum Fotoalbum ihrer Leserinnen und Leser. Kurt Imhof und Patrick Schulz[56] charakterisieren diesen Wandel als »Veröffentlichung des Privaten« und »Privatisierung des Öffentlichen«, Kathrin Döveling spricht von einer »Demokratisierung von Ruhm«[57].

Besonders im Fernsehen findet sich dieser Trend personalisierter Formate wieder, vor allem im Sendeformat des Reality-TV, das seinen Ausdruck findet in Talk-Shows, Reality-TV, Doku-Soaps und Polit-Shows. Bestimmte andere Formate hingegen sind derzeit bis auf Ausnahmen aus der Primetime verbannt oder ganz aus den Sendern verschwunden – beispielsweise Dokumentationen oder Diskussionen ohne voyeurisitsche Präsentation persönlicher Schicksale. Auch über das Schönheitsideal wird in Medien beinahe ausschließlich in einer Kombination aus Experten und Betroffenen diskutiert. »Betroffene« wiederum werden fast ausschließlich von schönheitsoperierten Frauen vertreten, die Expertenseiten meist durch einen Schönheitschirurgen und eine Kritikerin des Schönheitsideals.

Diese starke Zunahme an Informationsformaten mit individueller biografischer Inzenierung führt dazu, dass häufig persönliche Beispiele über fachliche Argumenation dominieren. Sachliche Zusammenhänge rücken zugunsten von Biografien in den Hintergrund. Die Personalisierung von Medienformaten geht, gepaart mit der zunehmenden Vermischung von Unterhaltung und Information, mit der Verschiebung der Aufmerksamkeit von sachlich-informativen Argumenten auf Inszenierungsformen einher. Bildproduktionen sind dabei auf Markt, Kundenbindung und Unterhaltung ausgerichtet.

Ein typisches Genre, das Kundinnen und Kunden einbezieht, sind Doku-Soaps. Doku-Soaps begleiten Menschen mit der Kamera in ihrem Alltag beziehungsweise in einer speziellen Thematik oder einer Sequenz ihres Alltags. Eine Spezialform wiederum handelt von Menschen, die unter Anleitung lernen, mehr aus sich selbst zu machen – aus ihrer Persönlichkeit, ihrem Leben, ihren Beziehungen, ihrer Arbeit, ihrem Umfeld und ihrem Körper. Sie werden angeleitet, etwas Normales, oft Alltägliches und vor allem bislang Privates, öffentlich zu optimieren: zu kochen, Gäste einzuladen, sich herzurichten, ihre Kinder zu erziehen, die Wohnung einzurichten, eine neue Wohnung zu finden, Schulden abzubauen, mit dem Rauchen aufzuhören oder eben den Körper zu gestalten. Expertinnen und Experten helfen dabei. Für die berühmten »zehn Minuten Ruhm«, die jedem Menschen im Leben zustehen sollen, zeigen Menschen eine erstaunlich bis unheimlich anmutende Akzeptanz von Veröffentlichung des Privaten. Sie sind nicht nur bereit, einem Millionenpublikum ihre Schulden offenzulegen oder die eigene Schönheitsoperation filmen zu lassen. Sie lassen sich bisweilen von Sendern auch bei den Geburten ihrer Kinder, ihrem Sterben oder zur Darmreinigung begleiten oder beschreiben ihren Stuhlgang[58] vor der laufenden Fernsehkamera.

Dieses TV-Format hat sowohl passiven als auch aktiven Charakter. Menschen werden geführt, um die Selbstführung zu erlernen. Nicht die »verbesserte« Person entwickelt Strategien, wie sie ihre Wohnung, ihren Betrieb, ihre Kinder oder sich selbst wieder in Schuss bringt, sondern die

Expertin oder der Experte. Die in ihren Schwächen Portraitierten ändern ihr Leben oder ihr Selbst nicht nach eigenen Kriterien, sondern unter fachkundiger Anweisung, aber sie müssen in den meisten Fällen selbst aktiv werden.

In diesem Genre gibt es Sendungen, die sich ausschließlich um Körperinszenierung drehen. So wurde in *Hüllenlos – Auch nackt gut aussehen* (RTL2) laut Eigenbeschreibung aufgezeigt, »wie Frauen jenseits der Modelmaße die Wahrnehmung ihres Körpers positiv verändern und mit kleinen Tricks viel besser aussehen können«. Der Ankündigungstext geriet dabei zum wohl vertrauten Lamento über die Gesellschaft: »Viele Frauen sind unzufrieden mit ihrer Figur, sie stören sich an Problemzonen und Speckröllchen. Oft leidet auch das Selbstbewusstsein darunter, denn wer glaubt, nicht gut auszusehen, fühlt sich minderwertig und in vielen Situationen gehemmt.«

2004 wurde in einem deutschen Sender nach US-amerikanischem Vorbild *The Swan – Endlich schön* ausgestrahlt. Darin wurden 16 Frauen mittels Schönheitschirurgie, Fitnesstraining, Ernährungsberatung und Psychologen (laut Eigenbeschreibung des Senders) »vom hässlichen Entlein zum wunderschönen Schwan«. Zur Behebung der von den Frauen geäußerten »Mängel« erstellten Experten ein individuelles Programm aus Operationen, Gewichtsreduktion, Training und psychologischer Begleitung. Während der zweimonatigen Verwandlung durften die Teilnehmerinnen nicht in den Spiegel schauen. Im Mittelpunkt stand die »Überführung eines defizitären *Vorher* des Selbst in ein optimiertes *Nachher*«, wie Andrea Seier und Hanna Surma[59] in einer Analyse von *The Swan – Endlich schön* aufzeigen. Nach dem »medialen Subjektivierungsprozess« der Verwandlung erfolgte die Enthüllung des neuen Selbst auf einem Gang über den roten Teppich, in welchem das geschönte Äußere Schritt für Schritt enthüllt wurde.

Neben Doku-Soaps und dem Internet mit seinen vielfältigen Möglichkeiten medialer Herstellung von Körperlichkeit bietet besonders das so genannte Reality-TV eine Plattform für Selbstschaffung und Selbstmarketing. Durch Sendungen wie *Big Brother*, *Germany's next Topmodel* oder *Deutschland sucht den Superstar* erhält der Niemand eine Bühne vor einem Millionenpublikum – und kann scheitern oder siegen. Er kann durch die medial begleitete Selbstschaffung und Selbstinszenierung vom Tellerwäscher zum Millionär werden, vom armen Vorstadtmädchen zum Model, vom Menschen ohne Bankkonto zum zumindest kurzfristig berühmten Sänger und von der Maturantin zur Braut eines Millionärs. Er kann aber auch zum Gespött eines Millionenpublikums werden und dadurch zur Belustigung für das sadistische Volk.

Diese Unberechenbarkeit zeigt ein an anderen Stellen bereits erwähntes Phänomen der Gegenwart: Die Wirkung der Wahl einer Option kann letztendlich nicht eingeschätzt werden. Zu vielschichtig sind die Wahlmöglichkeiten, zu schnelllebig die Zeit, zu viele wählen gleichzeitig aus den unglaublich vielen Möglichkeiten und verändern durch ihre Wahl den Markt. Die Wahl bleibt ein Risiko. Dass nach dem Ende der einen Reality-Show die nächste folgt, und so der heutige Star morgen bereits der Ex-Star und übermorgen beinahe vergessen ist, zeigt auf, wie leicht gerade das Ringen um Persönlichkeit und Sichtbarkeit in Gleichförmigkeit und Referenzlosigkeit münden kann.

Sendungen wie *Germany's next Topmodel* oder *The Swan – Endlich schön* verdeutlichen, was für moderne Mediengesellschaften typisch ist: Sie feiern »den Kult des ›Sichtbaren‹«[60]. Das Sichtbarmachen von Talenten, Charaktereigenschaften und körperlichen Vorzügen wird vor laufender Kamera abgelöst oder ergänzt durch eine Kreation und Inszenierung von Neuem. Besonders realitätsnahe visuelle Medienformate gehen immer auch mit körperlicher Inszenierung einher, selbst wenn es dabei thematisch nicht um das Äußere geht. Das ist bei einem Bildmedium wie dem Fernsehen oder dem Internet gar nicht anders machbar. Der eigene Körper, das eigene Selbst wird als Original und als beseeltes Individuum geschaffen und vermarktet, um beim Publikum zu punkten und so zum »Superstar«, »Next Topmodel« oder anderweitig Auserkorenen zu werden. Hauptsache, sich ein Profil erarbeiten und ein unterscheidbares Selbst sein, lautet das Motto.

In wettbewerbsorientierten medialen Plattformen sozialer Selbstschaffung und Selbstdarstellung kann nur gewinnen, wer es schafft, aufzufallen. Dies jedoch führt zu einer Senkung der Hemmschwelle. Am schnellsten ist ein Profil zu erarbeiten, indem man etwas Schockierendes tut oder sagt.

Andererseits sind Medien eine große Plattform der Normalisierung. So wird beispielsweise durch die starke mediale Thematisierung und Sichtbarkeit schönheitsmedizinischer Maßnahmen der Eindruck vermittelt, dass Schönheitsmedizin ein sozial anerkanntes, normales, einfaches, risikoloses und weit verbreitetes Mittel der Wahl zur Schaffung und Inszenierung der Persönlichkeit ist. »Hier wird Konsumenten gezeigt, was heute alles möglich ist und suggeriert, dass ein persönlicher Einsatz wie die äußerliche Veränderung des eigenen Körpers scheinbar die Voraussetzung ist, um in dieser Gesellschaft Erfolg haben zu können«, analysiert Cathrin Gutwald[61].

Die gegenwärtige Mediengesellschaft gibt Menschen also sowohl Plattformen zu Selbstpräsentationen und Selbstinszenierungen als auch zur Schaffung des Selbst. Dadurch gestalten Menschen mit ihren Selbstinszenierungen nicht nur Medien, sondern auch sich selbst. Karin Esders[62] führt aus, dass Menschen durch neue Medienformate und neue Technologien zunehmend »in Beobachtungs- und Selbstbeobachtungsprozesse eingespannt« seien, wobei sie »zu Laiendarstellern in einer Kultur der Sichtbarkeit« würden. Diese Formierung »des Selbst als Bild« werde von »ständig wachsenden Gelegenheiten technologisch-medialer Selbstpräsentation intensiviert und mobilisiert«. Demnach geht es weniger um Rezeption und mehr um Selbstaneignung, weniger um Imitation und mehr um Herstellung. Das Neue erscheint als Ergebnis von Herstellungsprozessen.

»Mit der umfangreichen Bereitstellung von Optionen der Selbstbearbeitung und -optimierung, die beides, ihre Inanspruchnahme wie ihr Nicht-Aufgreifen zu einer Entscheidung werden lassen, übernimmt das Fernsehen der Mikropolitiken die Funktion einer gouvernementalen Reg(ul)ierung, die Medientechnologien und Technologien der Selbst- und Fremdführung miteinander verzahnt.«[63]

Technologien der Sichtbarkeit

»Die Fotografie«, behauptete Kurt Tucholsky in den 1920er Jahren, »ist unwiderlegbar«. Ihre Wirkung sei »durch keinen Leitartikel zu übertreffen. […] Der Zeichner kann sich was ausdenken. Der Fotograf nicht.«[64] Tucholskys Auslegung gilt nicht mehr. Retusche ist die Regel, nicht die Ausnahme, und sie ist durchgehende Praxis in Medien, und zwar bei allen in Medien veröffentlichten professionell inszenierten Fotos.[65] In der Regel wurde jeder Mann, jede Frau auf den Titelblättern von Magazinen oder in den sogenannten Beautystrecken retuschiert. Im Grunde ist das, was wir als vermeintliche Abbilder der Wirklichkeit sehen, Illusion. Im Prinzip wissen wir das auch.

»Obwohl alle wissen, dass Fotografie heute mit Realität rein gar nichts mehr zu tun hat, obwohl alle wissen, dass die Bilder, erst Recht in der Mode- und Werbefotografie, durchweg bearbeitet, geschönt, computerisiert sind, obwohl oder weil also jeder weiß, dass jedes Bild eine Lüge ist, kann niemand sich diesem Sog entziehen, so scheint es.«[66]

Der Fernsehsender *3Sat* und die Zeitung *ZEIT*[67] begleiteten jeweils eine Frau bei einem Fotoshooting für das Titelblatt einer Zeitschrift. Im einen

Fall war es ein Model für das Cover einer Modezeitschrift, im anderen Fall eine deutsche Schauspielerin für das Cover einer Fernsehzeitschrift. Beide Journalisten beschrieben, obwohl sie bei unterschiedlichen Shootings mit unterschiedlichen Frauen für unterschiedliche Zeitschriften waren, dasselbe: Allein Styling und Shootings dauerten jeweils einen ganzen Tag. Die Frauen wurden stundenlang geschminkt und hergerichtet, eine Kulisse aufgebaut, Lichtquellen und ihre Wirkung getestet, Testbilder geschossen. Was die betreffende Frau zu wenig hatte, wurde durch künstliche Teile hinzugefügt. So bekam das Model künstliche Locken auf die Kopfhaut geklebt und die Schauspielerin Silikonbrustkissen in den BH gesteckt. Danach folgte der eigentliche Akt des Fotografierens. Dieser Teil musste schnell gehen, damit die Haarpracht nicht zusammenfällt. Am Tag zwei folgte jeweils die Arbeit am Computer – im Fall des Models arbeitete eine Personen einen ganzen Tag lang, das Foto zu retuschieren. Beide fotografierten Frauen wurden am Computer noch einmal rundumerneuert. Nasen wurden begradigt und verschmälert, die Stirn erhöht, das Kinn verkleinert, Backenknochen leicht erhöht, Wangen leicht verschmälert, die Zähne geweißt, Sommersprossen und Fältchen entfernt, Augen hochgezogen und mit Glanz versehen. Die fotografierte Schauspielerin, Wolke Hegenbarth, sagte nach dem Shooting: »Es war, als sei das Bild schon fertig, bevor es gemacht wurde. Als müsste ich mich in eine Titelbild-Schablone reinwinden.« Es sei schon vorgekommen, dass ihre Freundinnen am Kiosk an Titelbildern von ihr vorbeigelaufen seien, ohne sie zu erkennen, sagte sie. Sie sei auf Fotos ein künstliches »Pixelwesen«.

Parallel zu Prominenten, die ihre »natürliche Schönheit« und ihre »guten Gene« betonen, treten auch immer mehr Prominente mit ihrem Bekenntnis an die Öffentlichkeit, sich Körpermanipulationen zu unterziehen und auf Bildern retuschiert zu sein:[68] »Ich bin eine Mogelpackung«, sagte beispielsweise Pro7-Moderatorin Sonya Kraus in einem Interview und erzählte, dass sie vor Aufzeichnungen stundenlang »aufgehübscht« werde: »Bevor ich mich ins Scheinwerferlicht stelle, werde ich stundenlang frisiert und geschminkt. Ich trage Push-ups, Haarteile und Kontaktlinsen.« Von Claudia Schiffer wird folgender Satz kolportiert: »Glauben Sie vielleicht, dass ich morgens um sieben schon aussehe wie Claudia Schiffer?« Model Linda Evangelista wurde gefragt, ob sie ein Ideal sei, das für Frauen schwer zu erreichen ist. Sie antwortet: »Wenn Frauen sich an meinen Fotos orientieren, wird das sicher problematisch. Ich orientiere mich nicht an meinen

Fotos. So sehe ich in Wirklichkeit nicht aus.« Und Model Christy Turlington berichtet über ihre Kunstfertigkeit beim Posieren für Fotos:

»Mit Beleuchtung und Kamerawinkel kann man alles Mögliche machen, das ist phantastisch. Ich weiß sehr genau, wie ich praktisch jeden Teil meines Körpers anders aussehen lassen kann, als er ist. Ich kann meine Augen und meine Lippen größer wirken lassen, indem ich mein Kinn nach unten schiebe. Ich kann meine Hüften schmaler wirken lassen. Ich kann meine Brust größer wirken lassen. Schulfreundinnen sehen bestimmte Bilder von mir und sagen, ›Die hat sich den Busen vergrößern lassen‹. Ich war nämlich immer ausgesprochen flach. Sie ahnen einfach nicht, daß man beim Fotografieren alles manipulieren kann.«

Henning Sußebach[69] recherchierte, dass Retusche nicht mehr nur bei Fotografie für Werbung und Kunst üblich ist, sondern auch bei Fotografie im Journalismus, also auch in Bereichen, in denen es um Fakten geht, welche wir an sich mit fotografischer Neutralität in Verbindung bringen. Dies wirkt irritierend, da das Faktum der Retusche zwar in der öffentlichen Meinung bekannt ist, jedoch in Zusammenhang mit Unterhaltung und Inszenierung gebracht wird, nicht mit der Illustration von Sachinhalten. Medienbilder zu faktenbasierter Information werden noch immer als Beleg und als realitätsgetreue Dokumentation der Sachinhalte aufgefasst.

Manchmal werden auch Prominente ungeschminkt und ungestylt erwischt, ihr wahres Aussehen kommt ans Tageslicht, und sie sehen dann mitunter ganz anders aus als wir sie aus den Medien kennen. Kurz vor ihrem 50. Geburtstag kamen Fotos der US-amerikanischen Sängerin Madonna in Umlauf, die diese mit müden Augen, schlappem Haar, eingefallenem Gesicht und ausgezehrtem Körper zeigten.[70] Sie sah auf diesen Fotos aus wie eine überlastete 50-Jährige – ganz im Gegensatz zu dem sonst bekannten strahlenden, jugendlichen Aussehen der »Queen of Pop«. Einige Zeitschriften haben mittlerweile fixe Rubriken eingeführt, in denen sie Schönheitsfehler von Prominenten zeigen.

Voraussetzung für die gesteigerte Sichtbarkeit des schönen Körpers war die technische Möglichkeit, ihn zu beobachten und ihn öffentlich darzustellen. Vier technische Neuerungen waren, wie das Autorenteam Otto Penz und Wolfgang Pauser ausführt, nötig, um den Körper beobachtbar zu machen: großflächige Spiegel, Fotografie, Film und Personenwaage. Sie ermöglichen visuelle Selbstreflexion und damit den Aufbau einer neuen Körperidentität. Sie ließen den Körper wichtiger werden, denn die »Bedeutung des äußeren Anscheins nimmt mit seiner Reproduzierbarkeit zu«[71].

Bis Ende des 19. Jahrhunderts waren nur Handspiegel gebräuchlich, die Wohlgefälligkeit des Körpers erwies sich also vor allem für die Beobachtenden, das heißt in den Augen der Anderen. Mit dem Aufkommen großflächiger Spiegel wurde eine neue Art der Selbstwahrnehmung, eine Umstellung der persönlichen Identität eingeleitet. Der Spiegel ist eine Beobachtungsinstanz, er stellt ein imaginäres Publikum dar. Er »verlagert die Schönheitsnorm ins Individuum. Insofern steht er am Beginn eines Individualisierungsprozesses«[72].

Auch die Fotografie und der einige Jahrzehnte später erfundene Film sind in ihrem Ursprung Techniken der Selbstvergewisserung. Die Fotografie macht den menschlichen Körper eins zu eins aufzeichenbar und reproduzierbar, der Film hält darüber hinaus auch Bewegungen fest. Die Erfindung des Films leitete eine Beobachtungsphase, eine neue optische Wirklichkeit ein. Durch Film und Fotografie war es technisch erstmals möglich, massenweise ideale Schönheit in Umlauf zu bringen. Und sie ermöglichten dem Menschen erstmals, sich genau so zu sehen, wie andere ihn sehen. Denn so wie im Spiegel sehen wir uns nur selbst: nämlich spiegelverkehrt. Ab den 1920er Jahren unseres Jahrhunderts hielt zusätzlich die Waage Einzug ins private Badezimmer. Dadurch wurde das eigene Gewicht nachvollziehbar, kontrollierbar und vor allem vergleichbar.

Diese vier Instrumente der Selbstkontrolle des Körpers ermöglichen insgesamt eine maximale Sicht auf den menschlichen Körper. Das bedingt zweierlei:[73] Erstens bedeutet maximale Sicht auf den Körper, dass dieser seiner letzten Geheimnisse beraubt wird. Alles, jede Bewegung und Veränderung, wird nachvollziehbar. Zweitens werden durch größtmöglichen Blick auch kleinste Defekte des Körpers offenbar. Jeder Mangel an Schönheit kann festgehalten, bewiesen, verglichen und kategorisiert werden. Otto Penz und Wolfgang Pauser[74] sprechen in diesem Zusammenhang von einer »Demokratisierung des Mangels«. Durch maximale Sicht erhalte das Streben nach Schönheit Massencharakter. Denn die »Bedeutung des schönen Körpers nimmt proportional zur Anhäufung und Verbesserung seiner Abbildungen zu.«

Insbesondere die technologischen Erfindungen einer medialen Bilderwelt von Körpern und Körperlichkeit können als eine wesentliche Voraussetzung zur Durchsetzung von Körperstandards verstanden werden. Sie verstärken, wie Winfried Menninghaus[75] ausführt, die »ästhetischen Unterscheidungen in ihrer Macht« und verschaffen »ihr gewissermaßen erstmals freie Bahn gegenüber konkurrierenden kulturellen Selektions- und Legitimationsstrategien«.

Die Vergleichbarkeit von Körpern aufgrund erhöhter Sichtbarkeit verstärkt auch die Konkurrenz um optimale Körperrepräsentationen. Der grenzenlose Blick ermöglicht und initiiert eine schrankenlose, dauernde Auseinandersetzung mit dem eigenen Körper und mit fremden Körpern. Neuere Technologien stellen dabei tradierte Vorstellungen über Original und Kopie in Frage. Zunehmend scheint es um ein »leidenschaftliches Verhaftetsein« mit einem Ideal zu gehen, das »Anerkennung, Selbstkontrolle, narzisstische Befriedigung und eine sichere, weil sichtbare Identität verspricht – auch wenn diese nicht mehr und nicht weniger als die (heimliche) Kopie eines fehlenden Originals ist.«[76]

Beschränktheit

In einer Zeit, in der »Anderssein zum Massenbedürfnis«[77] geworden ist und Selbstbestimmung, Freiheit, Individualität und Pluralismus als zentrale Werte des Lebens gelten, ist schwer vorstellbar, was das Schönheitsideal mit Beschränktheit zu tun haben soll. Was also hat Schönheit in einer pluralistischen Gesellschaft mit Beschränktheit zu tun? »Erlaubt ist, was gefällt«, »Kreieren Sie ihren eigenen Look!« oder »Alles ist möglich«, verkünden Modemagazine und Schönheitsindustrie mit Vorliebe. Auch in der Wissenschaft vertreten einzelne Autorinnen und Autoren[78] den Ansatz pluralistischer Körperstile, welche keine Relevanz für den sozialen Status hätten und welche daher weder in Konkurrenz noch in Hierarchie zueinander stünden.

Aber ist wirklich alles erlaubt? Existieren verschiedene Körperstile friedlich und nicht hierarchisch nebeneinander? Wenn alles erlaubt und nichts hierarchisch ist, warum sehen idealisiert schöne Menschen einander dann so ähnlich? Haben beispielsweise Prominente auf den roten Teppichen dieser Welt alle einen sehr ähnlichen Geschmack? Finden in unserer Zeit und Kultur zufällig alle, ein Gesicht mit wenig Falten und ein schlanker Körper seien das schönste, das es gibt? Meinen zufällig alle, ein Frauenkörper ohne sichtbare Körperbehaarung außer am Kopf, ein Männerkopf ohne Glatze sei ihr persönliches, privates Schönheitsideal? Entspricht es wirklich dem individuellen Geschmack der Mehrheit der Menschen, dass bei einem heterosexuellen Paar der Mann größer zu sein hat als die Frau, obwohl es auch große Frauen und kleine Männer gibt?

Es gibt Menschen, die finden Dicke attraktiv, und es gibt Dicke, die mit ihrem Aussehen zufrieden sind. Genauso gibt es Menschen, die aus tiefstem Inneren mit ihren körperlichen Alterserscheinungen im Reinen sind. Aber diese Schönheitsstandards sind hierarchisch nicht gleichwertig mit dem schlanken, jugendlichen Ideal, das gleichzeitig Fitness und Authentizität verkörpert. Gesamtgesellschaftlich betrachtet finden wir im beginnenden 21. Jahrhundert nicht mehrere grundlegend unterschiedliche Schönheitsstandards vor, die hierarchisch gleichwertig wären, sondern ein einziges, das zwar unterschiedliche Ausprägungen haben kann, aber hinsichtlich grundsätzlicher Körpermerkmale sehr ähnlich, um nicht zu sagen relativ einheitlich ist. »Ein Paradox pluralisierter Gesellschaften besteht [...] in dem relativ eng begrenzten Rahmen ästhetischer Körpermodelle.«[79]

Diese eingeschränkte Pluralität hinsichtlich ästhetischer Körpermodelle zeigt sich einerseits in der weitgehenden Übereinstimmung hinsichtlich grundsätzlicher Körpermerkmale wie Schlankheit, Jugendlichkeit und Körperbehaarung. Andererseits und global betrachtet stellt sich diese Beschränktheit auch darin dar, dass die internationalen Laufstege und Magazine von weißen Models dominiert sind. Die Modelszene wird zwar eindeutig internationaler. Demgemäß sind schwarze oder asiatische Models im Vergleich zu früheren Jahrzehnten im Kommen, aber sie sind nach wie vor Ausnahmen. Besonders für Asiatinnen ist die internationale Modelszene schwer zugänglich, da sie durchschnittlich kleiner sind als Europäerinnen oder Nordamerikanerinnen, die professionelle Modelszene jedoch bislang ausschließlich großen Frauen offen steht.

In der hierarchischen Bewertung von Körpermodellen hängen dominierende Schönheitsstandards auch mit dominierenden Ethnien zusammen. Dies zeigt sich auch darin, dass Angehörige anderer Rassen dem weißen, westlichen Ideal nachzueifern versuchen, dies jedoch umgekehrt nicht der Fall ist. Weiße lassen sich nicht ihre Nasen breiter operieren, um negrid zu wirken oder die Augen verschmälern, um asiatischer auszusehen. Die Verkörperung von hoch bewertetem oder zumindest nicht diskriminiertem Menschsein, ist nicht beliebig, sondern eingeschränkt.

Demnach gibt es eine eindeutige global-gesellschaftliche Präferenz nicht nur bestimmter Körperformen, sondern auch bestimmter Gesichtszüge. Elizabeth Haiken spricht in diesem Zusammenhang vom Wunsch nach »ethnischer Anonymität«.

»Dieser explizite Wunsch nach ›ethnischer Anonymität‹ ist es auch, der Afroamerikaner und amerikanische Asiaten in den USA seit einigen Jahrzehnten in die Kliniken von Schönheitschirurgen treibt, in der Hoffnung, mit schmaleren Lippen und Nasen bzw. durch die Entfernung der asiatischen Augenfalte weniger rassistische Diskriminierung und Ausgrenzung zu erfahren und bessere berufliche und soziale Aufstiegschancen zu erlangen.«[80]

Auch Kathy Davis[81] analysiert in ihren Studien zur Schönheitschirurgie diesen ethnischen Aspekt. Bereits seit ihrem Aufkommen um die Wende vom 19. zum 20. Jahrhundert war Schönheitschirurgie (auch) ethnisch motiviert. Menschen aus den USA und aus Europa, bis in die 1920er Jahre vornehmlich Männer[82], sahen in Schönheitsoperationen eine Möglichkeit, hervorstechende Merkmale ihrer Rasse zu vermindern oder zu neutralisieren beziehungsweise hervorstechende Merkmale der Rasse, der sie gern ähnlich werden wollten, zu verstärken. Im Mitteleuropa des 19. Jahrhunderts waren vor allem jüdische Menschen »die Anderen«. Sie ließen sich vorwiegend die Nasen operieren, um »ethnisch unsichtbar« zu werden. Nach dem Zweiten Weltkrieg wurden kosmetische Operationen vorwiegend an Asiaten durchgeführt. Sie hatten den Wunsch nach »Verwestlichung« ihrer Augenlider. In jüngerer Zeit lassen sich immer mehr Afroamerikanerinnen und -amerikaner ihre Lippen und ihre Nasen »verwestlichen«. Michael Jackson mag hierfür als extremes Beispiel gelten.

Für 1998 wurde geschätzt, dass von den 2,2 Millionen in den USA durchgeführten Schönheitsoperationen 19,6 Prozent an Menschen asiatischer, lateinamerikanischer oder afrikanischer Herkunft oder Native Americans durchgeführt wurden.[83] 2007 wurden in den USA 22 Prozent der Schönheitsoperationen und -eingriffe von Angehörigen ethnischer Minderheiten in Anspruch genommen.[84]

Ebba D. Drolshagen weist darauf hin, dass auch die in der Werbung internationaler Konzerne auftretenden Menschen verschiedener Hautfarben sowie schwarze Models nur »Light-Versionen« ihrer Rassen sind. Naomi Campbell etwa ist europäischer als die durchschnittliche schwarze Frau. Werbeträgerinnen und Models anderer als der weißen Ethnie entsprechen den westlichen Schönheitsnormen vor allem dann, wenn »sie problemlos als Variante der weißen Rasse durchgehen können. Sie verbinden eine gewisse Exotik mit ›gemilderten‹ Zügen ihrer Rasse.«[85] Stark im Kommen sind Models aus osteuropäischen Ländern oder Ländern der ehemaligen Sowjetunion, welche europäisch wirken, jedoch den leichten Hauch asiatischer Gesichtszüge haben sowie Models aus Südamerika, welche leicht hispanische Züge haben.

Hinter der ethnisch motivierten Angleichung an westliche Schönheitsstandards steckt nicht nur »der Wunsch, Differenz auszumerzen und dadurch zu einer privilegierteren Gruppe zu gehören«[86], sondern auch ein Bild vom besseren Anderen. Dies impliziert auch die Annahme oder das Wissen, dass Körperideale nicht gleichwertig sind, sondern unterschiedlichen sozialen Status darstellen und unterschiedliche soziale Chancen verleihen oder eben diese versagen. Allein die Tatsache, dass Menschen aus nicht-westlichen Gesellschaften ihren Status und ihre Chancen mit einem westlicheren Körper größer wähnen, spricht gegen die These einer friedlichen, gleichwertigen Koexistenz verschiedenster Schönheitsideale.

Als im Jahr 1995 auf den Fidschi-Inseln erstmals das Fernsehen eingeführt wurde, nahmen unter adoleszenten Mädchen Essstörungen (gemessen wurden Magersucht und Bulimie) signifikant zu, wenn die Mädchen in Haushalten mit einem Fernseher lebten. Das durch westliche Sendungen dominierte Fernsehen animierte sie dazu, Gewicht verlieren zu wollen, fand eine Studie[87] heraus, die die Einführung des Fernsehens auf den Fidschi-Inseln begleitete. Das Resultat dieser Studie kann einerseits hinsichtlich der Wirksamkeit von Massenmedien auf individuelle und kollektive Körperlichkeit interpretiert werden, andererseits jedoch auch hinsichtlich der Normativität von Körperstandards sowie der interkulturell wirkenden Eingeschränktheit von Schönheitsidealen.

Blickt man hinter die Kulisse der propagierten Erlaubtheit und vermeintlich konsequenzenlosen Existenz verschiedenster gleichwertiger Körperideale und Körperformen des beginnenden 21. Jahrhunderts, so erweist sich die scheinbare Vielfalt sehr rasch als relative Einheitlichkeit und Beschränktheit. Es handelt sich dabei selbstredend nicht um völlig identische Erscheinung von Körperformen, sondern als eine starke Übereinstimmung hinsichtlich grundsätzlicher Gesichtszüge und grundsätzlicher Körpermerkmale bezüglich der Polaritäten groß-klein, alt-jung, dünn-dick, behaart-unbehaart sowie deren Verhältnis zueinander.

Gewiss, innerhalb des Spektrums schlank, jünger aussehend oder zumindest wirkend als man ist, Mann größer als Frau, volle Behaarung am Kopf (beide Geschlechter), muskulös (Männer) und volle, aber feste Brüste (Frauen), ist viel möglich. Möglich ist auch sonst viel, aber wer sich mit seiner Körperlichkeit außerhalb dieses Spektrums befindet – sei es als bewusste Positionierung, aufgrund von genetischer Veranlagung oder aufgrund des Lebensstils – befindet sich außerhalb der Norm. Sehr kleine Männer und sehr große Frauen fallen auf, ebenso sehr dicke Menschen,

Frauen mit dunkler, dichter Körperbehaarung und Menschen mit asymmetrischen Gesichtern. Menschen mit Behinderungen oder Verletzungen an exponierten Stellen fallen ebenso aus dem Spektrum »normal schöner« Körperlichkeit wie Menschen anderer Hautfarbe in von Weißen dominierten Gesellschaften. Aber kann man noch von Vielfalt sprechen, wenn diese Vielfalt sich auf geringe Körpernuancen bezieht?

Der Denkfehler liegt meiner Einschätzung nach in der fehlenden Differenzierung zwischen Kleiderordnungen und Körperordnungen. Bezüglich Bekleidung ist das Spektrum im beginnenden 21. Jahrhundert viel größer als noch in früheren Generationen. Gertrud Lehnert[88] analysiert bezügliche Kleiderordnungen: »Es existiert [...] kein Modediktat und kein einheitlicher Trend mehr, sondern alle Modekonsumentinnen und -konsumenten können aus einer Vielzahl von Trends auswählen und zusammenstellen, was ihnen gefällt. Tatsächlich aber ist der Trend, den es vor ein paar Jahrzehnten noch in jeder Saison gab, einfach nur durch mehrere gleichzeitige Trends ersetzt worden.«

Bezüglich Körperordnungen ist das Spektrum des Schönen und damit sowohl des ohne gesellschaftlichen Druck »Erlaubten« als auch des »Normalen« jedoch viel kleiner. Das Schönheitsideal bezieht sich weniger auf den bekleideten, sondern viel mehr auf den nackten Körper.[89] Es ist nicht mehr schlimm, die falschen Kleider zu tragen. Aber es ist ein grobes Vergehen, den falschen Körper zu haben. Das eigentliche Modediktat betrifft den Körper.

Selbst bezüglich Kleiderordnungen ist in Wirklichkeit nicht »alles erlaubt, was gefällt«. Die Kleidungsstile von Punks, Hippies, Skinheads und anderen mit einer bestimmten Ideologie in Verbindung stehenden und dies über Kleidung und Inszenierung ausdrückenden Gruppierungen wissen wir zwar zu interpretieren, aber sie fallen auf und gelten als besonders und abseits der Norm.

Das heteronormative Schönheitsideal impliziert auch, dass Bekleidung und Zurechtmachung als Ausdruck der sexuellen Orientierung interpretiert wird, wie Nina Degele[90] ausführt: Nur kurzes Haar wird bei Frauen mit Androgynie und Homosexualität in Verbindung gebracht, langes Haar hingegen nicht. Dabei können selbstredend kurzhaarige Frauen heterosexuell und langhaarige lesbisch sein. Überhaupt gibt es in Anlehnung an geoutete homosexuelle Frauen wie beispielsweise die Schauspielerin Ulrike Folkerts einen »klassichen lesbischen Dresscode [...]: wenig oder gar nicht geschminkt, kurze Haare mit hochrasiertem Nacken, T-Shirt oder Pullover,

Tattoo am Arm, Jeans und flache Stiefel oder Turnschuhe sowie die obligatorische Lederjacke«. Das männliche Gegenstück ist der »schöne Schwule«, den vor allem Werbung und Medien »mit gebräunten und gestylten Körpern und avantgardistischem Chic« darstellen.

»Heteronormativität ist der gemeinsame Bezugspunkt, wenn es um die Sinngebung und Entschlüsselung von Schönheitshandeln geht. [...] Das diesen Konstruktionen und Abgrenzungen zugrunde liegende Strukturmerkmal der Heteronormativität kanalisiert dabei Handlungen im Sinne einer gesellschaftlichen Wiedererkennbar- und Verarbeitbarkeit, um Bedeutungsüberschüsse im Zusammenhang von Geschlecht und Sexualität handhabbar zu machen und damit Erwartungssicherheit zu schaffen.«[91]

Dass man tragen kann, was man will, dass ästhetisch alles erlaubt ist, was die eigene Persönlichkeit verkörpert (und dass man es sich auch selbst erlaubt), stimmt also nur in eingeschränktem Maße. Es liegt die Vermutung nahe, dass das hinsichtlich grundsätzlicher Körpermerkmale weitgehend einheitliche Schönheitsideal auch von der Angst herrührt, als »anders« und »abnormal« interpretiert zu werden, entspräche man ihm nicht. Oft geht es bei Verschönerungen um den Wunsch, dazu zu gehören und nicht (mehr) aufgrund des Aussehens ausgesondert oder als »anders« eingestuft zu werden. »Wir alle wollen das [dazu gehören, Anm. d. V.], und genau hierin liegt das irritierende Potenzial von Körpermanipulationen und zwar in ihren evidenten, gravierenden ebenso wie in ihren (inzwischen) normalen, banalen, kaum mehr bemerkenswerten Formen.«[92]

Im Zusammenhang mit dem Schönheitsideal von Vielfalt zu sprechen entpuppt sich bei näherer Betrachtung als Euphemismus. Karin Deuser, Elisabeth Gläser und Daniela Köppe konstatierten bereits 1995 in ihrem wunderbaren Buch *90-60-90* eine DIN-Norm für Körper: »Das rigide Schönheitsideal läßt keinen Raum für die Individualität weiblicher Körper. Gleich einer DIN-Norm für Frauenschönheit, postuliert es Frauenschablonen, die einander zum Verwechseln ähnlich sind. Individuelle Körperformen werden nicht als bereichernde Vielfalt betrachtet, sondern als Abweichung.«[93]

Besonders durch die vermehrten Möglichkeiten zur Herstellung von Schönheit werden geschönte Körper einander immer ähnlicher. Ähnlichkeit ist durch fortgeschrittene Technologien schlichtweg gut herstellbar. Schönheitsmedizin gleicht geschönte Körper einander an und spiegelt dadurch die Beschränktheit des vermeintlich individualisierten Geschmacks und der vermeintlich »nur für sich selbst« in aller Freiheit und unabhängig von sozialen Normen gewählten Körpergestaltung wider. Schönheitschirurgisch oder schönheitsmedizinisch veränderte Körper gleichen einer Parodie an die vermeintliche Individualität von Körperlichkeit und damit an die vermeintliche uneingeschränkte Autonomie von Entscheidungen. »So gerät der individuelle Körper bei der Suche nach Schönheit unvermittelt in eine Situation der Gleichförmigkeit und in gewissem Sinne auch der Referenzlosigkeit. Die gestrafften, verjüngten und verschönten Körperteile werden einander immer ähnlicher. Die Spuren individuellen Lebens und Erlebens, wie Schwangerschaftsstreifen oder Alterungserscheinungen, werden herausgeschnitten und getilgt.«[94]

Der Eindruck von einer hierarchisch gleichwertigen Vielfalt an Körperformen und einer Nicht-Existenz von Körpernormen rührt daher, dass sich aufgeklärte Menschen im Zeitalter von Individualisierung, Autonomie und Authentizität nur ungern als manipulierbar sehen. Moderne Menschen wollen nicht als Marionetten gelten. Ebenso wenig wollen sie diejenigen sein, die durch ihr Handeln Normen stabilisieren. Im Selbstbild sind sie ausschließlich selbstbestimmt und unabhängig handelnde Individuen. Moderne Menschen sehen sich als gut informierte Geschöpfe mit Entscheidungs- und Gestaltungsmacht, auch in Bezug auf den eigenen Körper. Daher werden Schönheitshandlungen im Selbstbild als eigene, unabhängig getroffene Entscheidungungen jenseits von Manipulation interpretiert. Der Zeitgeist macht uns glauben, wir hätten es im Griff, Manipulationen und Normen zu widersagen.

»Wir halten die Fernsteuerung eines Menschen für moralisch zutiefst verwerflich«[95], analysieren Andreas Bachmann und Klaus Peter Rippe. Unsere tiefe moralische Ablehung von Fernsteuerung und Gehirnwäsche rühre daher, dass diese den freien Willen einer Person außer Kraft setzen sowie die Fähigkeit einer Person, »auf Gründe gestütze Entscheidungen zu treffen«.

Richard Sennett stellte nach seiner Analyse der Modegeschichte bereits 1974 fest: »Je einförmiger die Körperbilder wurden, desto ernster wurden sie von den Menschen als Hinweis auf die Persönlichkeit genommen.«[96] Dies trifft im beginnenden 21. Jahrhundert mehr denn je zu.

Machbarkeit

Die Machbarkeit des Körpers ist nichts Neues. Körperlichkeit wurde immer auch schon *gemacht*, nur die Technologien waren nicht für alle Bevölkerungsgruppen verfügbar und weniger invasiv als heute. Dadurch fand die Herstellung erwünschter Körperlichkeit in deutlich begrenzterem Rahmen statt. Sie betraf vornehmlich die sozioökonomische Oberschicht beziehungsweise war an bestimmte (begrenzte) Ereignisse oder Rituale gebunden und darüber hinaus weniger in den Körper eingreifend.

Für Frauen ging Mode oft mit einer Deformierung ihres Körpers einher. Allzu oft musste sich der weibliche Körper der Kleidung anpassen, nicht umgekehrt. Man denke nur an die chinesische Praxis, die Füße der Mädchen abzubinden, um sie am Wachstum zu hindern, an die in einigen Stämmen Afrikas und Südamerikas üblichen künstlich erzeugten Tellerlippen, an die langen Hälse der Burmesinnen oder die Wepentaille in Teilen Europas des 18. und 19. Jahrhunderts.[97]

Anhand der Kleidermode vergangener Jahrhunderte lassen sich die Körpermaße rekonstruieren, die Frauen (über Jahrhunderte vorwiegend adelige Frauen) haben mussten, um überhaupt in modische Kleidung zu passen. Das für adelige Frauen lange Zeit moderne Korsett beispielsweise deformierte weibliche Körper hochgradig. Frauen konnten Korsetts nur tragen, weil sie von klein auf hineingesteckt wurden. Irene Antoni-Komar ging der Geschichte des Korsetts auf den Grund:

> »Durch das Korsett wird der Körper so stark eingeengt und geschädigt, dass die Rippen zusammengedrückt, die inneren Organe verlagert werden und es zu einem vermehrten Fettansatz kommt. Über dem Nabel entwickelt sich eine Schnürfuche, die sich häufig bräunlich verfärbt [...]. Der Busen verliert durch das ständige Zusammendrücken an Form, der Bauch entwickelt sich unterhalb des Nabels zu einem Hängebauch. Der Blutkreislauf funktioniert nicht mehr richtig, die Atmung wird behindert, außerdem kommt es zu Verdauungsstörungen. Bei Schwangerschaften führt diese körperliche Verfassung zu Problemen – Fehlgeburten treten häufig auf. Bereits sechs- bis siebenjährige Mädchen müssen Korsett tragen – selbst zum Turnunterricht.«[98]

Doch heute geht es nur zweitrangig um Veränderung durch Kleidung. Vorrangig geht es um Körperveränderung. Nicht mehr Kleider machen Leute, sondern Körper machen Leute. Die Verlagerung ästhetischer Standars von der Kleidung auf den Körper ging einher mit der Entwicklung stark invasiver Körpertechnologien. Wenn Kosmetik, Frisur und Kleidung nicht reichen, stehen invasive Körpertechnologien zur Verfügung, um schöner zu werden und zu bleiben. »War es früher die Kleidung, die ornament-gleich den menschlichen Körper umhüllte und modellierte, so ist es heute der Körper selbst, der im Mittelpunkt steht und einen bedeutenden Bezugspunkt der Gestaltung darstellt.«[99]

Die Fixierung auf den richtigen Körper ist auch ein Ergebnis der kürzeren Röcke, der engeren Hosen und knapperen Kleider. Je mehr vom Körper gezeigt wurde, desto wichtiger wurde seine Form. Heute entspricht es in gewissen sozialen Zusammenhängen (etwa in manchen Medienformaten) dem Zeitgeist, möglichst viel zu zeigen und sich seiner Nacktheit nicht zu schämen. Insofern hat sich auch unser von Norbert Elias[100] intensiv erforschtes Empfinden von Scham geändert. Es ist nicht mehr peinlich, sich vor anderen auszuziehen. Aber man schämt sich, wenn man dann nicht gut aussieht. So bewarb der Fernsehsender RTL2 seine Doku-Soap *Hüllenlos – auch nackt gut aussehen* mit den Worten: »Ein Date im Schwimmbad? Mit dem Mann der Träume in die Sauna gehen?«[101] Laut Eigendefinition konnten Frauen in der Sendung »die Wahrnehmung ihres Körpers positiv verändern« und »mit kleinen Tricks besser aussehen«.

Irene Antoni-Komar[102] ortet die Wurzeln dieses Trends zu einem öffentlicheren Blick auf den Körper in der Freikörperkultur und der Lebensreform-Bewegung zu Beginn des 20. Jahrhunderts: Ein geändertes Körperbewusstsein – der nackte Körper wurde zum Ausdruck einer Erneuerung der Gesellschaft –, Varieté-Tanz und die Erfindung und Verbreitung des Fahrrades in den 1920er Jahren des 20. Jahrhunderts führten zu kürzeren Röcken und weniger Schichten in der Bekleidungsmode von Frauen.

Otto Penz[103] identifiziert die 1960er und 1970er Jahre des 20. Jahrhunderts als »radikalen Schub der Entblößung«. Die Verbreitung des Minirocks ab 1964, die Teilung des Badeanzugs in den Bikini, die Erfindung von Hot Pants im Jahr 1971 und das Verwenden transparenter Materialien wurden zu Paradigmen für die »modische Entblößung der Frau«. Männer, weniger dem Diktat der Mode unterworfen, begannen in dieser Zeit immerhin, mit Shorts und kurzärmeligen Hemden auf die Straße zu gehen. Künstlerinnen, die nur mit Dessous ausgestattet auftraten – wie etwa Madonna – sowie ein Aufleben der Oben-Ohne-Badekultur skizzieren eine Weiterführung des Trends zur Entblößung.

Der französische Wissenschaftler Jean-Claude Kaufmann untersuchte das Thema »Oben ohne«. Gemeinsam mit fünf Interviewern machte er sich auf und befragte an Stränden 300 nackte Personen zum Thema »Oben ohne«. Er stellt fest: »Wenn am Strand die Hüllen fallen, läßt die Zivilisation keineswegs die Zügel schleifen, sondern hält ihre Kinder ganz besonders fest im Zaum. Wo sonst werden sie so eng und streng in das unsichtbare Korsett ihrer Scham- und Peinlichkeitsschwellen geschnürt, wo wird ihnen mehr Selbstkontrolle und Selbstdisziplin abverlangt als beim Sonnenbaden oben ohne am Strand.«[104]

Aber auch Kleidung hat nicht nur eine verhüllende, sondern auch eine enthüllende Funktion. Dies kann sowohl in Schnitten als auch in Stoffen Ausdruck finden. Kleidung kann nicht nur verbergen und Darunterliegendes zudecken, sondern auch entblößen und Darunterliegendes aufdecken.

In Zeiten, in denen Frauenkleider bis zu 20 Kilo wogen, fiel es nicht auf, ob der Körper »darunter« fünf Kilo mehr oder weniger wog. Es konnte gar nicht auffallen bei so viel Stoff. Mit jeder Kleiderschicht, die im Laufe der Zeit gefallen ist, verringerten sich jedoch die Möglichkeiten, unliebsame Stellen des Körpers zu verdecken und zu kaschieren. Heute zählt das Darunter mehr als das Darüber. Laut Ebba D. Drolshagen[105] wurde Ende der 1990er Jahre erstmals in der Geschichte der Punkt erreicht, wo »Kleidung wenig mehr ist als erotisch verhülltes Unbekleidetsein«, auch bei weiter geschnittener Kleidung: »Geräumige Kleidung mogelt nicht ein paar Pfunde weg, wie Zeitschriften uns glauben machen wollen, sondern plakatiert sozusagen, daß eine Frau ein paar Pfunde wegzumogeln wünscht. Unmodern ist im Zweifel nicht mehr der Rock, den sie trägt, sondern der Körper, den sie hat [...].«

Gegenwärtige Technologien der Körpermanipulationen sind im Vergleich zu früheren nicht nur vielfältiger und bis auf Kleidung, Frisur und Kosmetik allesamt auf den Körper selbst bezogen. Sie sind auch invasiver und in manchen Fällen nicht mehr unmittelbar auf die Formung des Körpers von außen angewiesen.

Körpermanipulationen beginnen heute im digitalen Bereich am Computer. Neue Technologien ermöglichen eine Vermischung von Fiktion und Realität. Es gibt digitale Miss World-Wahlen, bei denen es darum geht, mit digital hergestellten Models einen Schönheitswettbewerb zu gewinnen. In manchen Fällen ist es kaum möglich zu unterscheiden, ob es sich um eine 3-D-Grafik aus dem Computer oder um herkömmliche Fotografie handelt.[106]

Die digitale Welt ist eine Spielwiese für die Form- und Machbarkeit des Körpers, und »Spiel« sei hier auch im wörtlichen Sinn verstanden. Die Technologie lässt den Menschen mit seiner Körperlichkeit spielen, sie verzerren, verformen, verändern, sie in die Länge oder Breite ziehen. Mit Hilfe dreidimensionaler Laserprogramme können Körper eingescannt und anschließend am Bildschirm verändert werden. Dadurch entsteht der Eindruck einer real geänderten Körperlichkeit. Anwendung finden solche Technologien nicht nur bei Computerspielen oder in der Schönheitschirurgie, sondern auch bereits vereinzelt bei Friseuren. Die Frage: »Welche Frisur passt zu meinem Gesicht?« kann hier schnell anhand der Computeranimation beantwortet werden.

Schon längst üblich ist die Bearbeitung von Fotos auch fürs private Fotoalbum. Nutzerinnen und Nutzer können ihren Körper herstellen, wie sie ihn gern hätten und produzieren so das Wesen, das sie (im Moment) sein möchten. So verschwinden rote Augen, Hautunreinheiten oder die Falte im Pullover. Betrachtende werden zu Benutzenden und passiv Sehende zu aktiv Gestaltenden der Bilder ihrer selbst. Dies verändert grundsätzlich den Zugang zu Fotografie.

Angesichts der vielfältigen digitalen Machbarkeiten von Körperlichkeit stellt Medienwissenschaftlerin Bernadette Wegenstein[107] in *Getting under the skin* fest, dass Phänomene der Körperlichkeit immer auch aus der Perspektive von Medientheorien betrachtet werden müssen. Denn Medialisierung ermögliche und erzeuge körperliche Erfahrung. Durch Digitalisierung, so Wegenstein, ist der Körper bestmöglich dafür geeignet, seine Medialität zu verkörpern. Umgekehrt werde das Medium selbst zum Körper.

Aber es bleibt nicht bei der virtuellen Welt: Der menschliche Körper ist ein Medium sozialen Handelns[108], und dadurch geraten auch reale Körper zunehmend »in den Taumel der Formbarkeit und Verfügbarkeit«[109]. Der menschliche Körper wird nicht nur zur mitunter zwanghaft besetzten Baustelle, welche in Unzufriedenheit »Baumaßnahmen am Körper«[110] erforderlich macht. Der menschliche Körper wird zuweilen auch zum Baukasten einer leidenschaftlichen Selbstmodellierung. Viele Schönheitshandlungen sind inzwischen so selbstverständlich, dass sie kaum mehr als solche wahrgenommen werden, Haarefärben, Schminken, Körperenthaarung und latentes Diäthalten beispielsweise.

Körperlichkeit kann bis zu einem hohen Grad tatsächlich geformt, modelliert und gemacht werden. In vielerlei Hinsicht ist Schönheit herstell- und dadurch kaufbar. Erscheinungsweisen werden zu Konsumgütern und der eigene Körper zum Kapital. Die Machbarkeit von Schönheit ist eng gekoppelt an Konsum, denn Schönheit herzustellen oder herstellen zu lassen, kostet. Es kostet Geld, aber auch Zeit. Dass da nicht jeder und jede mithalten kann, ist Teil der Schönheitsideologie. Die neuen Machbarkeiten von Schönheit führen zu einer Scheindemokratisierung des Aussehens und der mit gutem Aussehen verbundenen Nutzenmaximierung.

Diesbezüglich unterstreicht die Industrie die Entscheidungsfreiheit, in welcher sich auch die Wertigkeit sich selbst gegenüber ausdrücke. »Weil ich es mir wert bin« lautet beispielsweise der bereits zitierte Werbeslogan der Kosmetikfirma *L'Oréal*. Zur Erschließung neuer Zielgruppen wurde auch bereits eine finanztechnische Antwort darauf gefunden, dass sich viele Menschen Schönheitsoperationen schlicht nicht leisten können: Schönheitsoperationen können mittlerweile in vielen Fällen auf Raten bezahlen werden. Und einzelne Finanzdienstleister haben sich bereits darauf spezialisiert, zwischen Ärzten und Bank zwecks Krediten für Schönheitsoperationen zu vermitteln.

Durch ihre Verfügbarkeit und ihre Machbarkeit geht Schönheit unter die Haut. Solange Frisur, Schminke, Kleidung und Diät die einzigen verfügbaren Mittel zur Verschönerung waren, waren Ideale fern und gingen dem Individuum nicht so nahe. Es kann davon ausgegangen werden, dass für viele Frauen durch diese eingeschränkten Möglichkeiten klar war, dass sie nie aussehen würden wir Marylin Monroe oder Audrey Hepburn. Heute geht das Schönheitsideal nicht zuletzt aufgrund seiner in den Körper eingreifenden Machbarkeit nahe. Der Körperkult kann auch als Antwort auf diese neuen, tief unter die Haut gehenden Möglichkeiten der Köperstilisierung begriffen werden.

Ludwig Siep[111] sieht die Entwicklungen in Technik und Medizin als eine der Grundlagen der »enorm beschleunigten und erleichterten Verbesserung von Natur und menschlichem Körper in technischer sowie sozialer Hinsicht«. Er definiert dies auch als eine Wurzel »neuzeitlicher Tendenzen der Selbsttranszendierung«. Eva Kreisky führt die Machbarkeit von Schönheit auf technisch-medizinische Fortschritte und auf neoliberale Deregulierung zurück: »Durch die neoliberale Politik radikaler Deregulierung einerseits und den Fortschritten in Biotechnologie und Medizin andererseits werden Möglichkeiten für viele Versionen ›postmoderner‹ Körperexperimente geschaffen. Der individuelle Körper kann nun gestaltet werden, wie der neoliberale Zeitstil ihn sich ersehnt.«[112]

Besonders die Gentechnik stellt uns vor gesellschaftliche Herausforderungen, wobei es zu gewagt ist, Gentechnik nahtlos mit Körpermanipulationen aus ästhetischen Gründen in Zusammenhang zu bringen. Die Grenzen zwischen Therapie, Wiederherstellung körperlicher Funktionen, Verhinderung der Weitergabe von Erkrankungen und gezielter Verbesserung körperlicher oder ästhetischer Leistungen sind fließend.[113] Aber es wird bereits laut nachgedacht über die Nutzbarmachung dieser Technologie auch für ästhetiche Zwecke. Bettina Bock von Wülfingen streicht in ihrem Buch *Genetisierung der Zeugung* hervor: »Utopien haben Teil an der Wirklichkeitskonstruktion.«[114]

Wenn Menschen die Augenfarbe ihrer Kinder wählen können, so ändert dies gesellschaftliche Werthaltungen und grundsätzliche Zugänge zur menschlichen Existenz. Nach der Schönheitschirurgie wirft Gentechnologie am radikalsten die Fragen auf, ob wir den Menschen verbessern sollen und dürfen und welche gesellschaftlichen Folgen es hätte, die Schleusen zu öffnen. Hätten gentechnisch optimierte Menschen tatsächlich bessere Chancen im Leben oder würden sie wie Roboter einander gleichen, weil doch wieder alle Eltern dieselben Merkmale als chancenreich einstufen würden? Wie sehr würde sich mittelfristig der Druck auf die Krankenkassen erhöhen? Johann Ach und Arnd Pollmann fragen:

> »Gibt es moralische Grenzen der Selbst- und Fremdverfügung über den Körper? Was darf ich selbst, was dürfen andere meinem Körper antun? Gehen mit den auf der ›Verbraucherseite‹ gehegten Hoffnungen auf eine wunscherfüllende Medizin nicht auch entsprechende Rechte auf Erfüllung dieser Wünsche einher? Und welche Verantwortlichkeiten ergeben sich auf Seiten derjenigen, die […] tatkräftig behilflich sind?«[115]

Dabei unterscheidet sich die hypothetische ästhetische Formbarkeit des Menschen durch Gentechnologie gegenüber anderen stark in den Körper eingreifenden Schönheitstechnologien vor allem hinsichtlich zweierlei Aspekten: Sie ist keine nachträgliche Maßnahme, keine Reaktion auf eine unerwünschte äußere Form, sondern eine vermeintlich präventive Maßnahme.[116] Und sie wird nicht von dem Menschen initiiert und bezahlt, der ihre Konsequenzen trägt und dadurch gegenüber dem unbehandelten Rohmaterial (vermeintliche) Vorteile hat. Andere, in den meisten Fällen die Eltern, übernehmen Verantwortung, Kosten und (die Mutter) Schmerz.

In *Body-Modification* untersucht Erich Kasten[117] verschiedenste Formen von Körpermanipulationen in Vergangenheit und Gegenwart und stellt fest, dass viele Arten der Body-Modification auf die eine oder andere Art Schmerzen bereiten – seien es Piercings, Tattoos, Korsetts oder Operationen.

Neue Machbarkeiten führen diesbezüglich zu einer Veränderung: Heute sind Körpermanipulationen und Schmerz beziehungsweise Entbehrung keine zwingende Einheit mehr. Manche Methoden tun nicht weh (Bildbearbeitung, Gentechnik) oder sind eher kurzfristig unangenehm als schmerzhaft (Botox-Injektionen). Dass die Palette schmerz- und entbehrungsfreier Verschönerungstechnologien zugenommen hat und so Schönheit und Schmerz beziehungsweise Entbehrung in keinem zwingenden Zusammenhang mehr stehen, muss als große Veränderung eingeschätzt werden.

»Die Kultfigur der Spätmoderne, das selbstverantwortliche Individuum«[118] hat aufgrund der Verfügbarkeit von Techniken zur Herstellung eines idealen Körpers auch Schönheit selbst zu verantworten. Wer von Natur aus nicht attraktiv genug ist, kann der Natur auf die Sprünge helfen. Dies bedeutet eine neue Form der Verantwortung, die gleichermaßen Last und Lust sein kann. Und es führt in einem Bereich, der bis vor zehn Jahren als »schuldfrei« zu werten war, da niemandem außer der Natur die Verantwortung für »unattraktive Gene« zuzuschreiben war, zu Schuldzuweisungen. Gesund, schlank, fit steht für Leistungsfähigkeit, krank, dick, unfit für Versagen.

In der modernen Körperkultur ist jeder seines Körpers Schmied. Da gibt es kein Hinausreden mehr auf das von der Natur mitgegebene Rohmaterial. Schönheit gilt ebenso wie Gesundheit tendenziell als persönliches Verdienst. Mangelnde Schönheit wird zwar nicht zum persönlichen Versagen, aber zur persönlichen und freien Entscheidung. Durch die Möglichkeiten zur gezielten Gestaltung körperlicher Schönheit wird Schönheit immer weniger als Schicksal und immer mehr als Ergebnis von nach bewusster Entscheidung getroffenen Handlungen verstanden.

Ulrich Bröckling schreibt in *Das unternehmerische Selbst*: »Ein unternehmerisches Selbst ist man nicht, man soll es werden.«[119] Laut Ulrich Beck muss der Einzelne in der individualisierten Gesellschaft »entsprechend bei Strafe seiner permanenten Benachteiligung lernen, sich selbst als Handlungszentrum […] zu begreifen«[120]. Durch die Geisteshaltung, permanent erst man selbst werden zu müssen, immer und immer wieder, treffen Verschönerungstechnologien auf einen fruchtbaren Nährboden. Denn gemäß dem Slogan eines Baumarkts – »Es gibt immer was zu tun« – eröffnen sie vor einigen Jahren noch unvorstellbare Möglichkeiten der Selbstmodellierung und bieten Menschen damit ein permanentes Betätigungsfeld. »Ich erschaffe mich neu«, sagt die weibliche Hauptfigur im Film *Burn after Reading* (2008), bevor sie einen Erpressungsversuch wagt, um für ihre vier geplanten Schönheitsoperationen zu Geld zu kommen. »Schon wieder ich. Jedes Jahr zu Saisonbeginn darf man sich selbst neu erfinden«[121], schreibt ein Magazin.

Winfried Menninghaus[122] führt aus, dass parallel zu einem breiter werdenden Spektrum an Urteils- und Handlungsmöglichkeiten auch der Imperativ ästhetischer Legitimation immer lauter und alternativenloser wurde. Ästhetische Legitimation sei »nur um den Preis permanenter Aufmerksamkeit und ständiger Neupositionierung« zu haben. »Sie wird damit zu einer Vollzeitbeschäftigung, zu einem stets Projekt bleibenden Unternehmen, das alle Lebensäußerungen begleitet.« Verschönerungen haben immer auch mit dem Faktor Zeit zu tun. Machbarkeiten des Körpers können vor diesem Hintergrund zur Spielwiese von sich in einer Neupositionierung selbst Erfindenden werden, welche genügend Zeit haben, ihrem Körper jene Aufmerksamkeit zu geben, die Körpermanipulationen verlangen.

Versprechen von Nutzen

Verschönerungen machen glücklicher, Verschönerungen machen zufriedener, Verschönerungen führen zu mehr Wohlbefinden, Verschönerungen nutzen. Mit einem Wort: Schöne Menschen haben mehr vom Leben. Dies ist die große und alles dominierende öffentliche Botschaft zum Thema Schönheit, wenn sie auch manchmal mit einem erstaunten, moralisch anklagenden oder leicht augenzwinkernden Unterton verbunden ist. »Schöne haben's besser« ist eine einfache Botschaft, die gut ins Ohr geht. Um sie zu verstehen, braucht man fünf Sekunden. Es ist jedoch zweifelhaft, ob Schönheit »als hartes Faktum pauschaliert werden kann«[123], auch hinsichtlich ihres Nutzens.

Es ist nicht Ziel und nicht Aufgabe dieses Buches, die detaillierten Ergebnisse der Attraktivitätsforschung hinsichtlich des Nutzens von Schönheit zu analysieren und zu rezipieren. Dies wäre ein eigenes Buch, denn es kursieren alltagsmedial wie pseudowissenschaftlich allerlei Gerüchte über den Nutzen von Schönheit, denen es auf den Grund zu gehen hieße. Eine verkürzte Darstellung ist nicht möglich, da sie im Rahmen dieses Buchs auf keinen Fall alle relevanten Faktoren berücksichtigen und in ihre empirisch belegbaren Zusammenhänge stellen könnte.[124]

Daher beschränke ich mich in diesem Buch auf das Faktum des *versprochenen* Nutzens, ohne dabei in Zweifel zu ziehen, dass Schönheit durchaus realen Nutzen haben kann. Schönheit ist ein Mittel zum Zweck. Diesen Aspekt habe ich bereits ausgeführt. Das Aussehen spielt in unserer Interaktion mit anderen Menschen eine Rolle. Insofern kann es ein Mittel sein, um Anerkennung oder Privilegien zu erhalten, widersagt zu bekommen, zu verlieren oder wiederzuerlangen. Die Macht der Schönheit liegt darin, in privaten und beruflichen Facetten unseres Lebens Wirkung zeigen zu können. Betont sei hier das Wort *können*. Denn Schönheit *kann* Wirkung und Nutzen zeigen, sie *muss* es nicht. Nutzen erfolgt keineswegs unweigerlich oder verlässlich.

Realer Nutzen von Schönheit begegnet uns beispielsweise, wenn wir von Yang Peiyi lesen, einem siebenjährigen chinesischen Mädchen. Yang Peiyi sollte bei der Auftaktfeier der Olympischen Spiele 2008 in Peking ein Lied singen. Auf Drängen des Politbüros wurde das Mädchen, das laut Organisationsstab »etwas dick« war und »etwas schiefe Zähne« hatte, durch ein hübscheres Mädchen ausgetauscht. Dieses sang Playback zu Yang Peiyis Stimme. »Das war eine Frage von nationalem Interesse«, sagte ein Verantwortlicher. »Das Kind musste gut vor der Kamera aussehen.«[125] Meldungen wie diese machen Angst. Sie machen Angst vor der Allmacht der Schönheit.

Schönheit wird seit jeher viel Macht zugeschrieben. 1990 sprach Naomi Wolf von Schönheit als einem »Machtplacebo«[126]. Diese Annahme wurde (was aber jeder Autorin nach 19 Jahren zugestanden sei) mittlerweile von der Realität überholt. Macht, die von einem schönen Körper herrührt, ist in ihren Ursprüngen indirekt und nicht handlungsbezogen, da sie von den Blicken und Bewertungen der Anderen abhängig ist. Sie kann in Handlungsmacht münden, insofern sie Möglichkeiten eines realen Machtzuwachses eröffnet. Dies beobachten wir derzeit in der Politik. Auffallend attraktive, auffallend junge, schlanke, schöne, aber auch sehr qualifizierte rund 40-Jährige (besonders Frauen, aber auch Männer) erobern derzeit europaweit Ministerämter. Deutlicher ließe sich der Wandel des Zusammenhangs von Schönheit und Macht wohl nicht darstellen. Dabei soll nicht unterstellt werden, dass sie diese hohen politischen Ämter aufgrund ihres Aussehens und ihrer inszenierten Attraktivität erhalten haben. Aber es kann davon ausgegangen werden, dass Attraktivität ein notwendiger Begleitfaktor für den Aufstieg in hohe politische Ämter geworden ist.

Aber wir sind nicht alle Spitzenpolitiker oder können oder wollen es werden. Trotzdem begegnen wir dem Versprechen, dass ein attraktives Äußeres nahezu uneingeschränkt nutzt. Oft lesen, hören und beobachten Menschen des 21. Jahrhunderts über den schier allumfassenden Nutzen eines attraktiven Aussehens. Manches davon mag einen wahren Kern haben, wird aber verkürzt oder generalisiert. So sagte eine Wiener Psychologin in einem Interview[127] über übergewichtige Kinder: »Man muss sich von der Vorstellung lösen, dass stark übergewichtige Kinder und Jugendliche im vollen Ausmaß glücklich sind.« Im Titel wurde sie mit den Worten zitiert: »Es gibt keine glücklichen dicken Kinder.«

Ein weiteres Beispiel für eine inkorrekte Verallgemeinerung liefert eine Umfrage zu Haarentfernung aus dem Jahr 2008: An einer deutschen Universität wurden 314 Studierende (drei Viertel davon aus zwei bestimmten Studienrichtungen und knapp drei Viertel weiblich) befragt, ob sie sich mindestens in einer Körperregion die Haare regelmäßig entfernen. 97 Prozent der Frauen und 79 Prozent der Männer antworteten mit »Ja«. Die Umfrage war nicht repräsentativ, auch nicht für die Universität, an der sie erhoben wurde. In der zur Umfrage publizierten Pressemitteilung wurde zwar die Methode offen gelegt, in der Überschrift jedoch das Setting verallgemeinert: »Körperhaarentfernung bei immer mehr jungen Erwachsenen im Trend. [...] Mehr als 97 Prozent der jungen Frauen und 79 Prozent der Männer entfernen regelmäßig Körperhaar an mindestens einer Körperregion.«[128] Diese Verallgemeinerung wurde medial übernommen und ließ die Studienergebnisse in einem völlig anderen Licht erscheinen. Besonders Anbieter von Haarentfernungsprodukten griffen die Generalisierung »Körperhaarentfernung bei immer mehr jungen Erwachsenen im Trend« auf und publizierten sie als Beleg für Notwendigkeit und Nutzen ihrer Produkte.

Aus kleinen Veränderungen, meist Verkürzungen oder Generalisierungen wissenschaftlicher Ergebnisse können große Fehlinformationen entstehen, die jedoch eine Omnipräsenz der Notwendigkeit und des Nutzens eines schönen Körpers unterstreichen. Den wahren Kern herauszufinden, der zweifelsfrei oftmals gegeben ist, ist Endverbraucherinnen und Endverbrauchern meist nicht möglich, da es eingehende Recherche und wissenschaftliche Vorbildung erfordert, um Studienergebnisse korrekt lesen und interpretieren zu können.

Das Bombardement mit Nutzenversprechen von Schönheit wirkt sich auf die Einschätzung der Macht von Schönheit aus. So ergab eine Leserinnen-Befragung der Frauenzeitschrift *Brigitte*[129], dass 88 Prozent der befragten 28.000 Leserinnen der Meinung waren, wer gut aussieht, habe mehr Chancen im Leben. Je jünger die Leserinnen, desto mehr Chancen räumten sie einem guten Aussehen im Privatbereich ein, je älter die Leserinnen, desto eher sahen sie durch gutes Aussehen größere Chancen im Berufsleben.

In *Flucht nach vorn* beschreibt Sighard Neckel[130] die »Erfolgskultur der Marktgesellschaft«. Der Zwang zum Erfolg führe zu einer Lebensform, in der das ökonomische Prinzip mehr oder weniger subtil das Handeln, die Gefühle und die Sinnwelten regiert.

Ein attraktives Äußeres geht häufig mit positiven Erwartungen und positiven Zuschreibungen einher. Otto Penz[131] führt aus, dass es schöne Menschen »nicht zuletzt aufgrund des Umstandes, daß ›denen, die haben, gegeben wird‹«, leichter haben. Schönheit finde in einem Vertrauensvorschuss Ausdruck, welcher auch mit anderen positiv konnotierten Eigenschaften einhergehe – etwa, dass jemand freundlicher oder glücklicher sei. Margit Brückler[132] führt »die Hoffnung, dass Schönheit gut ist und glücklich macht«, auf das Ideal der Vollkommenheit, die »Trias des Wahren, Schönen und Guten« zurück. Demnach *wollen* wir glauben, dass Schönheit auch mit anderen positiv assoziierten Begrifflichkeiten einhergeht.

Besonders interessant ist die Rolle von Attraktivität in der alltagsweltlichen Kommunikation. Das Aussehen kann in der alltagsweltlichen Kommunikation Konsequenzen haben. Körperlichkeit kann Aufsehen erregen und sich daher besonders auf den »ersten Eindruck« auswirken. Sehr attraktive und sehr unattraktive Personen ziehen dabei mehr Aufmerksamkeit auf sich als durchschnittlich attraktive. Cornelia Koppetsch[133] sieht in körperlicher Attraktivität einen »Weg zur Akkumulation von Aufmerksamkeitskapital in Interaktionen«. Aufmerksamkeit, also Beachtung, die einem Menschen geschenkt wird, »erweist sich als kleinste Münze sozialen und kulturellen Kapitals, d.h. der Wertschätzung in alltäglichen Interaktionen«. Körperliche Attraktivität ist demnach »eine Möglichkeit, die Aufmerksamkeitsbilanz zu seinen Gunsten zu verschieben«.

Betrachtet man Alltagsinteraktion als einen »fortlaufenden Tausch von Beachtung füreinander«[134] oder umgekehrt von Nicht-Beachtung oder Missachtung füreinander, so erhält sie große Bedeutung im Sinne einer Wirksamkeit. Alltagsinteraktion prägt Selbstbild und Selbstwert von Menschen in entscheidender Weise, allein durch ihre zeitliche Präsenz. Wir sind nicht täglich bei einem ersten Date, auf einer Hochzeit oder bei einem Vorstellungsgespräch, wofür wir uns bewusst inszenieren können, aber wir haben täglich mit Personen aus unserem unmittelbaren alltäglichen Umfeld zu tun – Nachbarn, Arbeitskolleginnen, Familie, Freundinnen, Unbekannten auf der Straße, der Verkäuferin im Supermarkt oder dem Apotheker von nebenan. Dieser Gedanke entschärft die allumfassende Wirkung von Schönheit. Obwohl im Vergleich zu früheren Generationen mit ihren eher überschaubaren sozialen Einheiten die Häufigkeit des »ersten Eindrucks« zugenommen hat, sind wir – außer in sehr spezifischen Berufen – nicht täglich einem folgenschweren »ersten Eindruck« ausgesetzt.

Der Nutzen von Schönheit ist nicht nur, aber auch eine bewusst von der Schönheitsindustrie verbreitete und bereitwillig von Medien rezipierte Botschaft. Dies soll nicht unterstellen, Schönheit nütze nicht. Aber meine These ist, dass das Bombardement mit der Nutzentheorie durch Verschönerungen nicht nur ein strategisches ist, das zu Marketingzwecken unablässig und subtil eingesetzt wird, sondern auch, dass dieses Bombardement etwas in Menschen bewirkt. Es ist nicht gleichgültig, ob ein bestimmtes soziales Handeln (in diesem Fall Schönheitshandeln) in der Öffentlichkeit als sehr nützlich (in diesem Fall vor allem für das Wohlbefinden, aber auch für Erfolg) präsent ist oder nicht.

Es liegt auch der Schluss nahe, dass dieses Versprechen des Nutzens von Schönheit Versuchspersonen der Attraktivitätsforschung beeinflusst – also jene Menschen, welche in Versuchen der Attraktivitätsforschung auswählen, welchem Menschen mit welchem Aussehen sie welche Jobs/erste Dates/Zuwendung/Aufmerksamkeit geben oder versagen würden. Die Ergebnisse solcher Versuche lesen wir dann wiederum in den Medien – fast immer als Randnotizen in auf wenige Sätze verkürzter, stark pauschalierter Form in Rubriken wie »Vermischtes«. So produziert Wirklichkeit Wirklichkeit.

Immer wieder sind Menschen alltagsweltlich mit dem Nutzen von Schönheit konfrontiert:[135] Wenn wir in der Zeitung lesen, dass in einem Versuch festgestellt wurde, Männer mit vollem Haar würden bei gleicher Qualifikation von Personalchefs häufiger zu Bewerbungsgesprächen eingeladen als Männer mit Halbglatze, wenn wir lesen, bereits Neugeborene würden attraktive Gesichter bevorzugen, wenn wir lesen, dass ein chinesisches Mädchen nicht auf die Bühne durfte, weil es »etwas dick« war und »etwas schiefe Zähne« hatte, wenn wir lesen, »Die Ursachen des jugendlichen Schönheitswahns: Attraktive Kinder und Jugendliche werden auf allen Ebenen bevorzugt«: Dann macht das etwas mit uns. Es spiegelt in einer Scheinobjektivität wieder, attraktives Aussehen sei in jeder Lebenslage wichtig und unabdinglich.

Durch die ständige öffentliche Rezeption des Nutzens eines bestimmten Aussehens verselbständigt sich dieser wie eine sich selbst erfüllende Prophezeihung. Auch Personalchefs, die in Versuchen entscheiden, ob sie dünnen oder dicken Bewerberinnen, Bewerbern mit oder ohne Glatze den

Vorzug geben würden, haben vermutlich ihr Leben lang die Botschaft vom Nutzen von Schönheit aufgenommen und haben hinsichtlich grober Kriterien das derzeitige Schönheitsideal im Kopf. Versuchspersonen leben nicht unter einer Glaskugel, ehe sie in Versuchen ihr Urteil abgeben. Dies ist mein großer Kritikpunkt an soziobiologischen Erklärungsmodellen zu Nutzen und Wirkung von Schönheit.

Besonders das Versprechen eines psychischen und emotionalen Nutzens steht stark in Zusammenhang mit Verschönerungen. Zentral ist dabei das (sich selbst oder von außen) versprochene Wohlfühlen. Die erwartete Steigerung des Wohlfühlens gilt als eines der stärksten Motive, warum sich Menschen verschönern.[136] Der Emotionalität kommt in der Gegenwart – und damit auch im Schönheitsideal der Gegenwart – eine vorher kaum gekannte Bedeutung und Beachtung zu. Davon zeugen Ratgeberliteratur, Konzepte von emotionalem Selbstmanagement und nicht zuletzt Schlagwörter wie »Emotionale Intelligenz«. In vielen Fällen werden jedoch, wie Sighard Neckel ausführt, »Emotionen nicht um ihrer selbst willen reflektiert, sondern aufgrund ihrer Nützlichkeit für die Realisierung von Zwecken, die dem eher rationalen Kalkül unterliegen, Sicherheit, Wohlbefinden und Wirkung des eigenen Selbst [...] zu steigern«.

Als Transporteure des emotionalen Nutzens von Schönheitshandlungen eignen sich Medien in besonderem Maße. Eine 2008 veröffentlichte kanadische Studie[137] fand heraus, dass Frauenzeitschriften Schönheitsoperationen unverhältnismäßig oft im Zusammenhang mit emotionaler Gesundheit portraitieren. Die Studienautorinnen beobachteten fünf Jahre lang die fünf auflagenstärksten Frauenzeitschriften Kanadas. 48 Prozent der Artikel strichen die Vorteile von Schönheitsoperationen für emotionale Gesundheit und Wohlbefinden hervor. Männliche Meinungen über weibliche Attraktivität, so fand die Studie heraus, wurden routinemäßig eingesetzt, um Schönheitsoperationen zu rechtfertigen. Unverhältnismäßig oft erwähnten Artikel auch Brustimplantate und andere Schönheitsoperationen unter Frauen im Alter von 19 bis 34. Dabei ist davon auszugehen, dass sich ein psychischer und emotionaler Nutzen (etwa im Sinne von »sich wohler fühlen«) von Verschönerungen noch weniger prognostizieren lässt als ein sozialer.

Die, die dem Schönheitsideal ensprechen, würde man automatisch glücklicher und zufriedener wähnen als andere. Gemäß dem immer wieder rezipierten Nutzen von Schönheit müsste es ihnen rundum und in allen Lebenslagen gut gehen. Stimmt nicht. Models sind oft unglücklich, weil psychische Grundbedürfnisse unbefriedigt bleiben. Zu diesem Ergebnis kamen zwei Studien[138], die professionelle Models mit Angehörigen anderer Berufe verglichen und sie zu Lebenszufriedenheit, subjektiven Glücksgefühlen und psychischer und körperlicher Gesundheit befragten. In beiden Studien schnitten die Profi-Models schlechter ab. Sie zeigten eine größere Unzufriedenheit mit ihrem Leben sowie geringeres Wohlbefinden. Eine der beiden Studien ergab darüber hinaus, dass die höhere Lebensunzufriedenheit von Models damit zusammenhänge, dass sie im Vergleich zu anderen Berufen ihre Grundbedürfnisse nach Stabilität und Bindung schlechter leben können.

Nun sind wir ebensowenig alle Models wie wir Politiker sind, die nach einer Spitzenfunktion streben. Der *Datenreport 2008*[139] liefert für Deutschland einen differenzierten Blick auf den Zusammenhang von Wohlbefinden und Gewicht. Im Jahr 2006 erhobene repräsentative Daten zum körperlichen und psychischen Wohlbefinden wurden mit dem Gewicht der Befragten korreliert. Bei leichtem bis mittlerem Übergewicht ist demnach das psychische Wohlbefinden im Durchschnitt höher als bei Unter- oder Normalgewichtig (nicht jedoch das körperliche Wohlbefinden – dieses sinkt mit wachsendem BMI).

Am Aussehen lässt sich weder das Selbstbewusstsein eines Menschen ablesen noch sein Wohlbefinden. Dicke Menschen können selbstbewusst und zufrieden sein und dünne unsicher und unzufrieden. Magersüchtige parodieren die häufige Assoziation von Dünnsein und Zufriedenheit: Es ist ein Merkmal dieser Erkrankung, dass Untergewichtige sich noch immer zu dick finden und mit ihrem Äußeren hochgradig unzufrieden sind. Am Aussehen lässt sich auch nicht mehr automatisch die Weltanschauung ablesen, noch die Selbstsicherheit: Wer Lippenstift und Seidendessous verweigert, muss keine Feministin sein, und Feministinnen schminken sich und tragen Stöckelschuhe. Wer stark geschminkt ist, kann dadurch Unsicherheit verbergen oder Selbstbewusstsein ausdrücken. Aussehen ist nicht deterministisch für Wohlbefinden.

Für die Wirkung des Schönheitsideals ist ausschlaggebend, dass es sich mit einem hohen Nutzenfaktor in den Köpfen der Menschen festgesetzt hat. Aber nicht jeder und jede kann profitieren, auch, wenn dies so scheinen mag. Denn Schönheitsnormen sind einem ständigen Wandel unterworfen. Sobald eine Norm von zu vielen befolgt wird, ändert sie sich prozesshaft. Der Nutzen, der Profit von Schönheit, ist also kein verlässlicher. Insofern trifft folgende marktwirtschaftliche Definition von Profit auch auf den Nutzen von Schönheit zu: »Profit ist eine Konsequenz des Irrtums. Nur weil viele den Ausgang ungewisser Handlungen oder Ereignisse falsch einschätzen, können jene, die dabei eine glücklichere Hand haben, Gewinne realisieren.«[140]

Die Norm, und das ist das Besondere an Schönheitsnormen, ist allein in Beziehung zu anderen relevant. Ein fiktiver, separierter, unter einer Glaskugel lebender Mensch kann einen anderen, fiktiven, unter einer anderen Glaskugel lebenden Menschen hinsichtlich seiner körperlichen Attraktivität nicht beurteilen. Denn es fehlt der Maßstab, die Relation zu anderen Körpern und deren Beurteilung. Schönheitsurteile – und damit Konsequenzen und Nutzen eines attraktiven Aussehens – finden immer in Relation zu anderen Menschen statt. Schönheit ist in diesem Sinne unverlässlich, und damit ist auch ihr Nutzen unverlässlich. Dies hat zur Folge, dass ein permanenter Prozess der Selbstoptimierung in Gang gesetzt wird.

Man kann den Mechanismus des Nutzens von Körperoptimierung mit dem Notensystem an amerikanischen Eliteuniversitäten vergleichen. Dort findet die Notengebung relational statt. Das heißt, es wird nicht eine Arbeit für sich beurteilt, sondern immer im Verhältnis zu allen anderen, die in diesem Kurs eine Prüfung machen. Es darf von jeder Note einen gewissen Prozentsatz geben, und wer viel kann, hat Pech, wenn er mit besonders guten Studierenden im Kurs sitzt oder Glück, wenn die Mitstudierenden schlechtere Leistungen zeigen.

Ganz so drastisch funktioniert das System der Körpernormen nicht, da es nicht von oben gelenkt wird, sondern aus Interaktion aller Akteurinnen und Akteure entsteht und sich auch dadurch verändert. Vor dem Beginn einer Verschönerung weiß der einzelne Mensch allerdings nicht mit Sicherheit, was das optimale, am meisten Vorteile bringende Aussehen für ihn ist. Noch weniger weiß er, ob dieses idealisierte Aussehen tatsächlich jenen Nutzen bringt, den es zum gegenwärtigen Zeitpunkt verspricht. Die Tatsache, dass es keinen verlässlichen Sollwert für das am meisten gewinnbringende Aussehen gibt, führt – gleich einem Hamster im Hamsterrad – zu einer unablässigen Gestaltung und Optimierung von Körperlichkeit, um mithalten zu können, um dabei zu sein und um sich normal zu fühlen.

Sieht man Schönheit als Qualifikation, welche über Chancen im Leben zu entscheiden vermag, so vermag sie der die Gegenwart kennzeichnenden »Undurchschaubarkeit von Erfolg und Mißerfolg«[141] keine gleichwertige Kraft entgegenzuhalten. Das Versprechen des Nutzens von Schönheit ist weder eine Garantie für Nutzen noch ein Schutz vor Risiko und Unsicherheit der tatsächlichen Konsequenzen, »ziehen die Märkte der Gegenwart doch schneller denn je bevorzugt in jene Gefilde ein, die kurzfristige Gewinnchancen ohne Ansehen von Branchen oder Produktgruppen und somit auch des je relevanten Wissens versprechen«[142].

Für Wilhelm Trapp[143] hat das Schöne »weniger mit dem Glück als mit dem Wunsch danach zu tun«. Es ist »nicht die Erfüllung, sondern nur das Versprechen – bestenfalls«. Winfried Menninghaus spricht vom »Versprechen der Schönheit«: »Die Macht der Schönheit ist wesentlich die Macht eines ihrer Wahrnehmung eingeschriebenen Versprechens.«[144]

Das Wissen, dass Wahrgenommenes mit Urteilen behaftet wird, steuert jedoch zugleich mögliche Folgehandlungen. Mit anderen Worten: Menschen wissen, dass ihr Aussehen beurteilt wird und richten ihre Handlungen danach aus. Die eigentliche Relevanz des Schönheitsideals – und damit ihre Wirksamkeit – liegt darin, dass alle um die Überprüfung und das Urteil des Äußeren wissen. Wir wissen, dass unser Aussehen evaluiert, also beurteilt und bewertet wird. Wir wissen, dass es reale Auswirkungen haben kann, wie wir aussehen und wie wir auftreten. So aber steuert das Bewusstsein, dass das Gesehenwerden in ein Werturteil übergeht, per se Verhalten und Handlungen eines Menschen hinsichtlich seiner Körperlichkeit Die latente permanente Körperevaluierung beeinflusst insbesondere am Aufstieg orientierte Menschen.

Die »Pflicht zum Erfolg«, geht, wie Sighard Neckel[145] ausführt, einher mit einem »Wettbewerbsindividualismus, den das Erfolgsprinzip zeugt«. Wettbewerbsindividualismus »steht ganz in Abhängigkeit von den Unwägbarkeiten der ökonomischen Märkte. Er entbehrt aller Eigenschaften, die ihn als Steigerung von Freiheit und von persönlicher Autonomie ausweisen könnten.«

Gepaart mit existenzieller Unsicherheit über den tatsächlichen Nutzen entfaltet der Schönheitswettbewerbsindividualismus besondere Wirkung durch das Wissen um permanente Evaluierung. Man kann dieses Wissen mit dem Wissen darum vergleichen, dass ein Vortrag, den man gerade hält, beurteilt wird und ausschlaggebend für weitere Aufträge sein kann. Es ist vergleichbar dem Wissen darum, dass eine Familienfeier gefilmt und nicht anwesenden Verwandten vorgeführt oder für die Enkelkinder archiviert wird. All das lässt uns unser Verhalten verändern. Allein schon das Wissen, dass das eigene Aussehen bewertet, beurteilt und möglicherweise mit Konsequenzen bedacht wird, wirkt kontrollierend. Aber es wirkt nicht nur kontrollierend, sondern auch konditionierend und unseren »freien Willen«

beeinflussend. Wer entscheidet sich schon aus »freiem Willen« zu einem Verhalten, welches als abnormal gilt und welchem der Ruf vorauseilt, dass man dadurch mit gravierenden sozialen und wirtschaftlichen Nachteilen zu rechnen hätte?

Ulrich Bröckling diagnostiziert als ein Merkmal unserer Zeit das so genannte »360°-Feedback«. In der Praxis ursprünglich meist eingesetzt zur Leistungsermittlung und -optimierung von Führungskräften, entwickelten sich permanente Evaluierung und permanentes Feedback zusehends zum »demokratisierten Panopticon«. Dies verändert auch die Verhaltenskontrolle: Statt direkt wird zusehends indirekt kontrolliert.

»Statt sein Verhalten unmittelbar zu reglementieren, was einen enormen Kontrollaufwand nach sich zöge und den ökonomischen Imperativen der Flexibilität, Eigeninitiative und Aufwandsersparnis zuwiderliefe, werden Rückkoppelungsschleifen installiert, die dem Einzelnen Normabweichungen signalisieren, die erforderlichen Adaptionsleistungen jedoch in seine eigene Verantwortung stellen.«[146]

In *Überwachen und Strafen* schreibt Michel Foucault von einer »inneren Verschiebung der Richtergewalt«: Wo eine Mischung »aus Gesetzmäßigkeit und Natur, aus Vorschrift und Konstitution« herrsche, entstehe »eine neue Form des ‹Gesetzes‹«: die Norm. Die so entstandene Norm sei sinnbildlich mit einem Gefängnis gleichzusetzen:

»Die Normalitätsrichter sind überall anzutreffen. Wir leben in der Gesellschaft des Richter-Professors, des Richter-Arztes, des Richter-Pädagogen, des Richter-Sozialarbeiters; sie alle arbeiten für das Reich des Normativen; ihm unterwirft ein jeder an dem Platz, an dem er steht, den Körper, die Gesten, die Verhaltensweisen, die Fähigkeiten, die Leistungen. [...] Das Kerkergewebe der Gesellschaft stellt sicher, daß der Körper wirklich in Verwahrung genommen wird und daß er ständig unter Beobachtung gestellt wird.«[147]

In diesem Sinne weist Nina Schuster[148] darauf hin, dass der Nutzen von Verschönerungen – im Fall ihrer Analyse der Nutzen von Fitness – ambivalent ist: Neben einem persönlichen Nutzen steht auch ein gesellschaftlicher Nutzen, indem sich Individuen »selbst darum kümmern, zu ›funktionieren‹«.

Besonders hervorgehoben wird der Nutzen, den Schönheit für das Erlangen von Glück und Erfolg hat. Glück steht hier gewissermaßen für das Privatleben, Erfolg für das Berufsleben, was dazu führt, dass das Befolgen von Schönheitsnormen zu einem scheinbar allumfassenden Versprechen eines gelungenen Lebens wird. Auch diese Glücks- und Erfolgsversprechen sind in einem gesamtgesellschaftlichen Zusammenhang zu sehen.

Sein Glück zu finden, sein Glück zu machen, sein Glück zu kreieren und sich abzuholen, was einem an Glück zusteht, gilt heute als Bestandteil eines modernen Lebens. Die jahrhundertelang verbreitete Glücksfeindlichkeit ist einem Glücksglauben und einem Zwang zum Glücklichsein gewichen. »Aufklärung, Säkularisierung und bessere Lebensverhältnisse für breite Schichten unterhöhlten das Fundament der alten Glücksfeindschaft; mehr und mehr Menschen glaubten nicht mehr an das bessere Jenseits.«[149]

Im Mittelpunkt der Glücksvisionen steht heute im Gegensatz zu früheren Zeiten nicht mehr die Anhäufung von Konsumgütern, sondern die optimale Gestaltung des Lebens, wie Gerhard Schulze ausführt:

»Versteht man unter Glück ein Gefühl, so sind Wahlmöglichkeiten lediglich eine Bedingung des Glücks und nicht das Glück selbst. Wahlmöglichkeiten lassen sich planen und systematisch optimieren, während Gefühle sich dem widersetzen. Seit einigen Jahrzehnten ist in der Kultur des Westens ein Diskurs in Gang, der dies reflektiert und den Themenschwerpunkt der Glückssuche allmählich vom Können zum Sein, von den bloßen Wahlmöglichkeiten zur Gestaltung des Lebens verlagert.«[150]

Was man für sich selbst aus dem Leben macht und was man aus seinen Talenten und Rahmenbedingungen herausholt, ist demnach entscheidend für das Empfinden von Glück oder Unglück. Wird das Startkapital an Talenten, familiären Rahmenbedinungen, Ausbildung und Beziehungen gut angelegt und möglichst reichhaltig vermehrt, so hat ein Mensch gute Chancen, glücklich zu sein. Entscheidend ist die richtige Wahl aus den Möglichkeiten, die einem zur Verfügung stehen, um sich selbst als Akteur oder Akteurin des Lebens wahrnehmen zu können.

Glück bringt mit sich, dass es nicht dauerhaft ist. »Sobald die Möglichkeit des Glücks nicht lediglich Verheißung, sondern Wirklichkeit geworden ist, geht das Wertbewusstsein dafür schnell verloren«[151], analysiert Gerhard Schulze. Auch Siegfried Reuss stellt fest:

»Heute ist Schönheit ein hoch kultiviertes Geschäft mit der menschlichen Sehnsucht nach Glück. Geht es um das Schöne, liegen Verheißung und Enttäuschung indes nah beieinander; wird doch zumeist das als schön begehrt, was unerreichbar scheint. Die Schönheit, die einem eigen ist, kann nie ganz befriedigen, denn Schönheit ist immer eine von den An- und Widersprüchen der Welt getrübte Projektionsfläche der eigenen Fantasie.«[152]

Immer *happy* geht nicht, denn Glück misst sich am Vorangegangenen.[153] Die Vergänglichkeit des Glücksgefühls ist der eine Grund, warum ein verschönerter Körper immer nur vorübergehend glücklich machen kann. Die unweigerliche Veränderung des Körpers durch den Faktor Zeit ist der zweite Aspekt. Körperlichkeit verändert sich, ohne dass wir dazu beitragen. Schönheit ist ein Zustand, den man erwerben, aber auch verlieren kann.[154] Das Versprechen von Glück ist also ein zweifach in die Irre führendes: Einmal erlangte Schönheit bleibt nicht, außer man tut permanent etwas dafür, um sie zu erhalten. Und einmal erlangtes Hochgefühl des Glücks vergeht, da sich das Glücksniveau an den Ist-Zustand anpasst und bei einem hohen Ist-Zustand der Soll-Zustand noch höher sein muss, um erneut Glück zu empfinden.

Verschönerungen unterscheiden sich in zwei wesentlichen Punkten von den meisten anderen Produkten und Dienstleistungen: Sie sind in den meisten Fällen vergänglich, und ihre Wirkung wird auch von außen verliehen. Das heißt, Erfolg kann nicht nur von der unmittelbaren Konsumentin gemessen werden, sondern auch durch die Wirkung nach außen. Dadurch kommt ein entscheidendes Prinzip des Marktes nicht zum Tragen: dass nämlich ein Produkt auch daran gemessen wird, ob das Produkt die gegebenen Versprechen hält. »Genau das ist die Basis für das Marketing von langfristigen Dienstleistungen: Wenn Versprechen nicht erfüllt werden, leidet das Image, weshalb langfristiger Erfolg nicht nur von der Darstellung, sondern letztlich vom Produkt abhängt.«[155]

Das Versprechen, eine Verschönerung habe Nutzen – etwa, indem sie Wohlbefinden erhöhe oder zu Erfolg verhelfe – ist oft schlichtweg nicht überprüfbar. Alle, die Nutzen durch Verschönerungen in Aussicht stellen, können im Großen und Ganzen in Aussicht stellen, was sie wollen – Wohlbefinden, Glück, Erfolg, Anerkennung, Zuwendung, die Glückseligkeit schlechthin. Sie werden für ihre Versprechen nur bedingt haftbar gemacht. Wenn die erwünschte Wirkung von Verschönerungen nicht eintritt, lag es nicht am Produkt, an der Dienstleistung oder schlichtweg an der gewählten Methode, sondern an der konsumierenden Person, welche sich falsch entschieden hat oder aufgrund ihrer Persönlichkeit die Wirkung der Verschönerungstechnologie nicht voll zu entfalten vermag.

Zwischen Für und Wider

Wogegen ist jemand, der sich gegen das Schönheitsideal ausspricht? Gegen das Tragen von abenteuerlich hohen Stöckelschuhen? Oder auch gegen ihren Verkauf und damit gegen ihre Produktion? Gegen Haarfärbemittel? Gegen Epilierer? Dagegen, dass bereits kleine Mädchen mit ihrem Gewicht unzufrieden sind und abnehmen wollen? Gegen Werbung, die Kinder zum Schminken animieren soll? Gegen dürre Models am Laufsteg? Gegen das bewusste, sehr unterschwellige Schüren von körperlichem Unbehagen durch verschiedene Interessengruppen? Gegen den ausgesprochenen oder unausgesprochenen Druck auf Medien, großen Anzeigenkunden (und dazu zählt die Schönheitsindustrie insgesamt betrachtet) auch redaktionell ein »produktfreundliches Umfeld« oder zumindest »kein produktfeindliches Umfeld« zu bieten? Gegen die Zivilisationskrankheiten Magersucht und Adipositas? Gegen die Zulassung von Schönheitsoperationen zu rein ästhetischen Zwecken? Oder auch gegen die eigene Sorge um sein Gewicht und um die sichtbaren Zeichen des Alterns?

Und wofür ist jemand, der dem Schönheitsideal positiv gegenübersteht? Für einen uneingeschränkten, deregulierten Schönheitsmarkt, auf dass alle mit ausreichenden finanziellen Mitteln ihre Körper nach Maß formen (lassen) können? Für Schönheitsoperationen auf Krankenschein? Für höhere Krankenkassenbeiträge von adipösen oder nicht Sport treibenden Menschen? Für Vorteile auf Seiten der schönen oder geschönten Menschen? Für das Verschwinden nicht schöner Menschen aus dem öffentlichen Blickfeld? Für noch mehr Sendungen und Medienbeiträge über Körperstyling? Für genetische Forschung, um »Babys von der Stange« auch hinsichtlich ihrer künftigen körperlichen Attraktivität aussuchen zu können und so den eigenen Kindern und Enkelkindern ein optimales »Kapital Körper« ins Leben mitgeben zu können? Für möglichst große Vermehrung des Kapitals von Schönheitsanbietern? Für eine Deregulierung der Werbung für

Verschönerungen? Oder dafür, in Ruhe gelassen zu werden, wenn man sich selbst verschönern will?

Das Thema Schönheitsideal ist ein schwieriges. Öffentlich präsent ist hauptsächlich ein Dafür oder ein Dagegen, kein Dazwischen, kein Ja-Aber, kein Nein-Aber, kein Für *und* Wider. In den Köpfen der meisten Menschen stecken jedoch beide Teile: Skepsis gepaart mit Faszination, Angst vor Nachteilen durch unattraktives Aussehen gepaart mit dem Wunsch, Möglichkeiten der Verschönerung zu nutzen, Fortschrittsglaube gepaart mit moralischen Bedenken, persönliche Verfangenheit gepaart mit Distanz, Hoffnung auf Nutzen gepaart mit Ungewissheit. Wir alle suchen nach einer Bühne für das inszenierte Selbst, gleichzeitig haben wir aber den Wunsch nach Intimität und einem vor den Blicken Anderer geschützten Raum für den eigenen Körper. Einerseits möchten wir Teil der neuen Körperklassen sein, andererseits haben wir den Wunsch, normativen Idealen zu widerstehen.

»In entgrenzten und entfesselten Marktwelten existiert für unvollkommene Körper schwindende soziale Akzeptanz«[1], schreibt Eva Kreisky. Wie im Kapitel »Körperklassen« ausgeführt, ist das Schönheitsideal mit den gegenwärtigen Codierungen neben allen Möglichkeiten und Freiheiten, die es zweifellos eröffnet, für jene ausgrenzend zu klassifizieren, die an der Schönheitskonsumkultur aus finanziellen oder biologischen (Behinderung, Ethnizität, Veranlagung) Gründen nicht teilhaben können. Schönheit ist wie sehr vieles im Leben undemokratisch verteilt. Auch das macht den Umgang mit ihr schwierig.

Moralisch schwierig ist auch die Verteilung von Verantwortung: Wenn Models tot vom Laufsteg fallen oder eine Frau als Folge einer Schönheitsoperation stirbt (wie Anfang 2009 eine Österreicherin), wer ist dann schuld? Niemand? Nur die Frau selbst? Alle Beteiligten ein bisschen? Oder geht es gar nicht um Schuld? Wie Bettina Bock von Wülfingen[2] in ihrer Analyse der Reproduktionsmedizin aufzeigt, spiegeln sich bei Technologien immer auch die Interessen verschiedener Akteurinnen und Akteure wider, »durch deren Auseinandersetzung diskursiv neue Gegenstände hervorgebracht werden, während andere in den Hintergrund treten«.

Fakt ist, Körpermärkte sind auch profitabel:[3] 13,15 Milliarden US-Dollar wurden in den USA im Jahr 2007 für schönheitsmedizinische Eingriffe ausgegeben. In Deutschland wurden im Jahr 2006 rund 11,4 Milliarden Euro für Körperpflege- und Kosmetikprodukte ausgegeben (inklusive Haarpflege und Styling, Pflegende Kosmetik, Mundpflege, Parfums und

Duftmittel, Dekorative Kosmetik, Deodorants, Pharmazeutische Kosmetik, Rasierer, Intimhygiene und Sonnen- und Bräunungsmittel). Dabei lagen Haarpflegemittel mit 2,8 Milliarden Euro knapp vor Hautpflegeprodukten mit gut 2,5 Milliarden Euro und dekorativer Kosmetik mit 1,8 Milliarden Euro. Die Werbeetats sind prall gefüllt: Als in den USA im Jahr 2002 Botox für kosmetische Zwecke zugelassen wurde, vergab der Hersteller zur Markteinführung einen 45 Millionen US-Dollar schweren Werbeetat. In Deutschland wurden Kosmetik- und Körperpflegeprodukte im Jahr 2006 mit einem Aufwand von 1,36 Milliarden Euro beworben.

Die profitierenden Industrien vermarkten ihre Produkte und Dienstleistungen gemäß dem Zeitgeist als Ausdruck der Freiheit und als Mittel der Steigerung von Selbstbewusstsein, psychischem Wohlbefinden und Erfolgschancen. Ein unterschwelliger Defizitblick auf den eigenen Körper wird dabei ebenso genährt wie die Inszenierung von Körpermanipulationen als »normal« propagiert. Immer jedoch, und das ist die zweite Seite der Medaille, kommen Produzenten von Verschönerungstechnologien auch Bedürfnissen nach, die Funktionen für modernisierte Menschen erfüllen. Sie befriedigen auch Bedürfnisse, die tatsächlich existent sind. Genauso wenig wie Nutzerinnen der Angebote nur manipuliert werden, sind Anbieter nur manipulativ.

»Ist die Erneuerung des Menschen gesollt?« und »Ist die Erneuerung des Menschen erlaubt?« sind, um mit den Worten Ludwig Sieps[4] zu sprechen, zwei grundsätzliche Fragen, die sich stellen und die nicht einfach mit »Nein« zu beantworten ist. Der Wunsch nach Körperveränderung wird dergestalt einerseits konstruiert. Andererseits ist er Bestandteil des modernisierten Lebens. Denn er bringt das Streben des Menschen nach Schaffung des Selbst und nach den Grenzen seiner Möglichkeiten zum Ausdruck.

Insgesamt lässt sich der Befund einer intellektuellen und emotionalen Entkoppelung von Schönheit und Gesellschaft und im Gegenzug dazu eine Bindung von Verschönerungen und Individuum treffen. Dies macht es schwierig, sich dem Konstrukt Schönheitsideal zu nähern. Wie nähert man sich einem Thema, von dem die Mehrheit der Menschen der Meinung ist, es gäbe es nicht mehr oder nur in nicht relevantem Ausmaß? Wie nähert man sich einem Thema, das allenfalls »die Anderen« betrifft, aber nicht einen selbst? Wie nähert man sich einem Thema, das für sich genommen kein Thema zu sein scheint, sondern vielmehr die wortwörtliche

Verkörperung anderer, hoch bewerteter Fähigkeiten der modernisierten Zeit darstellt?

Heute kann sich kaum jemand vorstellen, auf ein eigenes Autos zu verzichten, obwohl die überwiegend verwendeten Technologien hochgradig umweltzerstörend sind und obwohl es keine Benzin- oder Dieseltreibstoffe gibt, die nicht auf Kosten von Menschen und Umwelt gewonnen und entsorgt werden. Heute stellt kaum jemand moderne Kommunikationstechnologien wie Handys, Laptops und Computer in Frage oder möchte sie missen, obwohl die Rohstoffgewinnung für diese Technologien zu Ausbeutung in Afrika beiträgt und darüber hinaus die Entsorgung alter Geräte alles andere als umweltschonend ist. [5]

Eine ähnliche Wandlung in den Status der Funktionalisierung, Normalisierung und dadurch praxeologischen wie moralischen Unantastbarkeit erfuhren Verschönerungstechnologien. Das Schönheitsideal, Schönheitshandlungen und Schönheitstechnologien werden mit all ihren Konsequenzen weitgehend als normal und zum Fortschritt gehörend interpretiert. Manche Formen von ästhetisch motivierten Körpermanipulationen erregen Aufsehen, andere sind mittlerweile so banal, dass sie als Selbstverständlichkeit und damit kaum mehr als Schönheitshandlungen wahrgenommen werden, beispielsweise Haarefärben.

Was also tun? Dieser Frage muss die Entscheidung vorangehen, etwas tun zu wollen, strukturell zum Schönheitsideal handeln zu wollen. Regierungen verschiedener europäischer Länder haben sich, wie im Kapitel »Politische Kampagnen zu Gewicht« erläutert, dazu entschieden und setzen Initiativen gegen das Schlankheitsideal. Das Schönheitsideal ist jedoch auch Thema von Non-Profit-Organisationen. Besonders im Zusammenhang mit Essstörungen machen diese es zu Schwerpunkten ihrer Arbeit.

Auch die Wirtschaft entdeckte die Kritik am Schönheitsideal. Vorreiter war die Kosmetikfirma *The Body Shop*, welche bereits 1998 – damals allein auf weiter Flur – mit der dicken Frauenfigur *Ruby* und den Worten »There are 3 billion women who don't look like supermodels and only 8 who do« warb. Frontfrau Anita Roddik war damals mit Anfeindungen der Firma *Matell* konfrontiert, welche ihren Bestseller *Barbie* durch die Puppe *Ruby* im schlechten Licht sah.[6]

Werbung wird nicht mehr fast ausschließlich von jungen Menschen präsentiert. Produkte und Dienstleistungen für ältere Zielgruppen werden zusehends von älteren Menschen beworben. Langsam, aber doch, werden daher ältere Menschen in der Werbung sichtbar, meistens trotzdem mit ebenmäßigem, auffallend hübschem Gesicht und schlank, aber eindeutig jenseits der 40 oder gar 50 und eindeutig nicht mehr als Ausnahme. Die britische Firma *Dove* stellte nicht nur eine 96-Jährige in den Mittelpunkt ihrer Werbekampagne, sondern auch »normale« Frauen. Auch die *Dove*-Werbefrauen haben auffallend hübsche Gesichter, aber sie sind bei weitem nicht so dünn wie gängige Models. *Nivea* wiederum stellt das Thema Individualität und Authentizität von Körperformen in den Mittelpunkt einer Kampagne (siehe Kapitel »Authentizität«).

Ob es auf die Hartnäckigkeit externer Beraterinnen wie Susie Orbach bei der Firma *Dove* zurückzuführen ist oder auf den Zeitgeist: Dass Konzerne nun die Vielfalt an Körperformen hervorheben, ist ein großer Schritt und bricht mit einem verfestigt erschienen Muster. Noch sind Kampagnen wie die oben erwähnten die Ausnahme, aber sie werden mehr. Gleichzeitig kann davon ausgegangen werden, dass Werbung mittels Kritik am Schönheitsideal auch Ziele der Imagebildung und Gewinnmaximierung verfolgt.

Die Dynamik des Schönheitsideals lässt sich nicht rückgängig machen, ob wir wollen oder nicht, ob wir sie nutzen oder nicht, ob sie uns nützt oder nicht. Wie exakt sich diese Dynamik jedoch äußert, welche Wirkungsmacht sie entfalten kann, hängt vom regulativen Rahmen ab, den der Staat vorgibt.[7] Gesetze bestimmen, was in einer Zivilgesellschaft sein darf und was nicht. Gesetze bestimmen, was verkauft werden darf und was nicht. Gesetze bestimmen, was mit wie vielen Steuern behaftet ist. Gesetze bestimmen, welche Gesetzesbrüche wie bestraft werden.

In Deutschland gab es derweil vier konsequenzenreiche Rechtssprechungen zum Bereich Schönheitsmedizin, die ich schon erwähnt habe, im Folgenden jedoch zur Übersicht nochmals auflisten möchte:[8] Im Jahr 2004 verbot die Kommission für Jugendmedienschutz (KJM), dass vor 23 Uhr Live-Schönheitsoperationen im Fernsehen gezeigt werden dürfen. Entsprechende Bußgelder können bis zu einer halben Million Euro betragen.

Im selben Jahr stellte ein Urteil des Bundessozialgerichts fest, dass Operationen für Krankheiten, durch welche »keine Körperfunktionen, sondern nur das Aussehen des Menschen beeinträchtigt« werden, nur dann bezahlt werden, wenn »eine entstellende Wirkung« vorliegt. »Eingriffe am gesunden Körper« beträfen selbst dann nicht das von der Krankenversicherung abzudeckende Krankheitsrisiko, wenn »in unmittelbarer Folge positive Auswirkungen auf den Seelenzustand« zu erwarten sind.

2006 wurde das Heilmittelwerbegesetz dahingehend geändert, dass Schönheitschirurgie nicht mehr mit bestimmter irreführender oder suggestiver Werbung wie Vorher-Nachher-Fotos beworben werden darf. Irreführung liegt demnach insbesondere dann vor, wenn Verfahren eine therapeutische Wirksamkeit beigelegt wird, die sie nicht haben, oder wenn fälschlich der Eindruck erweckt wird, dass ein Erfolg mit Sicherheit zu erwarten sei.

Die vierte diesbezügliche gesetzliche Änderung kommt von Seiten der Krankenkassen: Seit April 2008 müssen Folgekosten von schönheitsmedizinischen Eingriffen zum Teil selbst getragen werden – etwa, wenn Behandlungen, Folgeoperationen oder längere Krankenstände nach Tatoos, Piercings oder nicht von der Kasse bezahlten schönheitsmedizinischen Eingriffen notwendig sind. Seit Juli 2008 sind deutsche Krankenhäuser auch dazu verpflichtet, den Krankenkassen solche Fälle zu melden.

Was also tun, wie umgehen mit Schönheitsstandards? Wilhelm Trapp[9] hat einen interessanten Vorschlag. Es lohnt sich, sagt er, die Wertung vom »normalen« Konsum der Schönheitstechnologien und dem »pathologischen« Schönheitswahn einmal umzukehren. Das Überzeichnende – die Frau etwa, die sich nach einem bestimmten Vorbild radikal umoperieren lässt – als das »Normale« und die sich nicht Verschönernden als das »Pathologische« zu betrachten. Erst diese Perspektive der allgemeinen Leitbilder, so Trapp, »macht deren monströse Dimension sichtbar«.

Lassen Sie uns diese Utopie weiterdenken: Wie stark würde bei einer Pathologisierung nicht geschönter Körper der Druck auf Politik und Krankenkassen anwachsen, Schönheitsmedizin auf Krankenschein zu ermöglichen? Wie ähnlich würden sich unsere Körper werden, wenn finanzielle Hürden fielen? Würde die soziale Ungleichheit verringert? Würden Menschen mit nicht geschönten, also pathologisierten Körpern keine Arbeit mehr bekommen und keine Partner mehr finden? Wie sehr würde sich der Nutzen eines schönen oder geschönten Körpers potenzieren? Oder würde sich der Nutzen durch Verschönerungen verringern, weil Schönheit plötzlich wirklich Massenware wäre?

Würden Kinder nur mehr möglichst früh mit Kaiserschnitt auf die Welt kommen, um das Ausdehnen der Bauchhaut zu verringern? Wäre es, wenn der unbehandelte, nicht geschönte Körper normaler wäre als der behandelte, sinnvoller, in die Attraktivierung des Äußeren zu investieren als etwa in Bildung? Wäre es dann das Beste, seinen Kindern nahezulegen, Schönheitschirurgin, Kosmetiker oder Wellness-Berater zu werden statt Juristin, Soziologe oder Tischlerin? Wären noch ähnliche Kriterien wie jetzt »ideal schön«, oder würden sich diese Kriterien ändern, weil zu viele Menschen

»ideal schön« wären? Würde irgendwann die Suche nach natürlichen, nicht geschönten Menschen beginnen? Würden Einzelne anfangen, Muster zu durchbrechen und sich Nasen nicht verkleinern, sondern vergrößern lassen? Würden wir in größerer Angst leben als jetzt?

Peter Gross[10], Stilist der »Multioptionsgesellschaft«, schrieb, Forderungen nach einer Beschränkung der Teilhabe an den gesellschaftlich eröffneten Wahl- und Handlungsmöglichkeiten seien deshalb so schwer denkbar, da sie »ein Allerheiligstes der modernen Gesellschaft« verletzten: dass die gesellschaftlich eröffneten Optionen theoretisch allen zugute kommen könnten.

Im vorliegenden Buch wurde am Beispiel Schönheit gezeigt, wie vielschichtig sich die Optionen modernisierter Gesellschaften hinsichtlich Körperideal und Körperhandeln auswirken können. Das Schönheitsideal hat sich als wirkungsmächtige Instanz und schlichtweg als Gegebenheit etabliert. Es erfuhr eine Normalisierung und Umdeutung zur individuell gewollten, für sich selbst umgesetzten, selbst verantworteten und als unabhängig von gesellschaftlichen Normen stehenden Realität, die niemanden etwas angehe außer die sich verschönernde Person selbst.

Genauso wenig jedoch, wie wir uns »nur für uns selbst« schön machen, ist jedes Schönheitshandeln pathologisch und Ausdruck mangelnden Selbstbewusstseins. Es gibt einen Zwischenbereich, eine »Zwischenbühne«[11], um mit Kornelia Hahn zu sprechen. Trotz gesetzlicher und gesellschaftlicher Rahmenbedingungen muss im Letzten der einzelne Mensch entscheiden, inwiefern er mitmacht – und inwiefern nicht. Sowohl die Intensität der Wirkungsmechanismen und damit ihre Relevanz als auch Herangehensweise und Strategien des Umgangs sind im letzten individuell.

Es kann für den Einen in Ordnung sein, Diät zu machen, für die Andere nicht. Die eine Frau wird sich Haare an den Beinen akribisch entfernen, die andere nicht. Eine wird monate- oder jahrelang dafür sparen, um sich eine Schönheitsoperation leisten zu können, und wieder eine andere wird das Schönheitsideal relativ kalt lassen. Für manche (wenige) ist Haarefärben undenkbar, für viele hingegen selbstverständliche Normalität, die keine Entscheidung außer jene der Farbe mehr erfordert. Manche lehnen selbst gering invasive Körpertechnologien für sich persönlich ab, andere hingegen empfinden stark in den Körper eingreifende Technologien als Segen für das eigene Leben und als geeignetes Mittel, um Identität zu schaffen und zum eigenen Selbst vorzudringen. Wie weit man mitmacht, welche Verschönerungstechniken man anwendet und wie viel einem die eigene Attraktivität wert ist (zeitlich, finanziell, ideell), das kann und muss tatsächlich jede und jeder für sich selbst entscheiden. Vieles hängt von den äußeren Lebensumständen ab, und viele sind in ihren Entscheidungen eingeschränkt, weil sich auch in den Zugängen zu Körpermanipulationen soziale Ungleichheit zeigt.

Soziale Konstruktionen wie das Schönheitsideal haben Einfluss auf unser Leben. Schönheit scheint heute als selbstverständlich gegebene soziale wie individuelle Wohlfühl- und Erfolgs-Praxis, die kaum mehr in Frage gestellt wird. Wenn wir Fragen zum Schönheitsideal beantworten, beantworten wir in Wirklichkeit nicht vordringlich Fragen zu Schönheit, sondern zu sozialer Akzeptanz nicht idealer Körperlichkeit, zu Lebensspielräumen in einer modernisierten Gesellschaft, zu Machbarkeiten und Möglichkeiten, zu Fortschritt und Moral, zur Verkörperlichung von Wohlfühlen und Erfolg, von erwünschten menschlichen Wesenszügen und Fertigkeiten und zur Konstruktion und Dekonstruktion von Geschlecht.

Am wirkungsvollsten jedoch sind jene Normen, die wir nicht mehr als Normen wahrnehmen, sondern als Mittel der Wahl, um das individuelle Wohlbefinden zu erhöhen. Die Schönheitsnorm zählt dazu.

Dank

Danke...

... an Kolleginnen und Kollegen aus der Soziologie und aus anderen Fachgebieten für fachlichen Austausch und Resonanz in der einsamen Arbeit des Forschens, Denkens und Schreibens. Allen voran danke ich meiner Grazer Soziologinnenrunde für Diskussionsanstöße, besonders Sabine Haring, Katharina Scherke und Andrea Fruhwirth. Christine Saiko-Jogan danke ich für ihre weitblickende praxisorientierte Begleitung, Kathryn Hoffmann für unsere anregenden Diskussionen zu Mediensoziologie und wissenschaftlichen Methoden und Peter Lindinger für Studienhinweise zum Thema Gewicht und Rauchen.

... an Wissenschaftlerinnen und Wissenschaftler, auf deren Vorarbeiten meine Arbeit aufbaut. Ihre Erkenntnisse zu lesen, war höchst interessant. Sie in meine eigenen Thesen und in dieses Buch zu integrieren, bedeutete nicht nur ein Dreiviertel Jahr harte Arbeit, sondern auch ein halbes Jahr aufs Minimum reduzierte Freizeit. Für mich waren besonders wichtig: Nina Degele, Eva Kreisky, Otto Penz, Paula-Irene Villa, Gertrud Lehnert, Ulrich Beck, Ulrich Bröckling, Peter Gross, Cornelia Koppetsch, Naomi Wolf, Irene Antoni-Komar, Sighard Neckel, Ebba D. Drolshagen, Wilhelm Trapp sowie Karin Deuser, Elisabeth Gläser und Daniela Köppe.

... an meinen Mann Stefan: für alles. Im Zusammenhang mit diesem Buch danke ich ihm neben seinen klugen Anregungen in einem für ihn fremden Fachbereich besonders dafür, dass wir eine gleich verantwortliche Partner- und Elternschaft leben, was die Voraussetzung dafür war, neben Beruf und kleinen Kindern forschen und schreiben zu können. Er hat mir im klassischen Sinn den Rücken frei gehalten, sodass unsere Kinder möglichst wenig von diesem Unterfangen mitbekamen. Unseren Kindern widme ich dieses Buch.

… an meine Diskussionspartnerinnen und -partner für ihre kritischen Anmerkungen und die Prüfung von Thesen auf Alltagstauglichkeit, besonders an Gundula Handler und Friederike Ernst, die mich in dieser Thematik bereits seit 15 Jahren begleiten, sowie an Birgit Gruber und an meine Studierenden.

… an meine Lektorin Petra Zimlich vom Campus-Verlag für die gute Zusammenarbeit.

Anmerkungen

Vorwort

1 Vgl. Drolshagen 1995, S. 84

Einleitung

1 Bette 2005, S. 17
2 Vgl. Kluge/Hippchen/Fischinger 1999; Degele 2004; *Brigitte*-Anzeigenabteilung/Gruner +Jahr Marketing-Forschung und -Service 2007
3 Balsamo 2001, zit. in Esders 2008, S. 110
4 Foucault 1984, zit. in Kreisky 2008, S. 146; Villa 2008c; Maasen 2008, S. 113
5 Vgl. Gugutzer 2006a, S. 14ff
6 Vgl. Kreisky 2008, S. 155
7 Vgl. Rohr 2004a, S. 97; vgl. auch Ensel 1996, S. 98

Kapitel 1: Projekt Körper

1 Menninghaus 2007b, S. 35
2 Vgl. Körner 2008; Schmidt-Semisch/Schorb 2008
3 Vgl. z.B. Gugutzer 2006; Schroer 2005
4 Vgl. Gugutzer 2006, S. 10ff
5 Vgl. Zons 2007, S. 10
6 Vgl. z.B. Freedman 1989, S. 20; Penz 2001, S. 8; Trapp 2001, S. 74
7 Trapp 2001, S. 66
8 Vgl. Langlois 1987; Hersh 1998; Etcoff 1999; Renz 2007; Gründl 2007
9 Etcoff 2001
10 Degele 2004, S. 11
11 Vgl. Menninghaus 2007a, S. 21
12 Vgl. Penz 2001, S. 15

13 Penz 2001, S. 11
14 Vogt 1994, S. 92
15 Vgl. Spektra Meinungsforschungsinstitut, Umfrage »Attraktivität und wie man diese definiert«, Pressemitteilung vom 16.1.2009
16 Vgl. Gröning 2001, S. 227; Lehnert 2003, S. 217f
17 Lehnert 2003, S. 215
18 Mittelstaedt 2006, S. 1
19 Allegra, zit. in Trapp 2001, S. 66; vgl. auch Reusch 2001, zit. in Kreisky 2008, S. 148
20 Menninghaus 2007a, S. 263f
21 Hillmann 2007, S. 353
22 *Brockhaus Universal-Lexikon* 2003, S. 3199
23 Villa 2008a, S. 12
24 Bayertz/Schmidt 2006, S. 43
25 Lehnert 2003, S. 224
26 Vgl. Schnierer 1995; Trapp 2001, S. 74; Lehnert 2003, S. 214ff; Veblen 2007
27 Vgl. Deuser/Gläser/Köppe 1995, S. 36f
28 Trapp 2001, S. 74
29 Veblen 2007, S. 164
30 Ebd., S. 165
31 Vgl. Renz 2006, S. 164
32 Lehnert 2006, S. 11
33 Vgl. Lehnert 2006, S. 11
34 Lehnert 2006, S. 10ff
35 Vgl. Veblen 1899, zit. nach 2007, s. 168ff
36 Vgl. Schnierer 1995, s. 187f
37 Lehnert 2006, S. 12f und S. 27
38 Vgl. Penz 2001, S. 31f
39 Jenß 2005, S. 200
40 Vgl. Antoni-Komar 2001a, S. 21
41 Joop, zit. in Hager 2008, S. 85
42 Simmel 1992, S. 134
43 Degele 2004, S. 153f
44 Vgl. Kluge 1989, S. 483
45 Degele 2004, S. 153
46 Vgl. Lehnert 2006, S. 9ff u. S. 18
47 Lehnert 2006, S. 10
48 Vgl. Kasten 2006, S. 68f
49 Lehnert 2003, S. 217
50 Hillmann 2007, S. 326f
51 Vgl. Boudon/Bourricaud 1992, S. 194
52 Köpl 2008, S. 44
53 Vgl. Degele 2004, S. 20 und S. 91ff
54 Sichtermann 1992, S. 25
55 Labisch 1998, zit. in Kreisky 2008, S. 148
56 Vgl. z.B. Deuser/Gläser/Köppe 1995, S. 24f; Wolf 1993
57 Reichel-Dolmatoff 2001, S. 15
58 Villa 2008b, S. 251

59 Spiegel Online, 2.6.2008, http://www.spiegel.de/panorama/leute/0,1518,druck-557154,00.html (10.1.2009)
60 Lehnert 2003, S. 216
61 Ebd., S. 217
62 Vgl. Goffman 1982, S. 54ff
63 Foucault 1984, zit. in Kreisky 2008, S. 146; Villa 2008c; Maasen 2008, S. 113
64 Wegenstein 2008, http://www.univie.ac.at/gender/fileadmin/user_upload/gender/abstracts_ringvorlesung/Wegenstein_16.12.08-1.pdf (30.1.2009); siehe auch Wegenstein 2006
65 Vgl. Rohr 2004a, S. 97
66 Vgl. Davis 2008, S. 41ff
67 Drolshagen 1995, S. 144; vgl. auch Ensel 1996, S. 155 und Penz/Pauser 1995a, S. 100
68 Neckel 2008, S. 59, vgl. auch S. 55
69 Degele 2004, S. 20 und S. 91f
70 Vgl. Hochschild 1994
71 Neckel 2008, S. 131
72 Ebd., S. 117
73 Hahn/Meuser 2002a, S. 10; vgl. auch Hahn 2002a, S. 290
74 Lehnert 2003, S. 216f
75 Bovenschen 1986, S. 19
76 Menninghaus 2007a, S. 268
77 Vgl. Villa 2008a, S. 15
78 Ebd., S. 15
79 Degele 2008b
80 Jenß 2005a, S. 218
81 Bock von Wülfingen 2008, S. 142f
82 Vgl. Sennett 2004, S. 211f
83 Gilman 1999, zit. in Davis 2008, S. 48; siehe auch Esders 2008, S. 107
84 Vgl. Davis 2008, S. 42; Davis 1995, zit. in Rohr 2004a, S. 98
85 Ensel 1996, S. 98
86 Kant 1789, zit. in Schnierer 1995, S. 46
87 Bröckling 2007a, S. 248
88 Simmel 2008, S. 346
89 Luhmann 1989, zit. in Bröckling 2007a, S. 24
90 Vgl. Bröckling 2007a, S. 68, S. 26
91 Ebd., S. 26
92 Haring 2008, S. 588ff
93 Vgl. Wolf 1993, S. 168ff; Hitzler 2002, S. 75; Degele 2004, S. 22
94 Vgl. Ensel 1998, S. 139ff
95 Gross 1994, S. 81
96 Vgl. Siep 2006, S. 23f
97 Gross 1994, S. 15
98 Beck 1986, S. 217
99 Hitzler/Honer 1994; zit. in Hitzler 2002, S. 76
100 Jenß 2005a, S. 199
101 http://www.career-vision-europe.com/karriere-check.htm; Rump, zit. in http://www.wuv.de/news/unternehmen/meldungen/2008/04/94612/index.php (beide: 12.12.2008)
102 Ullrich 2006, S. 53

103 Ebd., S. 53f
104 Gross 1994, S. 15
105 Vgl. http://www.businessweek.com/autos/autobeat/archives/2008/04/chryslers_new_t.html; http://www.chrysler.com/en/ (beide: last visit: 3.1.2009)
106 Vgl. Jenß 2005a, S. 208ff;
107 Beispiele *nike*, *adidas*, *Levi´s* aus: Jenß 2005a, S. 207ff
108 Jenß 2005a, S. 218f; Jenß 2005b, S. 22ff
109 Ullrich 2008, S. 53
110 Vgl. Gaugele 2005, S. 228
111 Ullrich 2008, S. 56
112 Neckel 2006, S. 135; Neckel 2008, S. 100ff
113 Neckel 2008, S. 102
114 Vgl. Gaugele 2005, S. 221ff
115 Ebd., S. 223
116 Mentges 2005, S. 19
117 Vgl. Bröckling 2007a, S. 111ff
118 Beck 2008, S. 211
119 Lehnert 2006, S. 8
120 Vgl. Jenß 2005a, S. 199ff; Jenß 2005b, S. 21ff
121 Jenß 2005b, S. 22
122 Vgl. Kluge 1989, S. 51
123 Bayertz/Schmidt 2006, S. 46
124 Menninghaus 2007a, S. 263
125 Gross 1994, S. 396
126 Institut für Demoskopie Allensbach 2003, S. 32
127 Kreiksy 2008, S. 154
128 Vgl. Sennett 2004, S. 417
129 Vgl. Kluge/Hippchen/Fischinger 1999, S. 58
130 Bröckling 2007a, S. 26
131 Kreisky 2008, S. 155
132 Villa 2008b, S. 247; vgl. auch Beck 2007, S. 201f und 211ff
133 Villa 2008b, S. 247
134 Vgl. Sennett 2007, S. 78f
135 Evangelista, zit. in Gala Nr. 48/2008, 20.11.2008, S. 28; Moore, zit. in Greer 2000, S. 32f; Cher, zit. in Kleine Zeitung vom 29.11.1998, S. 6f; Pfeiffer, zit. in ORF-Online, 11.2.2009, www.orf.at/090211-34897/index.html (11.2.2009); Fonda, zit. in Nuber 1997, S. 83
136 Vgl. Schuster 2004, S. 168; Beck 1986, S. 124
137 Beck 1986, S. 124
138 Vgl. Beck 1986, S. 30; vgl. auch Beck 2007
139 Koppetsch 2000a, S. 103; vgl. auch Neckel 2008, S. 86
140 Sennett 2007, S. 79
141 Vgl. Mittelstaedt 2006, S. 1
142 Klein/Meuser 2008, S. 105
143 Kreisky 2008, S. 155
144 Bette 2005, S. 250
145 Vgl. Lehnert 2006, S. 12

146 Vgl. Sprengel 1992, S. 6; Lehnert 2006, S. 12
147 Simmel 1911, zit. in Schnierer 1995, S. 46
148 Menagius 1693, zit. in Schnierer 1995, S. 45
149 Vgl. Elias 1997, S. 430
150 Vgl. Sprengel 1992, S. 12
151 Vgl. Gross 1994, S. 396
152 Bette 2005, S. 10
153 Deuser/Gläser/Köppe 1995, S. 20f
154 Kreisky 2008, S. 155
155 Ebd., S. 156
156 Ebd., S. 156
157 Vgl. World Health Organization 2007, S. 71ff
158 Bourdieu 1987, S. 307
159 Eine wunderbare Analyse zum Thema »Protektionskinder« liefert *Elfriede Hammerl* in »Protektionskinder – Wer sagt, dass sie unfähig sind? Eben. Aber wer sagt, dass sie fähiger sind als andere?« (Hammerl in Profil, Nr. 45/2008, S. 38).
160 Beck 1986, S. 30
161 Kreisky 2008, S. 155
162 Vgl. z.B. Labisch 1998, zit. in Kreisky 2008, S. 148; Posch 1999, S. 94; Degele 2004, S. 31; Drakulic 2006, S. 52
163 Bublitz 2006, S. 341
164 Cau, zit. in Gansterer 2002, S. 98
165 Kreisky 2008, S. 156
166 Vgl. Habermann-Horstmeier 2007, S. 326ff
167 Vgl. Ebd., S. 495ff
168 Habermann-Horstmeier 2007, S. 326
169 Vgl. World Health Organization 2007, S.152f
170 Vgl. Schmidt-Semisch/Schorb 2008
171 Vgl. World Health Organization 2007, S.152; Klotter 2008, S. 27
172 Vgl. Yoshiike et al. 2002, S. 183ff
173 Vgl. Ezzati et al. 2005, S. 404f
174 Vgl. Schieman/Pudrovska/Eccles 2007
175 Center for Disease Control and Prevention 2007, zit. in Kersh/Morone 2008, S. 95
176 Zit. In Spiekermann 2008, S. 53
177 Spiekermann 2008, S. 53
178 Kersh/Morone 2008, S. 93f
179 Vgl. Schorb 2008, S. 113
180 Schorb 2008, S. 111
181 »Post…«: www.pressetext.com (21.5.2001); »Schlankheitskur…«: Der Standard, 4.7.2001; »Aktion…«: Spiegel Online, 31.7.2003; »Wirtschaftskammer…«: Der Standard, 29.11.2001, S. 38; »Diät für…«: Der Standard, 18.7.2002, S. 18; »Überfetteter…«: Die Presse, 2.2.2008; »Der Staat…«: Der Standard, 9.2.2007, S. 7
182 Moser, zit. in Profil, 14.4.2008, S. 37; Bartenstein, zit. in Kleine Zeitung, 15.3.2003, S. 30; Robertson, zit. in Der Standard, 14.11.2002, S. 5; Gawrilenkow, zit. in Profil, 5.12.2008, S. 63
183 Kurier, 7.5.2008, S. 26
184 Kreisky 2008, S. 152

185 Hillenkamp 2006, S. 6
186 News Nr. 4/1997, S. 154
187 Hillenkamp 2007, S. 25
188 Ebd., S. 24
189 Penz 2001
190 Vgl. Macho 1997, S. 40ff
191 Randow 2001a, S. 116
192 Weibel, zit. in Lackner 2000, S. 42
193 Vgl. Welt Online, 16.6.2008 (http://www.welt.de/politik/article2108698/Obama_will_Basketball_Platz_im_Weissen_Haus.html) (30.11.2008); Huffington Post, 4.11.2008 (http://www.huffingtonpost.com/2008/11/04/obamas-election-day-baske_n_141154.html) (30.11.2008)
194 Vgl. Kurier, 17.6.2008, S. 7; Profil, Nr. 48/2008 vom 24.11.2008, S. 30
195 Portrait über Spitalsmanager Gernot Brunner, Kleine Zeitung, 12.1.2009, S. 13
196 Kreisky 2008, S. 146
197 Foucault, zit. in Bröckling 2007a, S. 32
198 Kusche 2006, S. 282f
199 Ebd., S. 295
200 Sennett 2004, S. 364
201 Hillenkamp 2007, S. 26
202 Frankfurter Rundschau Online, 26.8.2008 (http://www.fr-online.de/_em_cms/_globals/print.php?em_ssc=MSwwLDEsMCwxLDAsMSww&em_cnt=1584260&em_loc=105&em_ref=/in_und_ausland/magazin/&em_ivw=fr_magazin) (30.11.2008)
203 Zitate aus: Österreich, 4.10.2008, S. 2; Falter, Nr. 41/2008, S. 10; Wiener Zeitung, 7.10.2008; http://archiv.gruene.at/team/glawischnig.php (24.11.2008)
204 Drolshagen 2007, S. 72
205 Biden, zit. in The Economist, 30.8.2008, S. 35
206 Kreisky 2008, S. 150
207 Steiner, zit. in News, Nr. 30/2008, 24.7.2008, S. 118
208 Vgl. Drolshagen 2007, S. 70; Hillenkamp 2006, S. 6
209 Zit. in Drolshagen 2007, S. 71
210 Degele 2004, S. 22
211 Toth 2008, S. 8
212 Vgl. Hillenkamp 2007, S. 26
213 Engelkes, Heiko (2007): Ségolène Royal. Eine Frau auf dem Weg zur Macht. Berlin (Aufbau-Verlag).
214 Vgl. Financial Times, 30.8.2008, S. 2
215 Spiegel online vom 30.4.2008 (http://www.spiegel.de/politik/ausland/0,1518,549472,00.html) (30.11.2008)
216 Vgl. Spiegel online vom 14.4.2008 (http://www.spiegel.de/politik/ausland/0,1518,547721,00.html) (30.11.2008); Kurier, 29.11.2008, S. 30
217 Hillenkamp 2006, S. 6

Kapitel 2: Das Ideal

1 Vgl. Cunningham 1986; Langlois et al. 1987; Hersey 1998; Etcoff 2001; Renz 2007; Zons 2007; Gründl 2007; Grammer 2007
2 Vgl. Kataloge Jako-o 2008/2009, Babywalz 2008/2009
3 Vgl. Stolzenberg/Kahl/Bergmann 2007, S. 664
4 Vgl. Hohensteiner Institute 2005, S. 1ff
5 Vgl. Max Rubner-Institut 2008, S. 77ff
6 Vgl. Ebd., S. 77ff
7 Vgl. Ebd., S. 77ff
8 Vgl. Peine 2005, S. 25; Hohensteiner Institute 2005, S. 1; Spiekermann 2008, S. 36ff
9 Komlos, zit. in Schmundt 2002
10 Vgl. Klotter 2008, S. 27
11 Schwarzer 2007, S. 109f
12 Fabri, zit. in 3SAT »wissen aktuell: Geheimnis Schönheit«, 29.12.2008; Freundin von Korshunova, zit. in Kohlenberg 2008, S. 18; Model N.N., zit. in Drolshagen 1995, S. 69
13 Fuhrberg, zit. in Louis 2008, S. 31
14 Vgl. Kurier, 13.6.2008
15 http://www.news.com.au/heraldsun/story/0,,24365152-5012974,00.html (22.11.2008)
16 http://www.max.de/pop-kultur/people/greatest-model ever/254187,1,article,Sch%C3nste+der+Sch%C3nen.html; http://www.spiegel.de/panorama/leute/0,1518,578990,00.html (beide: 23.11.2008)
17 Deuser/Gläser/Köppe 1995, S. 36f
18 Vgl. Wolf 1993, S. 272; Donner 2006, S. 24
19 Vgl. Wolf 1993, S. 271; Worm 1998, S. 62; Donner 2006, S. 24
20 Vgl. Stolzenberg/Kahl/Bergmann 2007, S. 666
21 Vgl. Brickner 2008a, S. 75f
22 Vgl. Maier 2000, S. 129
23 Vgl. Ebbing 2008
24 Vgl. Drakulic 2006, S. 52
25 »WHO«, vgl. http://www.who.int/mediacentre/factsheets/fs311/en/index.html (28.12. 2008); »Mikrozensus 2003«, vgl. Statistisches Bundesamt Deutschland, Pressemitteilung Nr. 187 vom 27.4.2004; »Adipositas-Gesellschaft«, zit. in Miersch 2008, S. 102; »Nationale Verzehrsstudie II«, vgl. Max Rubner-Institut 2008, S. XI
26 Vgl. Bartens 2008
27 Vgl. Deak 2006, S. 211
28 Vgl. Klotter 2008, S. 26; Bundeszentrale für politische Bildung et al. 2008, S. 264; Worm 1998, S. 97ff; Bartens 2008
29 Vgl. Worm 1998; Campos 2004, zit. in Kreisky 2008, S. 145
30 Vgl. Worm 1998, S. 234ff
31 Vgl. Worm 1998, S. 59ff; Deutsche Gesellschaft für Ernährung 2008
32 Vgl. Worm 1998, S. 105ff
33 Vgl. Flegal/Graubard/Williamson/Gail 2005, S. 1861ff
34 Statistisches Bundesamt Deutschland, Pressemitteilung Nr. 187 vom 27.4.2004
35 Z.B. World Health Organization 2008
36 Vgl. Bundeszentrale für politische Bildung et al. 2008, S. 264
37 Vgl. Kurth/Schaffrath/Rosario 2007, S. 738

38 Vgl. Habermann-Horstmeier 2008, S. 495ff
39 Spiekermann 2008, S. 53
40 Vgl. z.B. APA, 4.8.2000; ORF, 5.8.2000; Die Presse, 5.8.2000; Kleine Zeitung, 5.8.2000; Kronenzeitung, 5.8.2000; Kurier, 13.8.2000; Profil, 21.8.2000; Die Furche, 5.10.2000
41 Vgl. Worm 1998, S. 93f
42 Vgl. Spiekermann 2008, S. 40
43 Bartens 2008b
44 Vgl. Blech 2005, S. 92ff und S. 163f
45 Vgl. Carpenter/Wayne/Connolly 2005, S. 837f
46 Vgl. Österreichisches Institut für Jugendforschung 2006, S. 3
47 Vgl. Hölling/Schlack 2007, S. 796
48 Vgl. Deutsches Krebsforschungszentrum Heidelberg 2008, S. 33
49 Vgl. Pisinger/Jorgensen 2007a, S. 283ff; Pisinger/Jorgensen 2007b, S. 290ff
50 Vgl. www.who.int (20.12.2008)
51 Vgl. Carpenter/Wayne/Connolly 2005, S. 843; Burger/Davani 2006, S. 110
52 »Klesges und Swan/Camelli«, vgl. Klesges et al. 1989 und Swan/Carmelli 1995, beide zit. in Pisinger/Jorgensen 2007a, S. 283; »Eine andere…«, vgl. Deutsches Krebsforschungszentrum Heidelberg 2008, S. 33; »Wieder eine andere…«, vgl. Pisinger/Jorgensen 2007a, S. 283 und 2007b, S. 290
53 Vgl. Perkins et al. 1997, zit. in Alberg/Carter/Carpenter 2007, S. 296
54 Vgl. Fonds Gesundes Österreich, http://gesundesleben.at/seele-psyche/sucht-und-drogen/rauchen-nikotin/macht-rauchen-wirklich-schlank (20.11.2008)
55 Vgl. Boyle et al. 2000; Dyer et al. 2003; Kawada 2004; Osler et al. 2002 – alle zit. in Pisinger/Jorgensen 2007a, S. 289
56 Vgl. Lindinger 2004
57 Burger/Davani 2006, S. 111
58 Vgl. Kaufman/Nichter 2001, S. 71
59 Vgl. Ebd., S. 72ff
60 Burger/Davani 2006, S. 108
61 Vgl. Kaufman/Nichter 2001, S. 69ff; Carpenter/Wayne/Connolly 2005, S. 839ff
62 Vgl. Carpenter/Wayne/Connolly 2005, S. 846; Deutsches Krebsforschungszentrum Heidelberg 2008, S. 8f; Kolip 2008, S. 28f
63 Vgl. Aghi et al. 2001, S. 49ff; Carpenter/Wayne/Connolly 2005, S. 846
64 Vgl. Aghi et al. 2001, S. 55
65 http://www.smokeeffects.ch/ (8.12.2008)
66 Schwarzer 1986, S. 24
67 Vgl. Grebmer et al. 2008, S. 5f
68 Kilanowski 1999, S. 18
69 Rose 2008, S. 230
70 Vgl. Gedrich/Albrecht 2003, S. 23 und S. 47
71 Rose 2008, S. 230
72 Vgl. Rose 2008, S. 229f
73 Vgl. Max Rubner-Institut 2008, S. 120f
74 Vgl. Deak 2006, S. 210
75 Vgl. Max Rubner-Institut 2008, S. XXI
76 Vgl. Wolf 1993, S. 261f
77 Vgl. Mitterweiß 2008, S. 62f

78 Vgl. World Health Organization 2007, S. 79f
79 Vgl. Johnson/Birch 1994, S. 653ff
80 Vgl. Worm 1998; Worm 2000
81 Kersh/Morone 2008, S. 94ff
82 Ebd., S. 99
83 Ebd., S. 99
84 Vgl. Louis 2006, S. 50
85 Pita und Grumbach, zit. in Reichert 2006, S. 29; Pernas, zit. in Louis 2006, S. 51; Del Pozo, zit. in The Times, 9.11.2006
86 Vgl. Louis 2006, S. 50f
87 Vgl. Brickner 2008b, S. 80f
88 Vgl. Brickner 2008a, S. 74ff; http://www.bmbf.de/press/2203.php (22.11.2008); www.leben-hat-gewicht.de (26.11.2008)
89 Vgl. http://www.igedo.com/IGEDO/downloads/deutsch/igedo_company/Charta_Leben_hat_Gewicht.pdf (22.11.2008)
90 Vgl. Statistisches Bundesamt Deutschland, Pressemitteilung Nr. 336 vom 27.8.2007, http://www.destatis.de/jetspeed/portal/cms/Sites/destatis/Internet/DE/Presse/pm/2007/08/PD07__336__12621.psml) und Pressemitteilung Nr. 304 vom 22.8.2008, http://www.destatis.de/jetspeed/portal/cms/Sites/destatis/Internet/DE/Presse/pm/2008/08/PD08__304__12621,templateId=renderPrint.psml; Statistik Austria: http://www.statistik.at/web_de/statistiken/bevoelkerung/sterbefaelle/index.html; Statistik Schweiz, http://www.bfs.admin.ch/bfs/portal/de/index/themen/01/06/blank/key/04. html (alle: 12.12.2008)
91 Schweiz: vgl. Statistik Schweiz, http://www.bfs.admin.ch/bfs/portal/de/index/themen/01/06/blank/key/04.html (12.12.2008); Deutschland: vgl. Statistisches Bundesamt Deutschland, Pressemitteilung Nr. 336 vom 27.8.2007, http://www.destatis.de/jetspeed/portal/cms/Sites/destatis/Internet/DE/Presse/pm/2007/08/PD07__336__12621.psml) und Pressemitteilung Nr. 304 vom 22.8.2008, http://www.destatis.de/jetspeed/portal/cms/Sites/destatis/Internet/DE/Presse/pm/2008/08/PD08__304__12621,templateId=renderPrint.psml (beide: 12.12.2008)
92 Vgl. Buchen/Maier 2008, Klappentext
93 Vgl. Statistik Austria, http://www.statistik.at/web_de/statistiken/gesundheit/gesundheitszustand/lebenserwartung_in_gesundheit/index.html (12.12.2008)
94 Vgl. Schenk 2007, S. 43
95 Beispiel aus Schenk 2007, S. 20
96 Souza, zit. in Marie Claire Nr. 12/1993, S. 40; Agentin, zit. in Schwarzer 2000, S. 226
97 Trapp 2007, S. 220
98 Degele 2008a, S. 176
99 Vgl. Kluge/Sonnenmoser 2001a
100 Vgl. Wray 2007; Psychologie Heute, Juli 2007, S. 17
101 Z.B. http://www.netdoktor.de/Magazin/Age-Scan-Wie-alt-sind-Sie-wirk-2199.html (11.1.2009); APA-Meldung »Nach dem Pass 51, biologisch 42« vom 17.8.2000, nach dpa-Meldung vom 16.8.2000
102 »University of Michigan«, vgl. Kleinspehn-Ammerlahn/Kotter-Grühn/Smith 2008 und University of Michigan, Pressemitteilung vom 2.12.2008; »Emnid«, vgl. www.paradisi.de/ausdrucken.php?news=2573 (10.2.2009)

103 Alle: Der Standard (11./12.11.2000, S. A11;17./18.8.2002, S. 13; 22./23.11.2008, S. 22; 14./15.12.2002, S. 15; 28./29.2.2004, S. 16)
104 Filipp/Mayer 2005, S. 26ff
105 Vgl. Degele 2008a, S. 169ff
106 Drolshagen 1995, S. 193
107 Seidl 2005, S. 8
108 Schenk 2007, S. 20
109 Seidl 2005, S. 8
110 Knef, zit. in Kullmann 2003, S. 47
111 Vgl. Kullmann 2003, S. 43
112 Eigene Berechnungen aus der offiziellen USA-Statistik 2007, http://www.cosmeticplasticsurgerystatistics.com/statistics.html (10.1.2009)
113 Drolshagen 2007, S. 111
114 Vgl. Gala, Nr. 48/2008, S. 26ff; Kullmann 2003, S. 46
115 Kleine Zeitung, 16.8.2008, S. 80; Bunte, Nr. 12/2008, S. 34
116 Vgl. http://www.portal-der-schoenheit.de/News/Silikon-Implantate-USA-zulassung.php (10.2.2009); Frankfurter Allgemeine Zeitung, 4.6.2003
117 Vgl. Drolshagen 1995, S. 201; Greer 2000, S. 34
118 Vgl. z.B. Öko-Test, zit. in Frankfurter Rundschau vom 26.9.2000, S. 38; Konsument – Das österreichische Test-Magazin. Nr. 6/2002, S. 34–36
119 Umlauf, zit. in Kurier vom 16.2.2006, S. 25
120 Vgl. Mienert 2008, S. 145ff
121 Drolshagen 1995, S. 224
122 Brigitte-Anzeigenabteilung/ Gruner+Jahr Marketing-Forschung und -Service 2001, S. 15
123 Vgl. http://db.uni-leipzig.de/aktuell/index.php?modus=pmanzeige&pm_id=3180 (21.11.2008)
124 Basow 1991 und Tiggemann/Kenyon 1998, beide zit. in Toerien/Wilkinson 2003, S. 333
125 Z.B. in Freedman 1989; Chapkis 1995; Drolshagen 1995; Greer 2000; Burkart 2000; Bolt 2001
126 Z.B. Toerien/Wilkinson 2003; Lesnik-Oberstein 2007
127 Vgl. Burkart 2000, S. 81; Toerien/Wilkinson 2003, S. 339f
128 Vgl. Toerien/Wilkinson 2003, S. 339f
129 Toerien/Wilkinson 2003, S. 335
130 Vgl. Burkart 2000, S. 81
131 Chapkis 1995, S. 15
132 Vgl. Bolt 2000, S. 82ff
133 Vgl. Toerien/Wilkinson 2003, S. 333
134 Hilgendorff 1964, S. 226
135 Zit. in Bolt 2001, S. 78f
136 http://www.netdoktor.at/health_center/mann/enthaarung.shtml (25.1.2009)
137 http://www.menshealth.de/koerper-enthaarung.240.htm (25.1.2009)
138 Vgl. http://www.cosmeticplasticsurgerystatistics.com/ (21.1.2009)
139 Vgl. Klein 2000, S. 40f; Funken 2005, S. 215
140 Vgl. Bundeszentrale für politische Bildung (bpb) et al. 2008, S. 314
141 Vgl. Verkehrsclub Österreich (VCÖ), http://www.vcoe.at/ (4.1.2009)
142 Bette 2005, S. 249
143 Ebd., S. 9f

144 Klein 2000, S. 41
145 Ebd., S. 41
146 Schuster 2004, S. 161
147 Vgl. Schuster 2004, S. 169
148 Vgl. Schuster 2004, S. 174; Bette 2005, S. 259; Kreisky 2008, S. 146
149 Kreisky 2008, S. 152
150 Vgl. Hitzler 2002, S. 74f
151 Bette 2005, S. 259
152 Penz 1995, S. 31
153 Vgl. Pope/Phillips/Olivardia 2001, S. 24f
154 Vgl. Penz 1995, S. 30f; Penz 2001, S. 17f
155 Vgl. Dauschke 1995, S. 104
156 Vgl. Drolshagen 1997, S. 57; Posch 1999, S. 69ff; Posch 2002, S. 83; Degele 2004, S. 29; Deak 2005, S. 210
157 Vgl. Bröckling 2007a
158 Drolshagen 1995, S. 105
159 Stone, vgl. http://www.portal-der-schoenheit.de/News/051118-Sharon-Stone-Schoenheit schirurg-Gericht-Renato-Calbria.php (30.12.2008); Porno-Magazin, zit. in Etcoff 2001, S. 254; Schröder, vgl. Hamburger Abendzeitung, http://www.haz.de/welt_im_spiegel/in land/128627.html vom 12.4.2002 (13.4.2002); Banks, vgl. Der Spiegel Nr. 39/2005, S. 232
160 Laumann und Schwind von Egelstein, zit. in Hamburger Abendzeitung, http://www.haz.de/welt_im_spiegel/inland/128627.html vom 12.4.2002 (13.4.2002)
161 Koppetsch 2000a, S. 119
162 In: Horváth, Ödön von: *Rund um den Kongreß*. 1929. In abgewandelter Form (»Ich bin nämlich eigentlich ganz anders, aber ich komme nur so selten dazu.«) bereits 1926 in *Zur schönen Aussicht*.
163 Drolshagen 1995, S. 43
164 Vgl. Ach 2006a, S. 194
165 http://www.laser-esthetic.de/ (30.12.2008)
166 Pressemitteilung der Deutschen Gesellschaft für Plastische, Rekonstruktive und Ästhetische Chirurgie, 28.9.2005
167 Panfilov, zit. in 3SAT »wissen aktuell: Geheimnis Schönheit«, 29.12.2008
168 http://www.laurenhutton.com/combo-ingredients.html (30.12.2008)
169 Vgl. z.B. http://shop.palmers.at/suche.aspx?bc=Suche (30.12.2008)
170 Watzlawick 1991, S. 88
171 Vgl. Duden: Das große Fremdwörter-Buch, S. 164
172 Ernst 2008, S. 20
173 Greer 2000, S. 32
174 Vgl. Ernst 2008, S. 22
175 Ernst 2008, S. 23
176 Goffman 2008, S. 231
177 Hahn 2002, S. 290
178 Baumeister, zit. in Ernst 2008, S. 24
179 Lehnert 2006, S. 16
180 Etcoff 2001, S. 20
181 Hitzler 2002, S. 78f
182 Ebd., S. 79

183 Drolshagen 1995, S. 206f
184 Etcoff 2001, S. 252
185 Furtwängler, zit. z.B. in http://www.n-tv.de/943640.html?030420081515 (30.12.2008); Lugner, zit. in News, Nr. 7/2008, 14.2.2008, S. 119; Madonna, vgl. Kullmann 2003, S. 42ff; »Auch andere Prominente…«, zit. in Gala, Nr. 48/2000, 20.11.2008, S. 26ff; Cleese, zit. in http://www.telegraph.co.uk/health/3451947/Fawlty-follicles-John-Cleese-admits-to-hair-transplant.html (30.12.2008)
186 Koppetsch 2000a, S. 111
187 Vogue, Nr. 10/1993, S. 195ff; Bunte, Nr. 12/2008, S. 54; active beauty, Kundenmagazin von dm, Nr. 2/April 2008, S. 28; Nivea: www.nivea.at/home (10.2.2009)
188 Koppetsch 2000a, S. 110
189 Vgl. Hahn 2002, S. 283ff
190 Hahn 2002, S. 291
191 Koppetsch 2000a, S. 109
192 Kleine Zeitung, 16.6.2004, S. 14f; Kurier, 14.7.2007, S. 17; Kurier, 12.8.2008, S. 16; Kleine Zeitung, 20.9.2006, S. 48f; News, Nr. 50/2008, S. 41
193 Vgl. Kurier, 14.7.2007, S. 17; Kleine Zeitung, 20.9.2008, S. 48
194 News Nr. 50/2008, S. 44
195 Vgl. http://www.vdpc.de/presseinformationen/1223392257/ (15.1.2009)
196 DGPRÄC, Pressemitteilung vom 2.10.2008, http://www.vdpc.de/presseinformationen/1223392257/ (15.1.2009); siehe auch Kleine Zeitung, 20.9.2008, S. 49
197 Vgl. www.cosmeticplasticsurgerey.com (30.1.2009)
198 Vgl. http://www.vdpc.de/presseinformationen/heilmittelwerbegesetz2006/; http://www.gesundheitswirtschaft.info/content/view/1653/415/ (beide: 15.1.2009)
199 vgl. Wolf 1993, S. 321
200 Kullmann 2003, S. 43
201 Ebd., S. 47
202 Vgl. Bundeszentrale für gesundheitliche Aufklärung 2006, S. 67ff; Heßling/Bode 2006, S. 13
203 BZgA, Pressemitteilung vom 24.10.2006
204 Vgl. Haffner et al. 2007, S. 12f
205 Übergewicht und Untergewicht waren in dieser Studie *unter* den WHO-Richtlinien und damit sehr niedrig angesetzt (Übergewicht ab BMI von 24,5, Untergewicht ab BMI von 17,5).
206 Vgl. Weltgesundheitsorganisation 2008a, S. 76ff
207 Vgl. World Health Organisation 2007, S. 1ff
208 http://www.who.int/bmi/index.jsp?introPage=intro_1.html (2.1.2009)
209 Vgl. Habermann-Horstmeier 2008, S. 495ff
210 Vgl. Gaugele 2005, S. 235
211 Feingold/Mazzella, zit. in Psychologie Heute, Mai 1999, S. 14
212 Vgl. Rozin/Trachtenberg/Cohen 2001
213 Vgl. Kluge/Sonnenmoser 2001a
214 Vgl. http://www.cosmeticplasticsurgerystatistics.com/ (21.1.2009)
215 Apotheken Umschau, zit. in Ach 2006, S. 188 und Villa 2008a, S. 9
216 DGÄPC, zit. in Ach 2006, S. 188; siehe auch http://www.schoenheit-und-medizin.de/news/statistik/statistik-schoenheitschirurgie.html (16.1.2009)

217 Universität Landau, vgl. Kluge/Sonnenmoser 2001b; Dove-Studie, vgl. www.unilever.de, Pressemitteilung vom 9.10.2006; Spectra-Insitut, vgl. www.spectra.at/archiv/Aktuell_01_09_Attraktivitaet.pdf (10.2.2009); Gallup-Institut, vgl. http://www.gallup.at/kma/images/stories/pressekonferenz_schnheit.pdf (10.2.2009)
218 Vgl. Borkenhagen 2001, S. 56
219 Vgl. Bundessozialgericht, Pressemitteilung Nr. 57/2004
220 Die Homepages der Schweizerischen Gesellschaft für plastische, ästhetische und rekonstruktive Chirurgie und der Österreichischen Gesellschaft für plastische, ästhetische und rekonstruktive Chirurgie enthalten keine Statistiken. Aus Pressemitteilungen ist widersprüchliches Zahlenmaterial zu erfahren, weshalb hier darauf verzichtet wird, dieses wiederzugeben.
221 Vgl. Deutsche Gesellschaft für Plastische, Rekonstruktive und Ästhetische Chirurgie, Pressemitteilung vom 10.10.2008, http://www.vdpc.de/presseinformationen/ (5.1.2009)
222 http://www.gacd.de/ (5.1.2009)
223 http://www.berlinonline.de/berliner-zeitung/archiv/.bin/dump.fcgi/2008/0905/vermischtes/0012/index.html (5.1.2009)
224 Faludi 1991, zit. in Borkenhagen 2001, S. 56
225 Vgl. http://www.cosmeticplasticsurgerystatistics.com/statistics.html (16.1.2009)
226 Villa 2008a, S. 9
227 Vgl. www.mediaanlyzer.com/unternehmen/news.html#UF_JM (6.3.2009)
228 Vgl. Bundesministerium für soziale Sicherheit, Generationen und Konsumentenschutz, S. 39ff
229 Vgl. Kullmann 2008, S. 51; vgl. auch Rohr 2004, S. 91; Ensel 2001, S. 106; Villa 2008b, S. 245; http://www.cosmeticplasticsurgerystatistics.com/statistics.html (9.1.2009)
230 Drakulic 2006, S. 53f
231 Schwarzer 2000, S. 234f
232 Wolf 1993, S. 18f
233 Vgl. Esders 2007, S. 108
234 Vgl. Kluge/Hippchen/Fischinger 1999, S. 52
235 Drakulic 2006, S. 54
236 Koppetsch 2000a, S. 110
237 Vgl. Penz 2001, S. 10f
238 Zit. in Kluge/Hippchen/Fischinger 1999, S. 21
239 Vgl. Penz 2001, S. 10; Kullmann 2008, S. 51
240 Vgl. Renz 2007, S. 132f
241 Vgl. z.B. Wolf 1993, S. 261ff; Greer 2000, S. 32; Penz 2001, S. 10; Bundeszentrale für gesundheitliche Aufklärung 2006, S. 67ff; Heßling/Bode 2006, S. 13; Haffner et al. 2007, S. 12f; Degele 2008b, S. 166
242 Degele 2004, S. 29
243 zit. in Herunter 1998, S. 241
244 Wolf 1993, S. 404
245 Vgl. Posch 1999, S. 194ff; Trapp 2001, S. 69; Penz 2001, S. 11; Degele 2004, S. 24ff; Menninghaus 2007a, S. 267; Diehl 2007, S. 190; Kreisky 2008, S. 155
246 Degele 2004, S. 27
247 Vgl. Trapp 2007, S. 216ff

248 »Viele US-Männer…«: Kleine Zeitung, 3.7.1999, S. 92; »Männer unterm…«: Beauty life, Juni 1999, S. 76; »Kunstvolles…«: Der Spiegel, Nr. 50/1999, S. 140; »Wer ist…«: Marie Claire, Dezember 1999, S. 178
249 Vgl. Kullmann 2008, S. 51; Rohr 2004, S. 91; Ensel 2001, S. 106; www.cosmeticplastic surgerystatistics.com (10.2.2009)
250 Vgl. www.gacd.de/presse/pressemitteilungen/2008/2008-09-04-neue-statistik-der-schoen heitsoperationen.html (5.1.2009)
251 BBE, zit. in Hannoversche Allgemeine, 1.4.2003
252 »Männer werden immer eitler«, www.oesterreich.orf.at vom 18.9.2003 (18.9.2003)
253 Welsch 2005, zit. in Kreisky 2008, S. 155
254 Vgl. Gieske 2001, S. 38ff
255 Büllmann 1993, zit. in Gieske 2001, S. 38f
256 Vgl. Gaugele 2005, S. 233
257 Alle Beispiele aus Hamann 2003, S. 86ff
258 New York Times 2003, zit. in Hamann 2003, S. 87
259 Trapp 2001, S. 70
260 Vgl. Wolf 1993, S. 403
261 Vgl. Pope/Phillips/Olivardia 1998
262 »Eine deutsche…«, vgl. Kluge/Hippchen/Fischinger 1999, S. 101; »Eine andere…«, vgl. Breuer/Schlesinger 2006, S. 177; »Wieder eine andere…«, vgl. Kluge/Sonnenmoser 2001a, S. 3
263 Vgl. Neutzling 2006, S. 19
264 »Kluge…«,vgl. Kluge/Hippchen/Fischinger 1999, S. 25; »Gaugele…«, vgl. Gaugele 2005, S. 233
265 Vgl. Hargreaves/Tiggemann 2006, S. 567ff
266 Meuser 2003, S. 176ff
267 Penz 2001, S. 11
268 Vgl. Hofstadler/Buchinger 2001, S. 251; Hersey 1998, S. 190ff; Pope/Phillips/Olivardia 2001, S. 46ff; Piel 2001, S. 174f; Meuser 2003, S. 176
269 Vgl. Piel 2001, S. 167ff
270 Vgl. Hersey 1998, S. 199ff
271 Hofstadler/Buchinger 2001, S. 51
272 Meuser 2002, S. 215f
273 Meuser 2000, S. 230
274 University of Missouri, Pressemitteilung vom 6.11.2008, http://www.eurekalert.org/bysubject/index.php?kw=219 (9.1.2009)
275 Neutzling 2006, S. 19

Kapitel 3: Warum uns das Schönheitsideal nicht egal ist

1 Beauvoir 2008, S. 517
2 Vgl. Ach 2006, S. 187
3 Vgl. Kluge/Hippchen/Fischinger 1999, S. 52
4 *Brigitte*-Anzeigenabteilung/Gruner+Jahr Marketing-Forschung und -Service 2002, S. 24

5 Vgl. Maier 2000, S. 133
6 Hier: Degele 2008a, S. 70; vgl. auch Degele 2004; Degele 2008b
7 Degele 2004, S. 17
8 Haug 1991, S. 182
9 Bayertz/Schmidt 2006, S. 46
10 Elias 1997b, S. 419
11 Ebd., S. 409
12 Ebd., S. 409
13 Vgl. Foucault 1994, S. 392f ; siehe auch Foucault zit. in Kreisky 2008, S. 146
14 Maasen 2008, S. 113
15 Vgl. Degele 2004, S. 16ff; Villa 2008a, S. 13
16 Esders 2007, S. 112
17 Trapp 2001, S. 73
18 Ebd., S. 73
19 Vgl. Lehnert 2003, S. 217
20 Vgl. Maier 2000, S. 133
21 Degele 2004, S. 9 und Cover
22 Vgl. Esders 2008, S. 106
23 Vgl. Degele 2004, S. 22; Ullrich 2008, S. 222
24 Trapp 2001, S. 72
25 Koppetsch 2000a, S. 108f
26 Deuser/Gläser/Köppe 1995, S. 36f
27 Vogue 1965, zit. in Wolf 1993, S. 260; Als *The Blitz* werden im englischen Sprachgebrauch die Angriffe der deutschen Luftwaffe auf London während des zweiten Weltkriegs bezeichnet.
28 http://www.news.com.au/heraldsun/story/0,,24365152-5012974,00.html (22.11.2008)
29 Vgl. Foucault 1994; Kreisky 2008, S. 146
30 Vgl. Duden 1994, S. 603
31 Kluge 1989, S. 324
32 Vgl. Drolshagen 1995, S. 157
33 Wolf 1993, S. 16f
34 Vgl. Drolshagen 1995, S. 158
35 Vgl. Buchtitel von Drolshagen 2007
36 Vgl. Gaugele 2005, S. 234
37 Penz 1995, S. 25
38 Bröckling 2007a, S. 241
39 Vgl. Polonijo/Waugh 2008
40 Rossmann/Brosius 2005, zit. in Schemer 2006, S. 14
41 Vgl. Groesz/Levine/Murnen 2002, S. 1ff
42 Zit. in Schemer 2006, S. 14
43 Vgl. Garner et al. 1980, zit. in Schemer 2006, S. 12
44 Vgl. Katzmarsky/Davis 2001, S. 590ff
45 Vgl. Schemer 2006, S. 12f
46 Vgl. ARD/ZDF-Studie Massenkommunikation 2005, ARD, Pressemitteilung vom 11. 10.2005
47 Vgl. Diehl 2007, S. 185
48 Schemer 2006, S. 14

49 Vgl. Jäckel/Mai 2008b
50 Vgl. Esders 2007, S. 104; Theunert 2008, S. 221
51 Köpl 2008, S. 43
52 Diehl 2007, S. 196
53 Vgl. ebd., S. 198
54 Jäckel/Mai 2008a, S. 7
55 Schneider 2006, zit. in Jäckel/Mai 2008a, S. 7
56 Imhof/Schulz 1998, zit. in Köpl 2008, S. 43
57 Döveling 2008, S. 75
58 Die letzten beiden Beispiele entstammen der Ernährungsberatungssendung »Du bist, was du isst« (ATV plus).
59 Seier/Surma 2008, S. 182
60 Esders 2007, S. 112
61 Gutwald 2007, S. 276
62 Esders 2007, S. 104
63 Seier/Surma 2008, S. 175
64 Tucholsky, zit. in Sußebach 2008, S. 20
65 Vgl. Penz 1995, S. 19ff; Sußebach 2008, S. 20; 3sat: »Das perfekte Gesicht«, in: wissen aktuell: Geheimnis Schönheit, 29.12.2008, 20.40 Uhr; Kullmann 2008, S. 53
66 Kullmann 2008, S. 53
67 Vgl. 3sat: »Das perfekte Gesicht«, in: wissen aktuell: Geheimnis Schönheit, 29.12.2008, 20.40 Uhr; Sußebach 2008, S. 20
68 Kraus, zit. in TV Woche Nr. 40/2008, S. 5; Schiffer, zit. in Trapp 2001, S. 72; Evangelista, zit. in Drolshagen 1995, S. 96; Turlington, zit. in Drolshagen 1995, S. 217
69 Vgl. Sußebach 2008, S. 20
70 Siehe z.B. News Nr. 31/2008, 31.7.2008, S. 142f
71 Hier: Penz 1995, S. 15 ; vgl. auch Penz/Pauser 2005
72 Penz/Pauser 1995a, S. 104
73 Vgl. Penz 1995, S. 16f
74 Penz 1995, S. 23
75 Menninghaus 2007a, S. 268
76 Esders 2007, S. 112
77 Jenß 2005a, S. 199
78 Vgl. Shilling 1993 und Turner 1996, beide zit. in Koppetsch 2000a, S. 102
79 Hahn/Meuser 2002, S. 11
80 Hier: Rohr 2004a, S. 95; vgl. auch Haiken 1997, zit. in Rohr 2004a, S. 95
81 Vgl. Davis 2008, S. 45f; vgl. auch Gilman 1999, zit. in Villa 2008a, S. 10
82 Vgl. Esders 2007, S. 105
83 Vgl. Matory 1998, zit. in Davis 2008, S. 46
84 Vgl. http://www.cosmeticplasticsurgerystatistics.com/statistics.html (10.1.2009)
85 Drolshagen 1995, S. 219
86 Davis 2008, S. 48
87 Vgl. Becker et al. 2002, S. 509ff
88 Lehnert 2006, S. 8
89 Vgl. Posch 1999, S. 33f
90 Vgl. Degele 2004, S. 168ff; Zitate S. 177 und S. 195
91 Degele 2004, S. 198

92 Villa 2008a, S. 10f
93 Deuser/Gläser/Köppe 1995, S. 35
94 Esders 2007, S. 110
95 Bachmann/Rippe 2006, S. 82
96 Sennett 2004, S. 213
97 Vgl. Kilanowski 1999, S. 18; Kasten 2006
98 Antoni-Komar 2001a, S. 65
99 Ebd., S. 19
100 Vgl. Elias 1997a und 1997b
101 http://www.rtl2.de/018095_0000.html (16.8.2008)
102 Vgl. Antoni-Komar 2001a, S. 23f
103 Penz 1995, S. 32
104 Kaufmann 1996, S. 338
105 Drolshagen 1995, S. 116f
106 Vgl. Esders 2007, S. 100
107 Vgl. Wegenstein 2006
108 Vgl. Gugutzer 2006a, S. 19; Bublitz 2006, S. 343
109 Esders 2007, S. 105
110 Ach/Pollmann 2006b
111 Siep 2006, S. 23
112 Kreisky 2008, S. 154
113 Vgl. Siep 2006, S. 26
114 Bock von Wülfingen 2008, S. 9
115 Ach/Pollmann 2006a, S. 12
116 Vgl. Bayertz/Schmidt 2006, S. 45
117 Vgl. Kasten 2006, S. 211
118 Kreisky 2008, S. 148
119 Bröckling 2007a, S. 47
120 Beck 1986, S. 217
121 active beauty, Kundenmagazin von dm, Nr. 2/April 2008, S. 28
122 Vgl. Menninghaus 2007a, S. 263
123 Trapp 2001, S. 66
124 Zum Nutzen von Schönheit aus Sicht der soziobiologisch und evolutionstheoretisch orientierten Attraktivitätsforschung siehe Etcoff 1999; Menninghaus 2007a; Renz 2007; Gründl 2007
125 Vgl. Meldung vom 12.8.2008, www.spiegel.de/panorama/0,1518571507,00.html; www.orf.at080813-28370/index.html (13.8.2008)
126 Wolf 1993, S. 38
127 Dietrich, zit. in Profil, Nr. 6/2009, S. 74f
128 Vgl. http://db.uni-leipzig.de/aktuell/index.php?modus=pmanzeige&pm_id=3180 (21.1.2009)
129 Vgl. *Brigitte*-Anzeigenabteilung/Gruner+Jahr Marketing-Forschung und -Service 2002, S. 7
130 Vgl. Neckel 2008
131 Penz 2001, S. 8
132 Brückler 1992, S. 188
133 Koppetsch 2000a, S. 100f
134 Koppetsch 200a, S. 101

135 »Männer mit vollem Haar…«, vgl. »Glatze ist Karrierekiller«, Süddeutsche Zeitung, 27. 4.2000; »bereits Neugeborene…«, vgl. Renz 2007, S. 38; »chinesisches Mädchen…«, vgl. Meldung vom 12.8.2008, www.spiegel.de/panorama/0,1518571507,00.html; www.orf.at 080813-28370/index.html (13.8.2008); »Die Ursachen des jugendlichen…«, vgl. Pressemitteilung DGPRÄC vom 27.4.2005, http://www.vdpc.de/archiv-pressemeldungen/ur sachen-des-jugendlichen-schoenheitswahns/ (7.1.2009)
136 Vgl. Degele 2004, S. 91ff; siehe auch Kapitel »Schönheit als Identitätsschaffung und -stabilisierung«
137 Vgl. Polonijo/Carpiano 2008
138 Vgl. Meyer et al. 2007, S. 2ff
139 Bundeszentrale für politische Bildung et al. 2008, S. 265
140 Bröckling 2007a, S. 119
141 Sennett 2007, S. 109
142 Neckel 2008, S. 86
143 Trapp 2001, S. 66
144 Menninghaus 2007a, S. 8
145 Neckel 2008, S. 15
146 Bröckling 2007aa, S. 239
147 Foucault 1994, S. 392f
148 Vgl. Schuster 2004, S. 162
149 Schulze 2008, S. 15
150 Vgl. ebd., S. 14ff
151 Ebd., S. 16
152 Reuss 2000, S. 4
153 Diener, zit. in Süddeutsche vom 27.3.2008, http://www.sueddeutsche.de/wissen/ 496/437241/text/print.html (3.1.2009)
154 Vgl. Chapkis 1995, S. 26
155 Kusche 2006, S. 289

Kapitel 4: Zwischen Für und Wider

1 Kreisky 2008, S. 155
2 Bock von Wülfingen 2008, S. 21
3 »13,15 Milliarden…«, vgl. http://www.cosmeticplasticsurgerystatistics.com/statistics.html (30.1.2009); »In Deutschland…«, vgl. Sedleck 2007, S. 54f; »Die Werbeetats…Botox«, vgl. Kullmann 2003, S. 43; »In Deutschland…Kosmetik…«, vgl. Sedleck 2007, S. 54; vgl. auch http://de.statista.org/statistik/daten/studie/1696/umfrage/werbeausgaben-der-wirtschafts branche-koerperpflege/ (30.1.2009)
4 Siep 2006, S. 25ff
5 Vgl. Werner/Weiss 2007, S. 68ff
6 Vgl. http://www.anitaroddick.com/readmore.php?sid=13 (30.1.2009)
7 Vgl. Misik 2008, S. 11
8 »Jugendmedienschutz«, vgl. www.kjm-online.de (Pressemitteilung vom 21.4.2004); »Bundessozialgericht«, vgl. Bundessozialgericht, Pressemitteilung Nr. 57/2004; »Heilmittel-

werbegesetz«, vgl. http://www.gesundheitswirtschaft.info/content/view/1653/415/ (Meldung vom 20.4.2006); »Krankenkassen«, vgl. http://www.journalmed.de/newsview.php?id=22303 (Meldung vom 4.8.2008) (alle: 10.2.2009)

9 Vgl. Trapp 2001, S. 73

10 Vgl. Gross 1994, S. 396

11 Hahn 2002, S. 284

Literatur

Ach, Johann S. (2006): »Komplizen der Schönheit? Anmerkungen zur Debatte über die ästhetische Chirurgie« In: ders./Pollmann, Arndt (Hg.): *no body is perfect. Baumaßnahmen am menschlichen Körper – Bioethische und ästhetische Aufrisse*. Bielefeld (transcript), S. 187–206.

— /Pollmann, Arndt (Hg.) (2006): *no body is perfect: Baumaßnahmen am menschlichen Körper - Bioethische und ästhetische Aufrisse*. Bielefeld (transcript).

Aghi, Mira/Asma, Samira/Yeong, Chng Chee Yeong/Vaithinathan, Rose (2001): »Initiation and Maintenance of Tobacco Use« In: Samet, Jonathan/Yoon, Soon-Young (Hg.): *Women and the Tobacco Epidemic. Challenges for the 21st Century*. WHO Monograph WHO/NMH/TF1/01.1, S. 49–68.

Akashe-Böhme, Farideh (Hg.) (1992): *Reflexionen vor dem Spiegel*. Frankfurt am Main (Suhrkamp).

Alberg, Anthony J./Carter, Cindy L./Carpenter, Matthew J. (2007): »Weight gain as an imperdiment to cigarette smoking cessation: A lingering problem in need of solutions« In: *Preventive Medicine*, Jg. 44, Nr. 4, April 2007, S. 296–297, DOI: 10.1016/j.ypmed.2007.01.001.

Alkemeyer, Thomas/Boschert, Bernhard /Gebauer, Gunter/Schmidt, Robert (Hg.) (2003a): »Aufs Spiel gesetzte Körper. Eine Einführung in die Thematik« In: dies. (Hg.): *Aufs Spiel gesetzte Körper. Aufführungen des Sozialen in Sport und populärer Kultur*. Konstanz (UVK), S. 7–15.

— (2003b): *Aufs Spiel gesetzte Körper. Aufführungen des Sozialen in Sport und populärer Kultur*. Konstanz (UVK).

anstiftung. Gemeinnützige Forschungsgesellschaft (Hg.) (1995): *Verflixte Schönheit*. Unveröffentlichtes Manuskript zur gleichnamigen Ausstellung. München (Eigenverlag).

Antoni-Komar, Irene (2001a): »Körper als Orte ästhetischer Erfahrung« In: dies. (Hg.): *Moderne Körperlichkeit. Körper als Orte ästhetischer Erfahrung*. Stuttgart/Bremen (dbv), S. 10–15.

— (Hg.) (2001b): *Moderne Körperlichkeit. Körper als Orte ästhetischer Erfahrung*. Stuttgart/Bremen (dbv).

— (2006): *Kulturelle Strategien am Körper. Frisuren, Kosmetik, Kleider*. Oldenburg (dbv).

Bachmann, Andreas/Rippe, Klaus Peter (2006): »Wieso es die Stepford Wives nicht geben darf. Über die moralischen Grenzen der Forschungsfreiheit« In: Ach, Johann S./Pollmann, Arndt (Hg.): *no body is perfect. Baumaßnahmen am menschlichen Körper – Bioethische und ästhetische Aufrisse*. Bielefeld (transcript), S. 79–107.

Bartens, Werner (2008a): *Vorsicht, Vorsorge! Wenn Prävention nutzlos oder gefährlich wird.* Frankfurt am Main (Suhrkamp).

— (2008b): »Schwer: in Ordnung« In: *Süddeutsche Zeitung* – Gesundheit, Heft 27/2008 vom 4.7.2008.

Bayertz, Kurt/Schmidt, Kurt W. (2006): »›Es ist ziemlich teuer, authentisch zu sein …!‹ Von der ästhetischen Umgestaltung des menschlichen Körpers und der Integrität der menschlichen Natur« In: Ach, Johann S./Pollmann, Arndt (Hg.): *no body is perfect: Baumaßnahmen am menschlichen Körper - Bioethische und ästhetische Aufrisse*. Bielefeld (transcript), S. 43–62.

Beauvoir, Simone de (2008): *Das andere Geschlecht. Sitte und Sexus der Frau.* Reinbek bei Hamburg (Rowohlt) (Franz. Orig., 1949).

Beck, Ulrich (1986): *Risikogesellschaft. Auf dem Weg in eine andere Moderne.* Frankfurt am Main (Suhrkamp).

— (2007) [2006]: *Weltrisikogesellschaft*. Frankfurt am Main (Suhrkamp).

Becker, Anne E./ Burwell, Rebecca A./Gilman, Stephen/Herzog, David B./Hamburg, Paul (2002): »Eating behaviours and attitudes following prolonged exposure to television among ethnic Fijian adolescent girls.« In: The British Journal of Psychiatry, Nr. 180, S. 509–514.

Benard, Cheryl/Schlaffer, Edit (1997): *Let's kill Barbie! Wie aus Mädchen tolle Frauen werden*. München (Heyne).

Bette, Karl-Heinrich (2003): »X-treme. Soziologische Betrachtungen zum modernen Abenteuer- und Risikosport« In: Alkemeyer, Thomas/Boschert, Bernhard /Gebauer, Gunter/Schmidt, Robert (Hg.): *Aufs Spiel gesetzte Körper. Aufführungen des Sozialen in Sport und populärer Kultur*. Konstanz (UVK), S. 19–36.

— (2005) [1989]: *Körperspuren. Zur Semantik und Paradoxie moderner Körperlichkeit.* Bielefeld (Transcript).

Blech, Jörg (2005): *Die Krankheitserfinder. Wie wir zu Patienten gemacht werden*. Frankfurt am Main (Fischer).

Bock von Wülfingen, Bettina (2007): *Genetisierung der Zeugung. Eine Diskurs- und Metaphernanalyse reproduktionsgenetischer Zukünfte*. Bielefeld (transcript).

Bolt, Nina (2001): *Haare. Eine Kulturgeschichte der wichtigsten Hauptsache der Welt*. Bergisch Gladbach (Lübbe) (Dän. Orig., 1996).

Bonacker, Thorsten/Reckwitz, Andreas (Hg.) (2007): *Kulturen der Moderne. Soziologische Perspektiven der Gegenwart*. Frankfurt am Main/New York (Campus).

Borkenhagen, Ada (2001): »Gemachte Körper. Die Inszenierung des modernen Selbst mit dem Skalpell. Aspekte zur Schönheitschirurgie« In: *Psychologie und Gesellschaftskritik*, Jg. 25, Nr. 97, S. 55–67.

Boudon, Raymond/Bourricaud, Francois (1992): *Soziologische Stichworte. Ein Handbuch.* Opladen (Westdeutscher Verlag).
Bourdieu, Pierre (1987): *Die feinen Unterschiede. Kritik der gesellschaftlichen Urteilskraft.* Frankfurt am Main (Suhrkamp) (Franz. Orig., 1979).
Bovenschen, Silvia (1986a): »Über die Listen der Mode« In: dies. (Hg.): *Die Listen der Mode.* Frankfurt am Main (Suhrkamp), S. 10–30.
— (Hg.) (1986b): *Die Listen der Mode.* Frankfurt am Main (Suhrkamp).
Breuer, Christoph/Schlesinger, Thorsten (2006): »Alterung und Sportartikelnachfrage« In: *Sport und Gesellschaft,* Jg. 3, Nr. 2, S. 175–197.
Brickner, Irene (2008a): »Berliner Gipfel gegen Diätwahn. Leben hat Gewicht« In: *Emma,* März/April 2008, S. 74–79.
— (2008b): »Österreich – Modell SOEss« In: *Emma,* März/April 2008, S. 80–81.
Brigitte-Anzeigenabteilung/Gruner+Jahr Marketing-Forschung und -Service (Hg.) (2002): *Was bedeutet Ihnen Schönheit? 28.000 Brigitte-Leserinnen geben Auskunft.* Hamburg (Gruner+Jahr).
Bröckling, Ulrich (2007a): *Das unternehmerische Selbst. Soziologie einer Subjektivierungsform.* Frankfurt am Main (Suhrkamp).
— (2007b): »Regime des Selbst. Ein Forschungsprogramm« In: Bonacker, Thorsten/Reckwitz, Andreas (Hg.): *Kulturen der Moderne. Soziologische Perspektiven der Gegenwart.* Frankfurt am Main/New York (Campus), S. 119–139.
Brückner, Margit (1992): »Schönheit und Vergänglichkeit« In: Akashe-Böhme, Farideh (Hg.): *Reflexionen vor dem Spiegel.* Frankfurt am Main (Suhrkamp), S. 175–213.
Bublitz, Hannelore (2006): »Sehen und gesehen werden. Auf dem Laufsteg der Gesellschaft« In: Gugutzer, Robert (Hg.): *body turn. Perspektiven der Soziologie des Körpers und des Sports.* Bielefeld (transcript), S. 341–361.
Buchen, Sylvia/Maier, Maja (Hg.) (2008): *Älterwerden neu denken. Interdisziplinäre Perspektiven auf den demografischen Wandel.* Wiesbaden (VS Verlag für Sozialwissenschaften).
Bundesministerium für soziale Sicherheit, Generationen und Konsumentenschutz (Hg.) (2003): *4. Bericht zur Lage der Jugend in Österreich. Teil A: Jugendradar 2003.* Erstellt von SPECTRA Marktforschungsges.m.b.H. und jugendkultur.at – Institut für Jugendkulturforschung und Kulturvermittlung. Wien (Eigenverlag).
Bundeszentrale für gesundheitliche Aufklärung (BZgA) (Hg.) (2006): *Jugendsexualität.* Köln (Eigenverlag).
Bundeszentrale für politische Bildung (bpb)/Statistisches Bundesamt (Destatis)/ Gesellschaft Sozialwissenschaftlicher Infrastruktureinrichtungen (GESIS-ZUMA) /Wissenschaftszentrum Berlin für Sozialforschung (WZB) (Hg.) (2008): *Datenreport 2008. Ein Sozialbericht für die Bundesrepublik Deutschland.* Bonn (Eigenverlag).
Burger, Renate/Davani, Keyvan (2006): *Schwarzbuch Zigarette. Rauchen gefährdet Ihr Bewusstsein.* Wien (Ueberreuter).

Burkard, Günter (2000): »Zur Kulturbedeutung der Haare« In: Koppetsch, Cornelia (Hg.): *Körper und Status. Zur Soziologie der Attraktivität.* Konstanz (UVK), S. 61–98.

Campos, Paul (2004): *The obesity myth. Why America's obsession with weight ist hazardous to your health.* New York (Gotham Books).

Carpenter, Carrie Murray/Wayne, Geoffrey Ferris/Connolly, Gregory N. (2005): »Designing cigarettes for women: new findings from the tobacco industry documents« In: *Addiction*, Jg. 100, Nr. 6, S. 837–851. DOI:10.1111/j.1360–0443.2005.01072.x.

Chapkis, Wendy (1995): *Schönheitsgeheimnisse – Schönheitspolitik.* Frankfurt am Main Fischer) (Eng. Orig., 1986).

Cunningham, Michael R. (1986): »Measuring the Physical in Physical Attractiveness. Quasi-Experiments on the Sociobiology of Female Facial Beauty« In: *Journal of Personality and Social Psychology* (Washington, DC), Nr. 50 (5), S. 925–935.

Dalheimer, Birgit (2001): »Babys von der Stange?« In: heureka! Das Wissenschaftsmagazin im *Falter.* Nr. 2/2001. Wien (Falter). http://www.falter.at/web/heureka/archiv/01_2/01.php (10.2.2009).

Dauschek, Anja (Hg. (1995): *Verflixte Schönheit – über Lust und Last des Schönseins.* Katalog zur gleichnamigen Ausstellung. München (Eigenverlag).

Davis, Kathy (2008): »Surgical passing – Das Unbehagen an Michael Jacksons Nase« In: Villa, Paula-Irene (Hg.): *Schön normal. Manipulationen am Körper als Technologien des Selbst.* Bielefeld (transcript), S. 41–65.

Deak, Alexandra (2006): »Schöner hungern. Über den Zusammenhang von Diät und Wahn« In: Ach, Johann S./Pollmann, Arndt (Hg.): *no body is perfect: Baumaßnahmen am menschlichen Körper – Bioethische und ästhetische Aufrisse.* Bielefeld (transcript), S. 207–223.

Dederich, Markus (2007): *Körper, Kultur und Behinderung. Eine Einführung in die Disability Studies.* Bielefeld (transcript).

Degele, Nina (2004): *Sich schön machen. Zur Soziologie von Geschlecht und Schönheitshandeln.* Wiesbaden (VS Verlag für Sozialwissenschaften).

— (2008a): »Schöner altern. Altershandeln zwischen Verdrängung, Resonanzen und Solidaritäten« In: Buchen, Sylvia/Maier, Maja (Hg.): *Älterwerden neu denken. Interdisziplinäre Perspektiven auf den demografischen Wandel.* Wiesbaden (VS Verlag für Sozialwissenschaften), S. 165–180.

— (2008b): »Normale Exklusivitäten. Schönheitshandeln, Schmerznormalisieren, Körper inszenieren« In: Villa, Paula-Irene (Hg.): *Schön Normal. Manipulationen am Körper als Technologien des Selbst.* Bielefeld (Transcript), S. 67–84.

— /Dries, Christian (2005): *Modernisierungstheorie. Eine Einführung.* München (UTB).

Deuser, Karin/Gläser, Elisabeth/Köppe, Daniela (1995): *90–60–90. Zwischen Schönheit und Wahn.* Berlin (Zyankrise).

Deutsche Gesellschaft für Ernährung (DGE) (2008): Normalgewichtige Männer in der Minderheit. DGE Ernährungsbericht 2008 bestätigt Verbreitung von Übergewicht und Adipositas. Pressemitteilung Nr. 15/2008 vom 23.12.2008.

Deutsches Krebsforschungszentrum (Hg.) (2008): *Frauen und Rauchen in Deutschland.* Heidelberg (Eigenverlag).

Diehl, Paula (2007): »Schönheit als Pflicht – oder warum sich Berlusconi operieren ließ« In: Gutwald, Cathrin/Zons, Raimar (Hg.): *Die Macht der Schönheit.* München (Wilhelm Fink), S. 179–204.

Döveling, Katrin (2008): «Powered by emotions. Zur Macht der Emotionen im Reality TV« In: Jäckel, Michael/Mai, Manfred (Hg.): *Medienmacht und Gesellschaft. Zum Wandel öffentlicher Kommunikation.* Frankfurt am Main/New York (Campus), S. 57–81.

Donner, Susanne (2006): »Fett: Das lebenswichtige Organ« In: *Bild der Wissenschaft*, Nr. 9/2006, S. 24.

Dorer, Johanna/Geiger, Brigitte/Kopl, Regina (Hg.) (2008): *Medien – Politik – Geschlecht. Feministische Befunde zur politischen Kommunikationsforschung.* Wiesbaden (VS Verlag für Sozialwissenschaften).

Drakulic, Slavenka (2006): »Schlachtfeld Frauenkörper« In: *Emma*, September/Oktober 2006, S. 50–54.

Drolshagen, Ebba D. (1995): *Des Körpers neue Kleider. Die Herstellung weiblicher Schönheit.* Frankfurt am Main (Krüger).

— (2007): *Ich will aussehen wie ich selbst. Nur schöner!* München (Droemer).

Duttweiler, Stefanie (2008): »Im Gleichgewicht für ein gesundes Leben«. Präventionsstrategien für eine riskante Zukunft« In: Schmidt-Semisch, Henning/Schorb, Friedrich (Hg.): *Kreuzzug gegen Fette. Sozialwissenschaftliche Aspekte des gesellschaftlichen Umgangs mit Übergewicht und Adipositas.* Wiesbaden (VS Verlag für Sozialwissenschaften), S. 125–142.

Ebbing, Tina (2008): *Körpermitte. Eine Kulturgeschichte des Bauches seit der Frühen Neuzeit.* Frankfurt am Main/New York (Campus).

Elias, Norbert (1997a) [1939]: *Über den Prozess der Zivilisation. Soziogenetische und psychogenetische Untersuchungen. Erster Band: Wandlungen des Verhaltens in den weltlichen Oberschichten des Abendlandes.* Frankfurt am Main (Suhrkamp).

— (1997b) [1939]: *Über den Prozess der Zivilisation. Soziogenetische und psychogenetische Untersuchungen. Zweiter Band: Wandlungen der Gesellschaft. Entwurf zu einer Theorie der Zivilisation.* Frankfurt am Main (Suhrkamp).

Emsli, C./Hunt, K./Macihntyre, S. (2001): »Perceptions of body image among working men and women« In: *Journal of Epidemiology & Community Health*, Nr. 55, S. 406–407.

Ensel, Angelica (1996): *Nach seinem Bilde. Schönheitschirurgie und Schöpfungsphantasien in der westlichen Medizin.* Bern (eFeF).

— (2001): »Schönheitsoperation – Lösung oder Dilemma« In: Antoni-Komar, Irene (Hg.): *Moderne Körperlichkeit. Körper als Orte ästhetischer Erfahrung.* Stuttgart/Bremen (dbv), S. 106–125.

Ernst, Heiko (2008): »Leben mit Echtheitszertifikat. Wer oder was wollen wir wirklich sein?« In: *Psychologie heute*, Oktober 2008, S. 20–27.

Esders, Karin (2007): »Trapped in an uncanny valley. Von der unheimlichen Schönheit künstlicher Körper« In: Paul, Heike/Ganser, Alexandra (Hg.): *Screening gender. Geschlechterszenarien in der gegenwärtigen US-amerikanischen Populärkultur.* Münster (Lit-Verlag), S. 97–115.

Etcoff, Nancy (2001): *Nur die Schönsten überleben. Die Ästhetik des Menschen.* München (Diederichs) (Engl. Orig., 1999).

Ezzati, Majid/Vander Hoorn, Stephen/Lawes, Carlene M. M./Leach, Rachel/ James, W. Philip T./Lopez, Alan D./Rodgers, Anthony /Murray, Christopher J. L. (2005): »Rethinking the ‹Diseases of Affluence‹ Paradigm: Global Patterns of Nutritional Risks in Relation to Economic Development« In: *PLoS MEDICINE*, www.plosmedicine.org, Jg.. 2, Nr. 5, e133, S. 0404-0411.

Filipp, Sigrun-Heide/Mayer, Anne-Kathrin (2005): »Zur Bedeutung von Altersstereotypen« In: Bundeszentrale für politische Bildung (Hg.): *Alter und Altern.* Aus Politik und Zeitgeschichte (APuZ), Beilage zur Wochenzeitung *Das Parlament* Nr. 49–50/2005, 5.12.2005, S. 25–31.

Flegal, Katherine M./Graubard, Barry I./ Williamson, David F./Gail, Mitchell H. (2005): »Excess Deaths Associated With Underweight, Overweight, and Obesity« In: *American Medical Association*, Jg. 15, Nr. 293, 20.4.2005, S. 1861–1867.

Foucault, Michel (1994): *Überwachen und Strafen. Die Geburt des Gefängnisses.* Frankfurt am Main (Suhrkamp) (Franz. Orig., 1975).

— (2005): *Analytik der Macht.* Frankfurt am Main (Suhrkamp) (Franz. Orig., 1961–1984).

Freedman, Rita (1989): *Die Opfer der Venus. Vom Zwang, schön zu sein.* Zürich (Kreuz) (Engl. Orig., 1986).

Gansterer, Helmut A. (2002): »Schlanke Manager. Über ein Phänomen und dessen wichtigste Propheten« In: *Profil*, Nr. 4/2002, 21.1.2002, S. 98.

Gaugele, Elke (2005): »Style-Post-Pro-Duktionen. Paradoxien des Samplings« In: Mentges, Gabriele/Richard, Birgit (Hg.): *Schönheit der Uniformität. Körper, Kleidung, Medien.* Frankfurt am Main/New York (Campus), S. 221–236.

Gedrich, Kurt/Albrecht, Monika (2003): *Datenrecherche der Entwicklung der Haushaltsausgaben für Ernährung in der zweiten Hälfte des 20. Jahrhunderts.* Hg. von der Technischen Universität München. München, Weihenstephan (Eigenverlag). http://www.ernaehrungswende.de/pdf/MB3%20TUM_final.pdf (28.12.2008).

Gehring, Petra (2006): *Was ist Biomacht? Vom zweifelhaften Mehrwert des Lebens.* Frankfurt am Main/New York (Campus).

Gieske, Sabine (2001): »Das ungleiche Paar. Was unterscheidet schöne Männer von schönen Frauen?« In: Antoni-Komar, Irene (Hg.): *Moderne Körperlichkeit. Körper als Orte ästhetischer Erfahrung.* Stuttgart/Bremen (dbv), S. 38–47.

Göckenjan, Gerd/Kondratowitz, Hans-Joachim von (2002): »Altern – Kampf um Deutungen und Lebensformen« In: Kemper, Peter/Sonnenschein, Ulrich (Hg.): *Globalisierung im Alltag.* Frankfurt am Main (Suhrkamp), S. 235–248.

Goffman, Erving (1982): *Das Individuum im öffentlichen Austausch. Mikrostudien zur öffentlichen Ordnung.* Frankfurt (Suhrkamp) (Engl. Orig., 1971).

— (2008): *Wir alle spiele Theater. Die Selbstdarstellung im Alltag.* München/Zürich (Piper) (Engl. Orig. 1959).

Grammer, Karl (2007): »Was Gesichter sagen. Die evolutionäre Psychologie der Schönheit« In: Gutwald, Cathrin/Zons, Raimar (Hg.): *Die Macht der Schönheit.* München (Wilhelm Fink), S. 71–84.

Grebmer, Klaus von/Fritschel, Heidi/Nestorova, Bella/Olofinbiyi, Tolulope/ Pandya-Lorch, Rajul/Yisehac, Yohannes (2008): Welthunger-Index. Herausforderung Hunger 2008. Hg. von der Welthungerhilfe. Bonn, Washington D.C./Dublin (Eigenverlag). http://www.welthungerhilfe.de/whi2008-uebersicht.html (12.12.2008).

Greer, Germaine (2000): *Die ganze Frau. Körper, Geist, Liebe, Macht.* München (Deutscher Taschenbuch Verlag) (Engl. Orig., 1999).

Gröning, Karl (Hg.) (2001) [1997]: *Geschmückte Haut. Eine Kulturgeschichte der Körperkunst.* München (Frederking & Thaler).

Groesz, Lisa M./Levine, Michael P./Murnen, Sarah K. (2002): »The effect of experimental presentation of thin media images on body satisfaction: A meta-analytic review« In: *International Journal of Eating Disorders.* Jg. 31, Nr. 1, S. 1–16.

Gross, Peter (1994): *Die Multioptionsgesellschaft.* Frankfurt am Main (Suhrkamp).

Gründl, Martin (2007): »Attraktivitätsforschung. Auf der Suche nach der Formel der Schönheit« In: Gutwald, Cathrin/Zons, Raimar (Hg.): *Die Macht der Schönheit.* München (Wilhelm Fink), S. 49–70.

Gugutzer, Robert (2004): *Soziologie des Körpers.* Bielefeld (transcript).

— (2006a): »Der *body turn* in der Soziologie. Eine programmatische Einführung« In: ders. (Hg.): *body turn. Perspektiven der Soziologie des Körpers und des Sports.* Bielefeld (transcript), S. 9–53.

— (2006b): *body turn. Perspektiven der Soziologie des Körpers und des Sports.* Bielefeld (transcript).

Gutwald, Cathrin (2007): »Nachwort« In: Gutwald, Cathrin/Zons, Raimar (Hg): *Die Macht der Schönheit.* München (Wilhelm Fink), S. 273–279.

— /Zons, Raimar (Hg.) (2007): *Die Macht der Schönheit.* München (Wilhelm Fink).

Habermann-Horstmeier, Lotte (2007): »Restriktives Essverhalten bei Frauen in Führungspositionen. Ein gesundheitlicher Risikofaktor?« In: *Arbeitsmedizin, Sozialmedizin und Umweltmedizin*, Jg. 42, Nr. 6/2007, S. 326–337.

— (2008): »Studie zur Ernährung von Studentinnen. Teil 1: Körpergewicht; Größe, Body-Mass-Index und Essverhalten deutscher Studentinnen im internationalen Vergleich« In: *Arbeitsmedizin, Sozialmedizin und Umweltmedizin.* Jg. 43, Nr. 10/2008, S. 495–506.

Haffner, Johann/Roos, Jeanette/Steen, Rainer/Klett, Martin/Resch, Franz (2007): »Jugendliche und ihr Körperempfinden« In: Bundeszentrale für gesundheitliche Aufklärung (BzgA) (Hg.): *Jugend. Sexualaufklärung und Familienplanung.* BzgA Forum, Nr. 3/2007, S. 12–18.

Hager, Angelika (2000): »Perlenketten-Offensive. Politik und Stil« In: *Profil*, Nr. 20 /2000, 15.5.2000, S. 32–33.

Hager, Angelika: »Billige Ticks« In: *Profil*, Nr. 33/2008, 11.8.2008, S. 84–85.

Hahn, Kornelia (2002): »Die Repräsentation des ›authentischen‹ Körpers« In: dies./Meuser, Michael (Hg.): *Körperrepräsentationen. Die Ordnung des Sozialen und der Körper.* Konstanz (UVK), S. 279–202.

— /Meuser, Michael (2002a): »Zur Einführung: Soziale Repräsentation des Körpers – Körperliche Repräsentation des Sozialen« In: dies. (Hg.): *Körperrepräsentationen. Die Ordnung des Sozialen und der Körper.* Konstanz (UVK), S. 7–16.

— /Meuser, Michael (2002b) (Hg.): *Körperrepräsentationen. Die Ordnung des Sozialen und der Körper.* Konstanz (UVK).

Hamann, Sibylle (2003): »Zart gesotten« In: *Profil*, Nr. 36/2003, 1.9.2003, S. 85–89.

Haring, Sabine A. (2008): *Verheißung und Erlösung. Religion und ihre weltlichen Ersatzbildungen in Politik und Wissenschaft.* Wien (Passagen).

Hargreaves, Duane A./Tiggemann, Marika (2006): »›Body Image is for Girls‹. A Qualitative Study of Boys' Body Image« In: *Journal of Health Psychology*, Jg. 11, Nr. 4, S. 567–576. DOI: 10.1177/1359105306065017.

Haug, Frigga (Hg.) (1991) [1983]: *Sexualisierung der Körper.* Berlin, Hamburg (Argumente).

Hellmich, Elisabeth (2007): *forever young? Die Unsichtbarkeit alter Frauen in der Gegenwartsgesellschaft.* Wien (Milena).

Hentschel, Christine (2006): »Der Schlanke Staat und der dicke Konsument. Zur Regierung der Fettleibigkeit« In: Lamla, Jörn/Neckel, Sighard (Hg.): *Politisierter Konsum – konsumierte Politik. Soziologie der Politik.* Wiesbaden (VS Verlag für Sozialwissenschaften), S. 113–131.

Hersey, George L. (1998): *Verführung nach Maß. Ideal und Tyrannei des perfekten Körpers.* Berlin (Siedler) (Engl. Orig. 1996).

Herunter, Hermann (1998): »Hose runter, Umsatz rauf?« In: *trend.* August Spezial Nr. 2/1998, S. 238–247.

Heßling, Angelika/Bode, Heidrun (2006): »Körperbewusstsein von Jugendlichen« In: Bundeszentrale für gesundheitliche Aufklärung (BzgA) (Hg.): *BZgA Forum*, Nr. 1/2006, S. 3–6.

Hilgendorff, Gertrud von (1964): *Jung – schlank – schön.* Graz/Stuttgart (Leopold Stocker Verlag).

Hillenkamp, Sven (2006): »*Das Amt bekleiden*« In: *ZEIT*, Nr. 38/2006, S. 6.

— (2007): »Sex & Macht« In: *Emma*, Mai/Juni 2007, S. 20–28.

Hillmann, Karl-Heinz (2007) [1994]: *Wörterbuch der Soziologie*. Stuttgart (Kröner).

Hitzler, Ronald (2002): »Der Körper als Gegenstand der Gestaltung. Über physische Konsequenzen der Bastelexistenz« In: Hahn, Kornelia/Meuser, Michael (Hg.): *Körperrepräsentationen. Die Ordnung des Sozialen und der Körper*. Konstanz (UVK), S. 71–85.

Hochschild, Arlie Russell (1994): *Das gekaufte Herz. Die Kommerzialisierung der Gefühle*. Frankfurt am Main/New York (Campus) (Engl. Orig. 1990).

Hölling, Heike/Schlack, Robert (2007): »Essstörungen im Kindes- und Jugendalter. Erste Ergebnisse aus dem Kinder- und Jugendgesundheitssurvey (KiGGS)« In: *Bundesgesundheitsblatt – Gesundheitsforschung – Gesundheitsschutz*, Nr. 5–6/2007, S. 794–799. DOI 10.1007/s00103-007-0242–6.

Hofstadler, Beate/Buchinger, Birgit (2001): *KörperNormen, KörperFormen. Männer über Körper, Geschlecht und Sexualität*. Wien (Turia + Kant).

Hohensteiner Institute (2003): *Passformoptimierung von Miederwaren*. Presseinformation vom 18.11.2003.

— (2005): *Maßnehmen im Dienste der Mode*. Presseinformation vom 4.4.2005.

Insitut für Demoskopie Allensbach (Hg.) (2003): *Der Wert der Freiheit. Ergebnisse einer Grundlagenstudie zum Freiheitsverständnis der Deutschen*. Allensbach (Eigenverlag).

Jäckel, Michael/Mai, Manfred (2008a): »›Soviel Macht war noch nie?‹ Einführung in die Thematik« In: ders./ders. (Hg.) Medienmacht und Gesellschaft. Zum Wandel öffentlicher Kommunikation. Frankfurt am Main/New York (Campus), S. 7–9.

— /Mai, Manfred (Hg.) (2008b): Medienmacht und Gesellschaft. Zum Wandel öffentlicher Kommunikation. Frankfurt am Main/New York (Campus).

Jenß, Heike (2005a): »Customize Me! Anmerkungen zur Massenindividualisierung in der Mode« In: Mentges, Gabriele/Richard, Birgit (Hg.): *Schönheit der Uniformität. Körper, Kleidung, Medien*. Frankfurt am Main/New York (Campus), S. 199–219.

— (2005b): »Original-Kopie. Selbstmodellierung in Serienkleidung« In: Neumann-Braun, Klaus/Richard, Birgit (Hg.): *Coolhunters. Jugendkulturen zwischen Medien und Markt*. Frankfurt am Main (Suhrkamp), S. 21–34.

Johnson, Susan L./Birch, Leann L. (1994): »Parent's and children's adiposity and eating style« In: *Pediatrics*, Nr. 94, S. 653–666.

Kasten, Erich (2006): *Body-Modification. Psychologische und medizinische Aspekte von Piercing, Tattoo, Selbstverletzung und anderen Körperveränderungen*. München (Ernst Reinhardt).

Kaufman, Nancy J./Nichter, Mimi (2001): »The Marketing of Tobacco To Women: Global Perspectives« In: Samet, Jonathan/Yoon, Soon-Young (Hg.):

Women and the Tobacco Epidemic. Challenges for the 21st Century. WHO Monograph WHO/NMH/TF1/01.1, S. 69–98.

Kaufmann, Jean-Claude (1996): *Frauenkörper – Männerblicke.* Konstanz (UVK) (franz. Orig. 1995).

Kemper, Peter/Sonnenschein, Ulrich (Hg.) (2002): *Globalisierung im Alltag.* Frankfurt am Main (Suhrkamp).

Kersh, Rogan/Morone, James (2008): »Anti-Fett-Politik. Übergewicht und staatliche Interventionspolitik in den USA« In: Schmidt-Semisch, Henning/Schorb, Friedrich (Hg.): *Kreuzzug gegen Fette. Sozialwissenschaftliche Aspekte des gesellschaftlichen Umgangs mit Übergewicht und Adipositas.* Wiesbaden (VS Verlag für Sozialwissenschaften), S. 89–106.

Kilanowski, Kerstin (1999): »Ruckedieguh, Blut ist im Schuh« In: *Freitag,* 12.2.1999, S. 18.

Kimmel, Sara B./Mahalik, James R. (2005): »Body Image Concerns of Gay Men: The Roles of Minority Stress and Conformity to Masculine Norms« In: *Journal of Consulting and Clinical Psychology,* Jg. 73, Nr. 6, S. 1185–1190.

Klein, Gabriele (2000): »Das Leibeigene« In: *ZEIT,* Nr. 44/2000, 26.10.2000, S. 40–41.

— (2004a): »Bewegung und Moderne. Eine Einführung« In: dies. (Hg.): *Bewegung. Sozial – und kulturwissenschaftliche Konzepte.* Bielefeld (transcript), S. 7–19.

— (Hg.) (2004b): *Bewegung. Sozial – und kulturwissenschaftliche Konzepte.* Bielefeld (transcript).

— /Meuser, Michael (2008): »Die paradoxen Körper: Garanten von Sicherheit und/oder Generatoren von Unsicherheiten?« In: *Sport und Gesellschaft,* Jg. 5, Nr. 1, S. 105–106.

Kleinspehn-Ammerlahn, Anna/Kotter-Grühn, Dana/Smith, Jacqui (2008): »Self-Perceptions of Aging: Do Subjective Age and Satisfaction With Aging Change During Old Age?« In: *Journal of Gerontology B: Psychological Sciences and Social Sciences,* Jg. 63, Nr. 6, S. 377–385.

Klotter, Christoph: »Der Strand als Truppenübungsplatz« In: Kemper, Peter/Sonnenschein, Ulrich (Hg.): *Globalisierung im Alltag.* Frankfurt am Main (Suhrkamp) 2002, S. 249–252.

— »Von der Diätetik zur Diät – Zur Ideengeschichte der Adipositas« In: Schmidt-Semisch, Henning/Schorb, Friedrich (Hg.): *Kreuzzug gegen Fette. Sozialwissenschaftliche Aspekte des gesellschaftlichen Umgangs mit Übergewicht und Adipositas.* Wiesbaden (VS Verlag für sozialwissenschaften) 2008, S. 21–34.

Kluge, Friedrich (1989): *Etymologisches Wörterbuch der deutschen Sprache.* Berlin, New York (Walter de Gruyter).

Kluge, Norbert/Hippchen, Gisela/Fischinger, Elisabeth (1999): *Körper und Schönheit als soziale Leitbilder.* Studien zur Sexualpädagogik Bd. 13. Frankfurt am Main (Peter Lang).

— /Sonnenmoser, Marion (2001a): »Sind junge Frauen wirklich im ›Schönheitswahn‹? Über schönheitsbezogene Einstellungen und Aktivitäten von Männern und Frauen in verschiedenen Altersgruppen« Universität Landau. http://www.uni-landau.de/kluge/Beitraege_zur_S.u.S/schoenheitswahn.pdf (11.1.2009).

— /Sonnenmoser, Marion (2001b): »Für die Schönheit unters Messer? Über die Einstellung der Deutschen zu Schönheitsoperationen« Universität Landau. http://www.uni-landau.de/kluge/Beitraege_zur_S.u.S/schoenheitsop erationen.pdf (9.1.2009)

Köpl, Regina (2008): »Verschiebungen – Neuvermessungen – (Wieder)Entdeckungen. Feministische Diskurse zum Verhältnis von Öffentlichkeit/Privatheit als zentrale Kategorien politischer Kommunikation« In: Dorer, Johanna/Geiger, Brigitte/Köpl, Regina (Hg.): *Medien – Politik – Geschlecht. Feministische Befunde zur politischen Kommunikationsforschung.* Wiesbaden (VS Verlag für Sozialwissenschaften), S. 35–50.

Körner, Sven (2008): *Dicke Kinder revisted. Zur Kommunikation juveniler Körperkrisen.* Bielefeld (Transcript).

Kohlenberg, Kerstin (2008): »In Schönheit gestorben« In: *ZEIT* Magazin, Nr. 49/ 2008, 27.11.2008, S. 13–20.

Kolip, Petra (2008): »Geschlechtergerechte Gesundheitsförderung und Prävention« In: *Bundesgesundheitsblatt – Gesundheitsforschung – Gesundheitsschutz*, Jg. 51, Nr. 1, S. 28–35.

Koppetsch, Cornelia (2000a): »Die Verkörperung des schönen Selbst. Zur Statusrelevanz von Attraktivität« In: dies. (Hg.): *Körper und Status. Zur Soziologie der Attraktivität.* Konstanz (UVK).

— (Hg.) (2000b): *Körper und Status. Zur Soziologie der Attraktivität.* Konstanz (UVK).

Korczak, Dieter (2007): Schönheitsoperationen: Daten, Probleme, Rechtsfragen. Forschungsprojekt im Auftrag der Bundesanstalt für Ernährung und Landwirtschaft (BLE). Bonn (Eigenverlag). http://download.ble.de/05HS020.pdf (27. 12.2008)

Krämer, Walter (1998a)[1991]: *So lügt man mit Statistik.* Frankfurt am Main/New York (Campus).

— (1998b) [1992]: *Statistik verstehen. Eine Gebrauchsanweisung.* Frankfurt am Main/ New York (Campus).

Kreisky, Eva (2008): »Fitte Wirtschaft und schlanker Staat. Das neoliberale Regime über die Bäuche« In: Schmidt-Semisch, Henning/Schorb, Friedrich (Hg.): *Kreuzzug gegen Fette. Sozialwissenschaftliche Aspekte des gesellschaftlichen Umgangs mit Übergewicht und Adipositas.* Wiesbaden (VS Verlag für Sozialwissenschaften), S. 143–161.

Kullmann, Katja (2003): »Zwischen Profit und Sehnsucht« In: *Emma*, Januar/ Februar 2003, S. 42–48.

— (2008): »Schönheit: Der teure Selbstekel« In: *Emma*, Juli/August 2008, S. 48–53.

Kurth, Bärbel-Maria/Schaffrath Rosario, Angelika (2007): »Die Verbreitung von Übergewicht und Adipositas bei Kindern und Jugendlichen in Deutschland. Ergebnisse des bundesweiten Kinder- und Jugendgesundheitssurveys (KiGGS)«

In: *Bundesgesundheitsblatt - Gesundheitsforschung – Gesundheitsschutz*, Nr. 5–6/2007, S. 736–743.

Kusche, Isabel (2006): »Wa(h)re Politik? Politische Kommunikationsforschung und Marketingtheorie« In: Lamla, Jörn/Neckel, Sighard (Hg.): *Politisierter Konsum – konsumierte Politik. Soziologie der Politik.* Wiesbaden (VS Verlag für Sozialwissenschaften), 281–299.

Lackner, Herbert (2000): »Schöner fremder Mann« In: *Profil*, Nr. 19/2000, 8.5. 2000, S. 42–43.

Lamla, Jörn/Neckel, Sighard (Hg.) (2006): *Politisierter Konsum – konsumierte Politik. Soziologie der Politik.* Wiesbaden (VS Verlag für Sozialwissenschaften).

Langlois, Judith H./Roggman, Lori A./Casey, Rita J./Ritter, Jean M./Rieser-Danner, Loretta A./Jenkins, Vivian Y. (1987): »Infant Preferences for Attractive Faces: Rudiments of a Stereotype?« In: *Developmental Psychology* (Washington, DC), Jg. 3, Nr. 23, S. 363–369.

Lehnert, Gertrud (2003): »Mode als Spiel. Zur Performativität von Mode und Geschlecht« In: Alkemeyer, Thomas/Boschert, Bernhard /Gebauer, Gunter/Schmidt, Robert (Hg.): *Aufs Spiel gesetzte Körper. Aufführungen des Sozialen in Sport und populärer Kultur.* Konstanz (UVK), S. 213–226.

— (2006): *Mode.* Köln (Dumont), 3. Aufl., Orig. 1998.

Lemke, Thomas (2006): *Die Polizei der Gene. Formen und Felder genetischer Diskriminierung.* Frankfurt am Main/New York (Campus).

Lesnik-Oberstein, Karin (Hg.) (2007): *The last Taboo. Women and Body Hair.* Manchester (Manchester University Press).

Lindinger, Peter (2004): *Nichtrauchen und trotzdem schlank. Die Methode mit Köpfchen.* Frankfurt am Main (Fischer).

Louis, Chantal (2006): »Auf dem Laufsteg tot zusammengebrochen« In: *Emma*, November/Dezember 2006, S. 50–51.

— (2008): »Tipps zum (Ver)Hungern verboten« In: *Emma*, Juli/August 2008, S. 30–31.

Maasen, Sabine (2008): »Bio-ästetische Gouvernmentalität. Schönheitschirurgie als Biopolitik« In: Villa, Paula-Irene (Hg.): *Schön normal. Manipulationen am Körper als Technologien des Selbst.* Bielefeld (Transcript), S. 99–118.

Macho, Thomas (1997): »Von Kaisern, Königen und Kanzler Kohl« In: *Neue Zürcher Zeitung*, NZZ-Folio Nr. 4/1997, S. 40–46.

Maier, Maja (2000): »Milieuspezifische Verkörperungen von Weiblichkeit. Zur Symbolik des schwangeren Körpers« In: Koppetsch, Cornelia (Hg.): *Körper und Status. Zur Soziologie der Attraktivität.* Konstanz (UVK), S. 125–140.

Max Rubner-Institut, Bundesforschungsinstitut für Ernährung und Lebensmittel (Hg.) (2008): *Nationale Verzehrsstudie II. Die bundesweite Befragung zur Ernährung von Jugendlichen und Erwachsenen.* Karlsruhe (Eigenverlag).

Menninghaus, Winfried (2007a) [2003]: *Das Versprechen der Schönheit.* Frankfurt am Main (Suhrkamp).

— (2007b): »Schönheit – Leben – Tod. Zur Evolutionstheorie von Aussehenspräferenzen« In: Gutwald, Cathrin/Zons, Raimar (Hg.): *Die Macht der Schönheit.* München (Wilhelm Fink), S. 35–48.

Mentges, Gabriele (2005): »Die Angst vor der Uniformität« In: dies./Richard, Birgit (Hg.): *Schönheit der Uniformität. Körper, Kleidung, Medien.* Frankfurt am Main/New York (Campus), S. 17–42.

— /Richard, Birgit (Hg.) (2005): *Schönheit der Uniformität. Körper, Kleidung, Medien.* Frankfurt am Main/New York (Campus).

Meuser, Michael (2000): »Dekonstruierte Männlichkeit und die körperliche (Wieder-)Aneignung des Geschlechts« In: Koppetsch, Cornelia (Hg.): *Körper und Status. Zur Soziologie der Attraktivität.* Konstanz (UVK), S. 211–236.

— (2002): »Körper und Sozialität. Zur handlungstheoretischen Fundierung einer Soziologie des Körpers« In: Hahn, Kornelia/ders. (Hg.): *Körperrepräsentationen. Die Ordnung des Sozialen und der Körper.* Konstanz (UVK), S. 19–44.

— (2003): »Bekommt der Mann einen Körper? Geschlechtersoziologische und modernisierungstheoretische Aspekte der Körperaufwertung in aktuellen Männlichkeitsdiskursen« In: Alkemeyer, Thomas/Boschert, Bernhard/Gebauer, Gunter/Schmidt, Robert: *Aufs Spiel gesetzte Körper. Aufführungen des Sozialen in Sport und populärer Kultur.* Konstanz (UVK), S. 169–186.

Meyer, Björn/Enström, Maria K./Harstveit, Mona/Bowles, David P./Beevers, Christopher G. (2007): »Happiness and despair on the catwalk: Need satisfaction, well-being, and personality adjustment among fashion models« In: *The Journal of Positive Psychology*, Jg. 2, Nr. 1, S. 2–17. DOI: 10.1080/1743976 0601076635.

Mienert, Malte (2008): *Total Diffus. Erwachsenwerden in der jugendlichen Gesellschaft.* Bielefeld (VS Verlag für Sozialwissenschaften).

Miersch, Michael: »Good news: Kilos sind gesund!« In: *Emma*, März/April 2008, S. 102–103.

Misik, Robert (2008): »Diagnose: Gier« In: *Falter*, Nr. 45/2008, S. 10–11.

Mittelstaedt, Juliane von (2006): »Lebensgefühl: Werd doch endlich mal vernünftig!« In: *ZEIT*, Zeit Campus Nr. 1/2006, S. 1.

Mitterweiß, Greta (2008): »Im Land der Dauermampfer« In: *Eltern*, Nr. 4/2008, S. 62–63.

Morgan, Kathryn Pauly (2008): »Foucault, Hässliche Entlein und Techno-Schwäne – Fett-Hass, Schlankheitsoperationen und biomedikalisierte Schönheitsideale in Amerika« In: Villa, Paula-Irene (Hg.): *Schön normal. Manipulationen am Körper als Technologien des Selbst.* Bielefeld (transcript), S. 143–172.

Mulder, Laetizia B. (2008): »The difference between punishments and rewards in fostering moral concerns in social decision making« In: *Journal of Experimental Social Psychology*, Jg. 44, Nr. 6, November 2008, S. 1436–1443. DOI: 10.1016/ j.jesp.2008.06.004

Neckel, Sighard (2006): »Design als Lebenspraxis. Ein Abgesang« In: Lamla, Jörn/ders. (Hg.): *Politisierter Konsum – konsumierte Politik. Soziologie der Politik*. Wiesbaden (VS Verlag für Sozialwissenschaften), S. 135–141.

— (2008): *Flucht nach vorn. Die Erfolgskultur der Marktgesellschaft*. Frankfurt am Main/New York (Campus).

Neumann-Braun, Klaus/Richard, Birgit (Hg.) (2005): *Coolhunters. Jugendkulturen zwischen Medien und Markt*. Frankfurt am Main (Suhrkamp).

Neutzling, Rainer (2006): »Kein Anschluss unter dieser Nummer. Jungen und ihr Körper« In: *BZgA Forum*, Nr. 1/2006, S. 16–21.

Nuber, Ursula (Hg.) (1995): *Spieglein, Spieglein an der Wand. Der Schönheitskult und die Frauen*. München (Heyne).

— (1997): *Schöner werden wir morgen. Eine Ermunterung, so zu bleiben, wie wir sind*. Bern, München, Wien (Scherz).

Nussbaum, Emily: »Tödliche Glamourwelt« In: *Emma*, März/April 2008, S. 92–94.

Österreichisches Institut für Jugendforschung (Hg.) (2006): »Nikotinsucht« In: *Pressedienst*, 3. Woche 2006, S. 1–6. http://www.oeij.at/content/de/presse/archivpresseaussendungen/index.html (3.3.2008)

Orbach, Susie (1984): »Unsere Körper sind die Zielscheibe« In: Schwarzer, Alice (Hg.): *Durch dick und dünn*. Emma-Sonderband Nr. 4. Köln 1984, S 86–87.

— (1991): *Anti-Diätbuch. Über die Psychologie der Dickleibigkeit, die Ursachen von Eßsucht*. München (Frauenoffensive) (Engl. Orig., 1978).

Peine, Sybille (2005): »Grenzen des Wachstums« In: *Bild der Wissenschaft*, Nr. 4/2005, S. 25.

Penz, Otto (1995): »Schönheit des Körpers« In: ders./Pauser, Otto: *Schönheit des Körpers. Ein theoretischer Diskurs über Bodybuilding, Diät und Schönheitschirurgie*. Wien (Rhombus), S. 7–52.

— (2001): *Metamorphosen der Schönheit. Eine Kulturgeschichte moderner Körperlichkeit*. Wien (Turia + Kant).

— /Pauser, Wolfgang (1995): »Spiegelbildlich: kontrovers«. In: ders./ders.: *Schönheit des Körpers. Ein theoretischer Diskurs über Bodybuilding, Diät und Schönheitschirurgie*. Wien (Rhombus), S. 55–119.

Piel, Edgar: »Bodycheck – Wie viel Körper braucht der Mensch? Eine Allensbach-Umfrage für den Deutschen Studienpreis« In: Randow, Gero von (Hg.): *Wie viel Körper braucht der Mensch? Standpunkte zur Debatte*. Hamburg (edition Körberstiftung) 2001, S. 167–183.

Pisinger, Charlotta/Jorgensen, Torben (2007a): »Weight concerns and smoking in a general population« In: *Preventive Medicine*, Jg. 44, Nr. 4, S. 283–289. DOI: 10.1016/j.ypmed.2006.11.014.

— /Jorgensen, Torben (2007b): »Waist circumference and weight following smoking cessation in a general population« In: *Preventive Medicine*, Jg. 44, Nr. 4, S. 290–294. DOI:10.1016/j.ypmed.2006.11.015.

Polonijo, Andrea N./Carpiano, Richard M. (2008): »Representations of Cosmetic Surgery and Emotional Health in Women's Magazines in Canada« In: *Women's Health Issues*, Jg. 18, Nr. 6, November/Dezember 2008, S. 463–470.

Pope, Harrison G./Phillips, Katharine A./Olivardia, Roberto (2001): *Der Adonis-Komplex. Schönheitswahn und Körperkult bei Männern.* München (Deutscher Taschenbuch Verlag).

Posch, Waltraud (1999): *Körper machen Leute. Der Kult um die Schönheit.* Frankfurt am Main/New York (Campus).

— (2002): »Zwischen Schönheit und Schönheitswahn« In: Kemper, Peter/Sonnenschein, Ulrich (Hg.): *Globalisierung im Alltag.* Frankfurt am Main (Suhrkamp), S. 219–234.

Randow, Gero von (Hg.) (2001a): »Wie viel Körper braucht die Demokratie?« In: ders. (Hg.): *Wie viel Körper braucht der Mensch? Standpunkte zur Debatte.* Hamburg (edition Körber-Stiftung), S. 116–118.

— (Hg.) (2001b): *Wie viel Körper braucht der Mensch? Standpunkte zur Debatte.* Hamburg (edition Körber-Stiftung).

Reichel-Domatoff, Elizabeth (2001) [1997]: »Vorwort« In: Gröning, Karl: *Geschmückte Haut. Eine Kulturgeschichte der Körperkunst.* München (Federking & Thaler), S. 12–15.

Reichert, Martin (2006): »Kleiderbügel verboten« In: *taz*, 20.9.2006, S. 29

Reinhardt, Susie (2007): »Schönheit reicht nicht« In: *Psychologie Heute*, September 2007, S. 16.

Renz, Ulrich (2007) [2006]: *Schönheit. Eine Wissenschaft für sich.* Berlin (Berliner Taschenbuch Verlags GmbH).

Reusch, Siegfried (2000): »Schön sein« In: *der blaue reiter.* Journal für Philosophie, Ausgabe 12, S. 4–5.

Rohr, Elisabeth (2004a): »Schönheitsoperationen. Eine neue Form der Körpertherapie?« In: dies. (Hg.): *Körper und Identität. Gesellschaft auf den Leib geschrieben.* Königstein am Taunus (Ulrike Helmer Verlag), S. 90–114.

— (Hg.) (2004b): *Körper und Identität. Gesellschaft auf den Leib geschrieben.* Königstein am Taunus (Ulrike Helmer Verlag).

Rose, Lotte (2008): »Essen und Überfressen – Anmerkungen zu kulturellen Aspekten der Nahrungsaufnahme« In: Schmidt-Semisch, Henning/Schorb, Friedrich, (Hg.): *Kreuzzug gegen die Fette. Sozialwissenschaftliche Aspekte des gesellschaftlichen Umgangs mit Übergewicht und Adipositas.* Wiesbaden (VS Verlag für Sozialwissenschaften), S. 227–240.

Rozin, Paul/Trachtenberg, Sarah/Cohen, Adam B. (2001): »Stability of body image and body image dissatisfaction in American college students over about the last 15 years« In: *Appetite.* Jg. 37, Nr. 3, S. 245–248.

Schemer, Christian (2006): »Die Medien als heimliche Verführer? Der Einfluss attraktiver Medienpersonen auf das Körperbild von Rezipientinnen und Rezipienten« In: *BZgA Forum*, Nr. 1/2006, S. 12–15.

Schenk, Herrad (2007) [2005]: *Der Altersangst-Komplex. Auf dem Weg zu einem neuen Selbstbewusstsein.* München (Beck'sche Reihe).

Schieman, Scott/Pudrovska, Tetyana/Eccles, Rachel (2007): »Perceptions of Body Weight Among Older Adults: Analyses of the Intersection of Gender, Race, and Socioeconomic Status« In: *The Journals of Gerontology, Series B: Psychological Sciences and Social Sciences*, Jg. 62B, Nr. 6, S. 415–423.

Schmid, Wilhelm (2002): »Fitneß? Wellness? Gesundheit als Lebenskunst« In: Kemper, Peter/Sonnenschein, Ulrich (Hg.): *Globalisierung im Alltag.* Frankfurt am Main (Suhrkamp), S. 209–218.

Schmidt-Semisch, Henning/Schorb, Friedrich (Hg.) (2008): *Kreuzzug gegen Fette. Sozialwissenschaftliche Aspekte des gesellschaftlichen Umgangs mit Übergewicht und Adipositas.* Wiesbaden (VS Verlag für Sozialwissenschaften).

Schmundt, Hilmar (2002): »Der Mensch wird neu vermessen« In: *Spiegel Online*, 22.4.2002. http://www.spiegel.de/wissenschaft/mensch/0,1518,192983,00.html (2.1.2009)

Schnierer, Thomas (1995): *Modewandel und Gesellschaft. Die Dynamik von »in« und »out«.* Opladen (Leske + Budrich).

Schorb, Friedrich (2008): »Keine ›Happy Meals‹ für die Unterschicht! Zur symbolischen Bekämpfung der Armut« In: Schmidt-Semisch, Henning/Schorb, Friedrich (Hg.): *Kreuzzug gegen Fette. Sozialwissenschaftliche Aspekte des gesellschaftlichen Umgangs mit Übergewicht und Adipositas.* Wiesbaden (VS Verlag für Sozialwissenschaften), S. 107–124.

Schramme, Thomas (2006): »Freiwillige Verstümmelung. Warum eigentlich nicht?« In: Ach, Johann S./Pollmann, Arndt (Hg.): *no body is perfect: Baumaßnahmen am menschlichen Körper – Bioethische und ästhetische Aufrisse.* Bielefeld (transcript), S. 163–184.

Schroer, Markus (Hg.) (2005): *Soziologie des Körpers.* Frankfurt am Main (Suhrkamp).

Schulze, Gerhard (2008): *Die Sünde. Das schöne Leben und seine Feinde.* Frankfurt am Main (Fischer).

Schuster, Nina (2004): »Paradies Fitness. Körper- und Gesundheitsbilder im gesellschaftlichen Wandel«. In: Rohr, Elisabeth (Hg.): *Körper und Identität. Gesellschaft auf den Leib geschrieben.* Königstein am Taunus (Ulrike Helmer Verlag) 2004, S. 161–181.

Schwarzer, Alice (Hg.) (1984): *Durch dick und dünn.* Emma-Sonderband Nr. 4.

— (1986): »Dünne machen!« In: dies. (Hg.): *Das neue Emma-Buch.* München (Fischer), S. 23–28.

— (2000): *Der große Unterschied. Gegen die Spaltung von Menschen in Männer und Frauen.* Köln (Kiepenheuer & Witsch).

— (2007): *Die Antwort.* Köln (Kiepenheuer & Witsch).

Sedlek, Thomas (2007): »Kosmetik-Gesamtmarkt: Planen mit Haut und Haar« In: *media & marketing*, Nr. 3/2007, S. 54–55.

Seidl, Claudius (2005): »Warum wir nicht mehr älter werden« In: Bundeszentrale für politische Bildung (Hg.): *Alter und Altern.* Aus Politik und Zeitgeschichte (APuZ), Beilage zur Wochenzeitung *Das Parlament* Nr. 49–50/2005, 5.12.2005, S. 3–9.

Seier, Andrea/Surma, Hanna (2008): »Schnitt-Stellen. Mediale Subjektivierungsprozesse in THE SWAN« In: Villa, Paula-Irene (Hg.): *Schön normal. Manipulationen am Körper als Technologien des Selbst.* Bielefeld (transcript), S. 173–198.

Sennett, Richard (2004): *Verfall und Ende des öffentlichen Lebens. Die Tyrannei der Intimität.* Frankfurt am Main (Fischer) (Engl. Orig., 1974).

— (2007): *Der flexible Mensch.* Berlin (BvT Berliner Taschenbuch Verlags GmbH) (Engl. Orig., 1998)

— (2008): *Die Kultur des neuen Kapitalismus.* Berlin (BvT Berliner Taschenbuch Verlags GmbH) (Engl. Orig. 2006).

Sichtermann, Barbara (1992): »Über die Schönheit, die Demokratie und den Tod« In: Akashe-Böhme, Farideh (Hg.): *Reflexionen vor dem Spiegel.* Frankfurt am Main (Suhrkamp), S. 21–34.

Siep, Ludwig (2006): »Die biotechnische Neuerfindung des Menschen«. In: Ach, Johann S./Pollmann, Arndt (Hg.): *no body is perfect: Baumaßnahmen am menschlichen Körper - Bioethische und ästhetische Aufrisse.* Bielefeld (transcript), S. 21–42.

Simmel, Georg (1992) [1895]: »Zur Psychologie der Mode. Soziologische Studie«, in: ders.: *Schriften zur Soziologie. Eine Auswahl.* Frankfurt am Main (Suhrkamp), S. 131–139.

— (2008) [1910]: Der Individualismus der modernen Zeit. In: ders.: *Individualismus der modernen Zeit. Und andere soziologische Abhandlungen.* Frankfurt am Main (Suhrkamp).

— (1986) [1911]: Die Mode. In: Bovenschen, Silvia (Hg.): *Die Listen der Mode.* Frankfurt am Main (Suhrkamp), S. 179–207.

Spiekermann, Uwe (2008): »Übergewicht und Körperdeutungen im 20. Jahrhundert« In: Schmidt-Semisch, Henning/Schorb, Friedrich (Hg.) (2008): *Kreuzzug gegen Fette. Sozialwissenschaftliche Aspekte des gesellschaftlichen Umgangs mit Übergewicht und Adipositas.* Wiesbaden (VS Verlag für Sozialwissenschaften), S. 35–55.

Sprengel, Anja (1992): *Frauen zwischen Schlanksein und Dicksein in Gesellschaften des Nahrungsmittelüberflusses. Erklärungsansätze zur Entstehung von Eßstörungen.* Arbeitsberichte aus der Forschungsstelle für Frauenfragen an der Pädagogischen Hochschule Flensburg, Reihe 9. Flensburg (Eigenverlag).

Stehr, Nico (2007): *Die Moralisierung der Märkte. Eine Gesellschaftstheorie.* Frankfurt am Main (Suhrkamp).

Stice, Eric/Maxfield, Jennifer/Wells, Tony (2003): »Adverse effects of social pressure to be thin on young women: An experimental investigation of the effects of ›fat talk‹«. In: *International Journal of Eating Disorders*, Nr. 34, S. 108–117.

Stolzenberg, Heribert/Kahl, Heidrun/Bergmann, Karl E. (2007): »Körpermaße bei Kindern und Jugendlichen in Deutschland. Ergebnisse des Kinder- und Jugendgesundheitssurveys (KiGGS)« In: *Bundesgesundheitsblatt – Gesundheitsforschung – Gesundheitsschutz* Nr. 5–6/2007, S. 659–669. DOI 10.1007/s00103-007-0227-5.

Sußebach, Henning (2008): »Die Last der Wahrheit. Wie echt muss, wie frei darf Fotografie sein? Eine Reise entlang der Grenze zwischen Redlichkeit und Fälschung« In: *ZEIT*, Magazin Leben Nr. 24/2008, S. 20.

Theunert, Helga (2008): »Medien: Dickmacher oder Mittel zur Förderung einer gesunden Lebensweise?« In: Schmidt-Semisch, Henning/Schorb, Friedrich (Hg.): *Kreuzzug gegen Fette. Sozialwissenschaftliche Aspekte des gesellschaftlichen Umgangs mit Übergewicht und Adipositas.* Wiesbaden (VS Verlag für Sozialwissenschaften), S. 143–162.

Toth, Barbara (2008): »Eine Leinwand namens Faymann« In: *Falter*, Nr. 36/2008, S. 8–9.

Toerien, Merran/Wilkinson, Sue (2003): »Gender and Body Hair. Constructing the feminine Woman« In: *Women's Studies International Forum*, Jg. 26, Nr. 4, S. 333–344. DOI 10.1016/S0277–5395(03)00078–5.

Trapp, Wilhelm (2001): »Wie viel Schönheit braucht der Mensch?« In: Randow, Gero von (Hg.): *Wie viel Körper braucht der Mensch? Standpunkte zur Debatte.* Hamburg (edition Körber-Stiftung), S. 65–74.

— (2007): »Künstliche Paradiese. Über Schönheit und Werbung« In: Gutwald, Cathrin/Zons, Raimar (Hg.): *Die Macht der Schönheit.* München (Wilhelm Fink), S. 205–220.

Ullrich, Wolfgang (2006): *Haben wollen. Wie funktioniert die Konsumkultur?* Frankfurt am Main (Fischer).

Veblen, Thorstein (2007): *Theorie der feinen Leute. Eine ökonomische Untersuchung der Institutionen.* Frankfurt am Main (Fischer) (Engl. Orig., 1899).

Villa, Paula-Irene (2008a): »Einleitung – Wider die Rede vom Äußerlichen« In: dies. (Hg.): *Schön normal. Manipulationen am Körper als Technologien des Selbst.* Bielefeld (transcript), S. 7–18.

— (2008b): »Habe den Mut, Dich Deines Körpers zu bedienen! Thesen zur Körperarbeit in der Gegenwart zwischen Selbstermächtigung und Selbstunterwerfung« In: dies. (Hg.): *Schön normal. Manipulationen am Körper als Technologien des Selbst.* Bielefeld (transcript), S. 245–272.

— (Hg.) (2008c): *Schön normal. Manipulationen am Körper als Technologien des Selbst.* Bielefeld (transcript).

Virilio, Paul (1995): *Die Eroberung des Körpers. Vom Übermenschen zum überreizten Menschen.* München (Hanser).

Vogt, Irmgard (1994): »Wer ist die Schönste im ganzen Land? Über die Herstellung des schönen Frauenkörpers« In: Vogt, Irmgard/Bormann, Monika (Hg.): *Frauen-Körper. Lust und Last.* Tübingen (dgvt Verlag), 2. Aufl., S. 91–107.

Watzlawick, Paul (1991) [1983]: *Anleitung zum Unglücklichsein.* München (Piper).

Wegenstein, Bernadette (2006): *Getting Under the Skin. The Body and Media Theory.* Boston (MIT Press).

Werner, Klaus/Weiss, Hans (2007) [2001]: *Das neue Schwarzbuch Markenfirmen. Die Machenschaften der Weltkonzerne.* Berlin (Ullstein).

Wolf, Naomi (1993): *Der Mythos Schönheit.* Reinbek bei Hamburg (Rowohlt) (Engl. Orig., 1990).

World Health Organization (Hg.) (2007): *The Challenge of obesity in the WHO European Region and the strategies for response.* Verfasst von Branca, Francesco/Nikogosian, Haik/Lobstein, Tim. Kopenhagen (Eigenverlag). http://www.euro.who.int/document/E90711.pdf (15.1.2009).

— (2008): *Inequalities in young People's Health. HBSC International Report from the 2005/2006 Survey.* Kopenhagen (Eigenverlag).

Worm, Nicolai (1998): *Diätlos glücklich. Abnehmen macht dick und krank. Genießen ist gesund.* Bern, Stuttgart (Halwag).

— (2000): *Nie wieder Diät. Ihr Körper hat Besseres verdient.* Bern, Stuttgart (Halwag).

Wray, Sharon (2007): »Women making sense of midlife: Ethnic and cultural diversity« In: *Journal of Aging Studies*, Jg. 21, Nr. 1, S. 31–42, DOI 10.1016/j.jaging.2006.03.001

Yoshiike, Noriko/Seino, Fukue/Tajima, S./Arai, Yuji/Kawano, M./Furuhata, T./Inoue, Susumu (2002): »Twenty-year changes in the prevalence of overweight in Japanese adults: The National Nutrition Survey 1976–95« In: *Obesity Review*, Jg. 3, Nr. 3, S. 183–190. DOI 10.1046/j.1467–789X.2002.00070.x.

Zons, Raimar (2007): »Die Macht der Schönheit. Eine Einleitung« In: Gutwald, Cathrin/Zons, Raimar (Hg.): *Die Macht der Schönheit.* München (Wilhelm Fink) 2007, S. 9–34.